La
ciencia
de la
nutrición

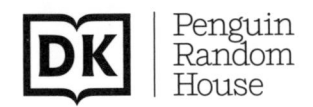

Edición de arte Alison Gardner
Edición Andrea Page, Holly Kyte, Salima Hirani
Diseño del proyecto Louise Brigenshaw
Edición sénior Alastair Laing
Diseño ejecutivo Marianne Markham
Edición ejecutiva Dawn Henderson
Coordinación de diseño y maquetación Heather Blagden
Edición de producción David Almond
Control de producción Luca Bazzoli
Coordinación de cubierta Lucy Philpott
Dirección de arte Maxine Pedliham
Dirección editorial Katie Cowan

Fotografía Stephanie McLeod
Ilustraciones Nelli Velichko, Sally Caulwell

Edición en español
Coordinación editorial Cristina Gómez de las Cortinas
Asistencia editorial y producción Malwina Zagawa

Servicios editoriales Tinta Simpàtica
Traducción Ana Riera Aragay

Publicado originalmente en Gran Bretaña en 2021
por Dorling Kindersley Limited
DK, One Embassy Gardens, 8 Viaduct Gardens,
London, SW11 7BW
Parte de Penguin Random House

Para mentes curiosas

www.dkespañol.com

MIXTO
Papel | Apoyando la
selvicultura responsable
FSC™ C018179

Este libro se ha impreso con papel
certificado por el Forest Stewardship
Council ™ como parte del compromiso
de DK por un futuro sostenible.
Para más información, visita
www.dk.com/our-green-pledge

RHIANNON LAMBERT

La ciencia de la nutrición

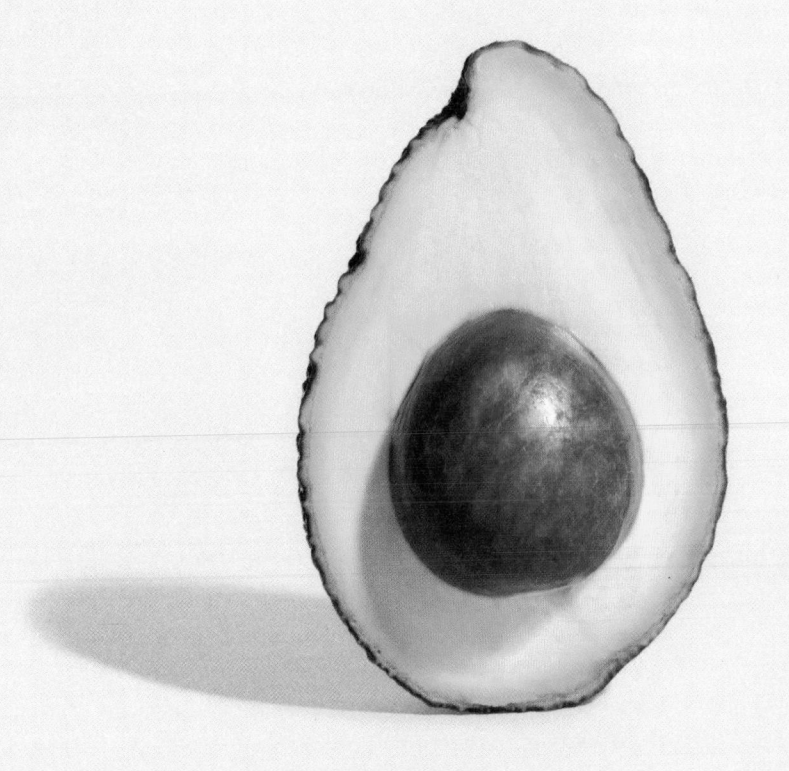

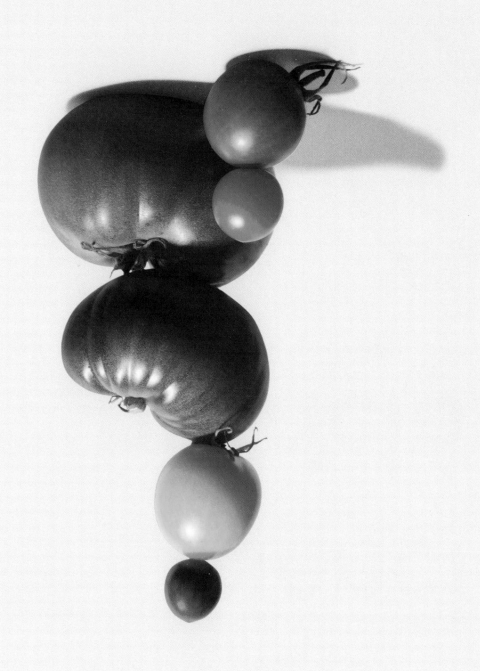

CONTENIDOS

INTRODUCCIÓN

Estudiar nutrición en la Universidad de Roehampton fue una decisión que me cambió la vida y que en parte se debió a haber experimentado en mis propias carnes lo fácil que es establecer una relación disfuncional con la comida. La presión por tener un cierto aspecto puede llevarte a buscar soluciones dietéticas rápidas que no tienen nada que ver con el disfrute relajado y saludable de la comida.

A los 17 años, y tras ser declarada la mejor música joven del año por Classic FM, aspiraba a convertirme en soprano. Estudiaba en la Royal Academy of Music y canté en directo en el Royal Albert Hall y en la Semana de la Moda de París, así que aparentemente llevaba una vida de lo más emocionante.

Pero tras cuatro años bajo la presión de la industria musical y recurriendo a costumbres dietéticas poco recomendables, eché un vistazo a mi carrera y pensé: «Esto no es lo que yo quiero». No es habitual cambiar radicalmente de profesión, pero en mi caso fue una de las mejores decisiones que he tomado en mi vida.

Tras cuatro años duros pero emocionantes, obtuve la carrera y un máster en Nutrición, y empecé una nueva vida como nutricionista. En 2016 creé Rhitrition, una clínica privada en la que, junto a un equipo de expertos, trabajo con personas y con empresas a fin de mejorar la salud y el bienestar. Nuestra filosofía es muy simple: ayudar a todo el mundo a adoptar un estilo de vida saludable, y pensamos que hay que

hacerlo a través de los alimentos que nos gustan y la vida que llevamos. Nuestro cuerpo es único, igual que lo es nuestra manera de ser, así que cada uno debe encontrar su propia forma de alimentarse.

Mi trabajo en la clínica me ha permitido ver lo extendida que está la pseudociencia. Está por todas partes: en los rótulos de los supermercados, en la publicidad de las redes sociales y, sobre todo, en las revistas: afirmaciones contundentes que parecen respaldadas por investigaciones de laboratorio. En este libro apuesto por el planteamiento contrario: ofrecer datos claros que te ayuden a comprender cómo funciona la alimentación de una forma en la que nunca antes lo habías hecho.

Este libro, que trata temas como los de las bacterias intestinales, el control del peso, la salud cardiovascular, el apoyo inmunológico, las dietas veganas, el ayuno intermitente (y cualquier otro tema que se te ocurra), ofrece respuestas claras ilustradas con gráficos claros e informativos, para que resulte más fácil entenderlo. Sé que voy a desmontar algunos mitos y dietas muy populares. Pero eso te permitirá tomar decisiones fundamentadas sobre qué, cuándo y cómo comer responsablemente para estar sano y ser feliz.

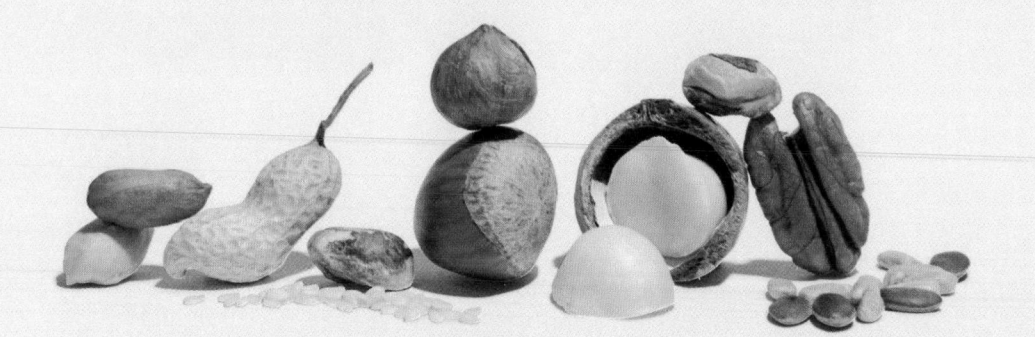

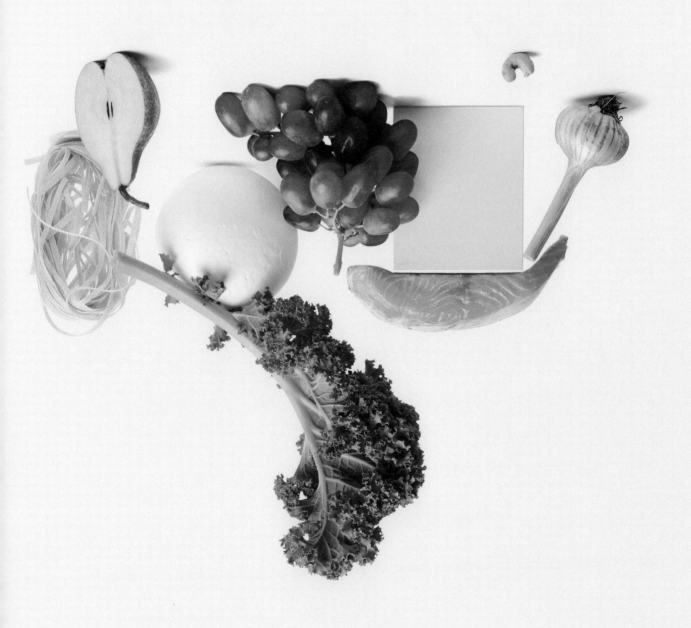

¿QUÉ ES LA NUTRICIÓN?

¿QUÉ ENTENDEMOS POR NUTRICIÓN?

La nutrición es el proceso mediante el que le proporcionamos al cuerpo los nutrientes que necesita para crecer y para gozar de buena salud. En esencia, la nutrición es el sustento que obtiene el cuerpo a través de los alimentos que ingieres.

Si comes alimentos nutritivos experimentarás la sensación de bienestar propia de un buen estado de salud. Una nutrición adecuada es fundamental para un cuerpo sano, bien cuidado, capaz de combatir las enfermedades y de funcionar de forma óptima.

Obtenemos la mayor parte del sustento a partir de los macronutrientes, que son los principales protagonistas dietéticos, aunque los micronutrientes son también muy importantes. Una dieta equilibrada debe contener muchos tipos distintos de ambos.

MACRONUTRIENTES

Hay tres macronutrientes: los hidratos de carbono (ver pp. 12-13), las proteínas (ver pp. 14-15) y las grasas (ver pp. 16-17). Proporcionan a tu cuerpo la energía que necesita para funcionar.

El cuerpo desarrolla procesos que requieren energía sin que los controlemos conscientemente (como la respiración, la regulación de la temperatura, la digestión y la reparación celular). Evidentemente, tu cuerpo necesita energía para moverse. Para poder desempeñar muchas de las funciones vitales del cuerpo necesitamos a diario una cantidad relativamente grande de cada uno de los macronutrientes.

MICRONUTRIENTES

También necesitamos vitaminas y minerales, es decir micronutrientes, pero en cantidades mucho más pequeñas. Los micronutrientes son indispensables para que el cuerpo pueda llevar a cabo sus funciones. En los niños son esenciales para su crecimiento y desarrollo correctos.

Dado que necesitamos una mayor cantidad de macronutrientes que de micronutrientes, es fácil subestimar la importancia de estos últimos y centrarse más en los primeros. Pero la falta de micronutrientes puede tener consecuencias graves. Según la Organización Mundial de la Salud, la carencia de micronutrientes es la causa de algunas de las deficiencias más comunes, como la anemia (hierro), y el raquitismo y la osteoporosis (vitamina D), lo que puede debilitar el rendimiento y el bienestar.

Puedes obtener la mayor parte de las vitaminas y los minerales de las plantas. Los alimentos vegetales presentan distintos colores y tonalidades, y según el color, contienen unos nutrientes u otros. Por ejemplo, el naranja suele indicar la presencia de vitamina A; el morado, de antioxidantes; los verdes, vitamina K y hierro; y las verduras rojas, vitamina C. Así, pues, una dieta de colores variados garantiza la ingesta de distintos nutrientes.

La cantidad diaria recomendada de cada micronutriente varía de un individuo a otro, pero si tu dieta es sana y equilibrada, e incluye tanto alimentos de origen vegetal como animal, lo normal es que ingieras todos los micronutrientes que tu cuerpo necesita sin necesidad de ningún suplemento. Las personas que no toman alimentos de origen animal deberán seguir una dieta adecuada y tomar suplementos específicos para obtener los nutrientes esenciales que necesitan (ver pp. 128-131). No obstante, si quieres mejorar tu dieta para rendir de forma óptima, te aconsejo hablar con un dietista o un nutricionista titulado.

Necesidades nutricionales

EN NUTRICIÓN NO EXISTE UN MODELO ÚNICO.
La ingesta óptima de cada macronutriente y micronutriente depende de diversos factores. La edad, el género, la genética, el metabolismo, el nivel de actividad física y las preferencias personales influyen a la hora de establecer los alimentos que te harán funcionar de forma óptima. Aprende a escuchar tu cuerpo y observa cómo te sientes de acuerdo con tu alimentación. Acude a tu médico si algo te preocupa.

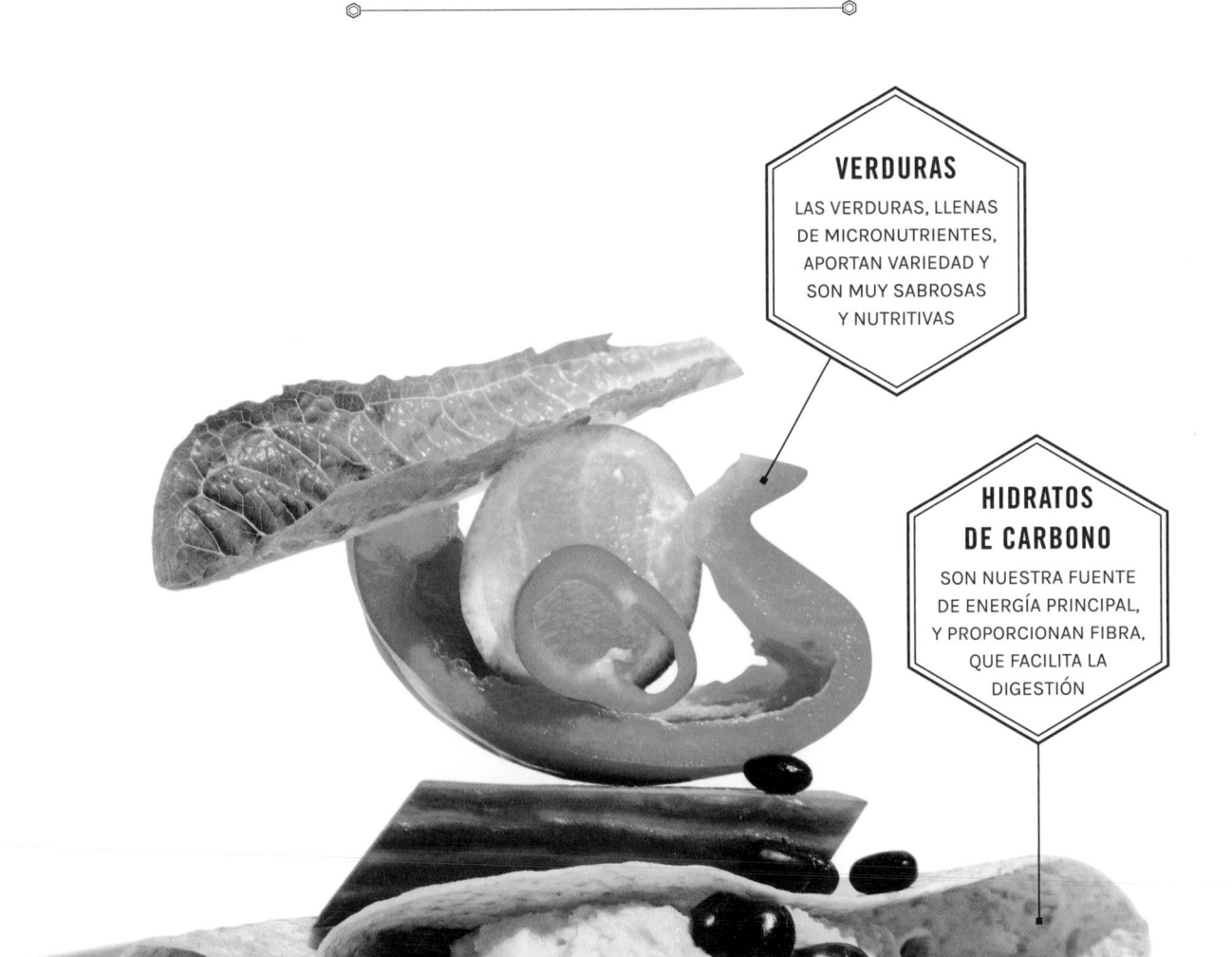

VERDURAS

LAS VERDURAS, LLENAS DE MICRONUTRIENTES, APORTAN VARIEDAD Y SON MUY SABROSAS Y NUTRITIVAS

HIDRATOS DE CARBONO

SON NUESTRA FUENTE DE ENERGÍA PRINCIPAL, Y PROPORCIONAN FIBRA, QUE FACILITA LA DIGESTIÓN

¿QUÉ SON LOS HIDRATOS DE CARBONO?

Son la principal fuente de energía del cuerpo. Le proporcionan la glucosa que convierte en energía o almacena (como glucógeno) para su posterior uso. Tienen un importante papel en la salud de los intestinos, ya que aportan fibra, muy útil para el tracto digestivo.

La glucosa es la fuente de energía preferida por los músculos cuando realizamos un ejercicio físico extenuante. Solo recurren a la grasa para conseguir energía cuando la glucosa se agota. El cuerpo también necesita glucosa para varios procesos biológicos inconscientes.

La glucosa es un combustible esencial para el cerebro y favorece la concentración. Los hidratos de carbono tienen un papel importante en la producción del suministro de serotonina del cerebro. Esta hormona, que regula nuestro estado de ánimo, se sintetiza a partir del triptófano, un aminoácido (ver p. 15) que se obtiene de las proteínas de los alimentos. Los hidratos de carbono ayudan a transformar el triptófano en serotonina, así que tomar hidratos de carbono puede ayudar a mejorar el estado de ánimo. Eso explicaría por qué los hidratos de carbono y los dulces suelen considerarse alimentos reconfortantes.

No hay estudios suficientes para demostrar que consumir grandes cantidades de alimentos ricos en hidratos de carbono o proteínas que contengan triptófano mejore el estado de ánimo. Pero podría darse el caso de que un bajo consumo de hidratos de carbono provocara un bajo estado de ánimo.

Si has hecho alguna vez un régimen que excluye los hidratos de carbono, es probable que tuvieras cambios de humor y te costara concentrarte. También puede que te sintieras fatigado. La serotonina se transforma en melatonina, una hormona que ayuda a regular el ritmo circadiano.

Carbohidratos simples y complejos

Los monosacáridos (azúcar, en su forma más simple) y los disacáridos son carbohidratos simples. Entre los carbohidratos complejos hay muchos monosacáridos, que contienen fécula. Entre los carbohidratos complejos menos feculentos están el brócoli, el calabacín, el tomate y la berenjena. Entre los carbohidratos complejos más feculentos, las patatas, las judías, el maíz y los garbanzos.

MOLÉCULA ÚNICA

Monosacáridos
«Mono» significa «uno»; «sacárido» significa «azúcar». Son carbohidratos en su forma más básica.

GLUCOSA
cereales, pasta

FRUCTOSA
frutas, verduras, miel

GALACTOSA
lácteos

DOS MOLÉCULAS

Disacáridos
Cuando dos monosacáridos se unen químicamente forman un disacárido.

LACTOSA
lácteos

SACAROSA
remolacha, azúcar de caña

MALTOSA
melaza, cerveza

MÚLTIPLES MOLÉCULAS

Polisacáridos
Los carbohidratos pueden estar formados por cientos, o miles, de monosacáridos. Se llaman carbohidratos complejos.

muchas verduras, legumbres y cereales integrales

DIGESTIÓN DE LOS CARBOHIDRATOS

En el intestino delgado (ver p. 28), los carbohidratos complejos menos feculentos se descomponen en carbohidratos simples (ver abajo). Los monosacáridos se transforman en el hígado en glucosa, que se libera en la sangre: o se usa de inmediato o se transforma en glucógeno (polisacárido de la glucosa), que se almacena para su posterior uso (ver pp. 110-111).

La fibra (ver pp. 18-19) es cualquier carbohidrato complejo que no puedan descomponer las enzimas digestivas en el intestino delgado (ver pp. 28-29). Esta materia fibrosa llega al intestino grueso, donde ayuda a producir ácidos grasos de cadena corta muy útiles y nutre el revestimiento intestinal.

CARBOHIDRATOS «BUENOS» Y «MALOS»

No existen carbohidratos intrínsecamente buenos o malos. Todos los alimentos tienen cabida, se trata de encontrar el equilibrio adecuado. En general, los carbohidratos en su forma natural rica en fibra son más nutritivos que los que han perdido su contenido en fibra. La fruta y la verdura son fuentes excelentes de hidratos de carbono.

Conviene reducir los carbohidratos refinados, como el pan blanco, en favor de los más complejos como los cereales integrales (ver p. 45), que liberan la energía más lentamente. Los refinados dan energía inmediata, pero no aportan nutrientes esenciales.

¿Qué significa IG?

LA GLUCOSA DE LOS CARBOHIDRATOS SIMPLES SE ABSORBE RÁPIDAMENTE EN LA SANGRE, Y LOS COMPLEJOS TARDAN MÁS EN DESCOMPONERSE.

El índice glucémico (IG) mide lo que tarda un alimento con hidratos de carbono en aumentar los niveles de glucosa en sangre tras ingerirlo. Cuanto más alto es el IG, más rápido es el efecto. La carga glucémica (CG) es una unidad de medición ligeramente distinta. Tiene en cuenta tanto el IG como la cantidad de hidratos de carbono del alimento. Así, la pasta tiene un IG más bajo que la sandía, pero la pasta contiene más carbohidratos y, por tanto, tiene una CG más alta. Si comes una cantidad parecida de ambos, la pasta tendrá un efecto mayor en los niveles de azúcar en sangre.

ENERGÍA RÁPIDA

COMPUESTAS DE ARROZ BLANCO Y AIRE, LAS TORTITAS DE ARROZ DAN ALGO DE ENERGÍA RÁPIDA

POCOS NUTRIENTES

UNA OPCIÓN MÁS RICA EN NUTRIENTES SON LAS TORTITAS DE ARROZ INTEGRAL O CRACKERS INTEGRALES

Tortitas de arroz Muchas personas piensan que estos tentempiés bajos en calorías son sanos cuando, en realidad, contienen pocos nutrientes.

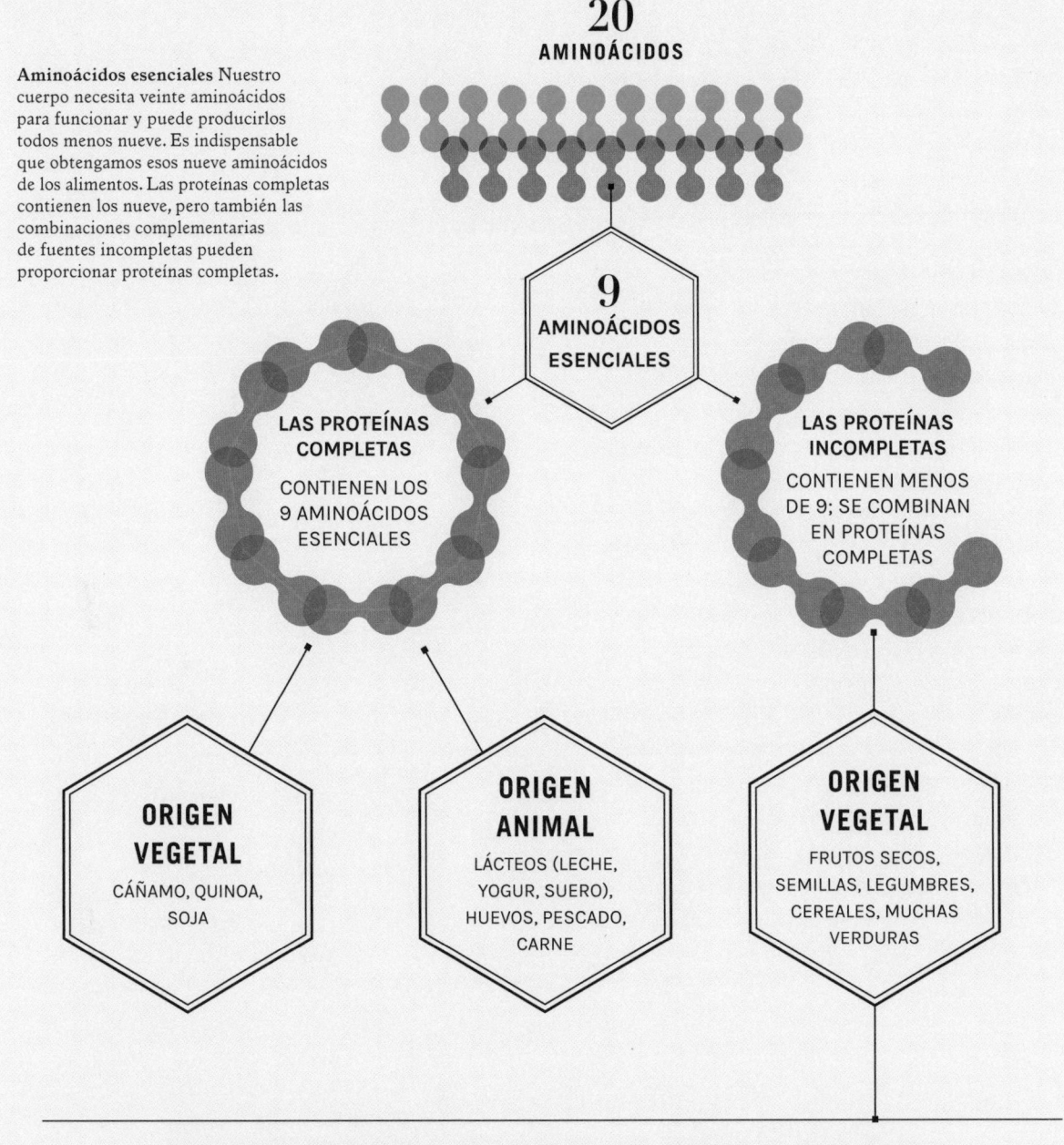

20
AMINOÁCIDOS

Aminoácidos esenciales Nuestro cuerpo necesita veinte aminoácidos para funcionar y puede producirlos todos menos nueve. Es indispensable que obtengamos esos nueve aminoácidos de los alimentos. Las proteínas completas contienen los nueve, pero también las combinaciones complementarias de fuentes incompletas pueden proporcionar proteínas completas.

9
AMINOÁCIDOS
ESENCIALES

LAS PROTEÍNAS COMPLETAS

CONTIENEN LOS 9 AMINOÁCIDOS ESENCIALES

LAS PROTEÍNAS INCOMPLETAS

CONTIENEN MENOS DE 9; SE COMBINAN EN PROTEÍNAS COMPLETAS

ORIGEN VEGETAL

CÁÑAMO, QUINOA, SOJA

ORIGEN ANIMAL

LÁCTEOS (LECHE, YOGUR, SUERO), HUEVOS, PESCADO, CARNE

ORIGEN VEGETAL

FRUTOS SECOS, SEMILLAS, LEGUMBRES, CEREALES, MUCHAS VERDURAS

PARES COMPLEMENTARIOS FRECUENTES DE PROTEÍNAS INCOMPLETAS:

LENTEJAS + ARROZ

COPOS DE AVENA + FRUTOS SECOS

ARROZ INTEGRAL + ALUBIAS NEGRAS

MANTEQUILLA DE CACAHUETE + PAN INTEGRAL

HUMUS + PAN O CRACKERS

ALUBIAS COCIDAS SOBRE TOSTADA INTEGRAL

FIDEOS CON SALSA DE CACAHUETE

HAMBURGUESA DE ALUBIAS EN PANECILLO

LENTEJAS O ALUBIAS CON PASTA

¿QUÉ SON LAS PROTEÍNAS?

Estos macronutrientes son uno de los protagonistas principales de la alimentación. Son un componente esencial del cuerpo que sirve para crear y reparar los músculos, la piel, el pelo y las uñas, y hacen posible muchas de las funciones metabólicas vitales.

Todas las células contienen proteínas, que forman la estructura de los tejidos y transportan las moléculas por todo el cuerpo, hasta donde son necesarias, y desempeñan un papel importante en muchas reacciones químicas, como la respuesta inmunológica y la producción y el desarrollo de las hormonas.

Las proteínas están formadas por aminoácidos. Las cadenas cortas de aminoácidos se llaman péptidos (unidas entre sí por enlaces peptídicos), y las largas se llaman polipéptidos o proteínas. Las cadenas proteicas, a medida que incorporan más cadenas y se pliegan sobre sí mismas, forman estructuras complejas. El cuerpo descompone las cadenas proteicas en péptidos para poder usarlos. La hormona insulina (ver pp. 172-173), por ejemplo, es un péptido.

El cuerpo puede producir muchos aminoácidos que necesita para crear péptidos y proteínas, pero nueve de ellos, los aminoácidos esenciales, deben obtenerse de la alimentación (ver página opuesta). El cuerpo no almacena las proteínas del mismo modo que otros macronutrientes, así que tiene que consumir proteínas a diario. Numerosos estudios demuestran que una dieta con la ingesta adecuada de proteínas es mejor para la salud.

FUENTES ALIMENTICIAS

Las fuentes que contienen los nueve aminoácidos esenciales en cantidades suficientes se conocen como proteínas completas. Se encuentran en productos de origen animal y en algunas fuentes vegetales.

Las proteínas incompletas son fuentes de proteínas de origen vegetal que no contienen los nueve aminoácidos esenciales, o no tienen una cantidad suficiente de ellos para las necesidades diarias del cuerpo. A pesar de ser «incompletas», son tan valiosas como las proteínas completas, ya que pueden combinarse para producir proteínas completas.

Los veganos y los vegetarianos deben comer una gran variedad de alimentos ricos en proteínas y enriquecidos, tanto de fuentes completas como incompletas (ver pp. 128-129), para ingerir los nueve aminoácidos esenciales a diario.

INGESTA DE PROTEÍNAS

Los científicos están de acuerdo en que la edad, el género y el grado de actividad física determinan la cantidad de proteínas que debemos consumir. Se recomienda que un adulto ingiera 0,75 g de proteína por kilo de peso corporal al día. (Las personas muy activas deben incrementar esta ingesta a 1 g.) Para un peso corporal y un nivel de actividad medios, la ingesta diaria sería de 55 g para los hombres y de 45 g para las mujeres: unas dos raciones de carne, pescado, tofu, frutos secos o legumbres del tamaño de la palma de la mano. La gente mayor necesita hasta un 50 % más que la ingesta diaria recomendada. A medida que envejecemos, nuestro cuerpo es menos eficaz en el uso de la proteína, y si aumentamos la ingesta de proteínas es más probable que podamos satisfacer las necesidades diarias.

Yo aconsejo a mis pacientes que tomen tantas fuentes de proteínas completas como puedan a lo largo del día, o de los pares complementarios de fuentes incompletas.

Cuando escojas qué proteína comer, asegúrate de elegir los alimentos que te proporcionen la mejor nutrición posible. Ten en cuenta qué otros nutrientes recibes de tus fuentes proteicas. Y evita ingerir toda la cantidad de una sentada: puedes repartir el aporte proteico a lo largo del día.

¿QUÉ SON LAS GRASAS?

Las grasas son unos macronutrientes presentes en muchas fuentes alimenticias. Consumir grasas es fundamental para el correcto funcionamiento del cuerpo, incluidos procesos como la actividad cerebral, la producción de hormonas y la absorción por parte del cuerpo de otros nutrientes presentes en los alimentos.

———————

Deberíamos obtener de las grasas un tercio de las calorías. La grasa que ingerimos es descompuesta en triglicéridos (ácidos grasos combinados con glicerina, un tipo de glucosa), que la sangre transporta hasta donde van a ser usados o almacenados.

Hay dos tipos básicos de grasas alimenticias: las saturadas y las insaturadas. Las insaturadas pueden ser monoinsaturadas o poliinsaturadas. Hay que intentar reducir las grasas saturadas y optar por grasas monoinsaturadas y poliinsaturadas.

Evita las grasas trans artificiales (ver pp. 58-59), ya que se asocian con la inflamación, los niveles altos de colesterol, un mal funcionamiento de las arterias y la resistencia a la insulina (ver p. 172).

GRASAS MONOINSATURADAS

Este tipo de grasa insaturada contiene un solo enlace doble en su estructura molecular. Las monoinsaturadas se asocian a beneficios para la salud, entre ellos, reducir el riesgo de sufrir dolencias graves como las enfermedades cardiovasculares y la diabetes.

Los ácidos grasos monoinsaturados suelen ser líquidos a temperatura ambiente y son estables para cocinar (ver pp. 66-67). El más corriente es el ácido oleico, abundante en el aceite de oliva. Son una fuente excelente de esta grasa saludable los aguacates, los frutos secos, las semillas, el aceite de colza, los aceites de pescado y los aceites de frutos secos.

GRASAS POLIINSATURADAS

Este tipo de grasa insaturada contiene dos o más enlaces dobles en su estructura. Los ácidos grasos poliinsaturados se encuentran en las semillas de girasol, el pescado graso, las nueces, las semillas de lino y los aceites vegetales, incluidos el de cártamo, el de girasol y el de maíz.

El omega-3 y el omega-6 son grasas poliinsaturadas. El omega-3 desempeña un papel crucial en la producción de hormonas, en el funcionamiento del sistema inmunitario, en la coagulación de la sangre y en el crecimiento celular. Los estudios demuestran que el consumo de grasas omega-3 disminuye la incidencia de dolencias tales como las patologías neurodegenerativas, las enfermedades cardiovasculares y la diabetes. Debemos aumentar la ingesta de grasas omega-3, ya que solemos ingerirlas en pequeñas cantidades y se encuentran en alimentos poco habituales, como el pescado azul, las semillas de lino o las nueces.

GRASAS SATURADAS

Son básicamente de origen animal y suelen ser sólidas a temperatura ambiente. Las grasas saturadas son muy estables a temperaturas elevadas y por tanto es menos probable que se estropeen al cocinar. Por esa razón, por ejemplo, se suele usar mantequilla para hacer pasteles. La leche, el queso, las carnes grasas como el cordero, la carne procesada (salchichas, hamburguesas y beicon), el aceite de coco, los pasteles y las galletas son fuentes de grasas saturadas.

La grasa saturada interviene en la nutrición, pero un exceso de ella en la dieta se asocia a enfermedades cardiovasculares. En los países desarrollados todavía se ingieren demasiadas grasas saturadas. No más del 11 % de la ingesta total de calorías debería proceder de grasas saturadas.

Colesterol

El colesterol es un lípido (grasa) que se usa para formar células. En parte se obtiene de los alimentos, pero el grueso de las reservas del cuerpo se produce en el hígado. Se adhiere a una proteína en unas esferas diminutas (lipoproteínas) que son transportadas por la sangre allí donde son necesarias. Existen dos tipos: HDL y LDL.

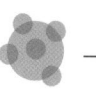

HDL

Las lipoproteínas de alta densidad (HDL) son el colesterol bueno. Estas partículas contienen una elevada proporción de proteínas. Protegen el cuerpo arrastrando el colesterol LDL fuera de las arterias y llevándolo al hígado. Además, tienen propiedades antiinflamatorias.

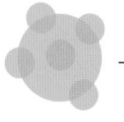

LDL

Las lipoproteínas de baja densidad (LDL) son el colesterol malo. Contienen una proporción baja de proteínas y transportan el colesterol hasta las células. Su exceso es perjudicial porque se adhiere a las paredes de las arterias, haciendo que la materia grasa se acumule. Eso limita el flujo sanguíneo y puede provocar enfermedades coronarias y embolias.

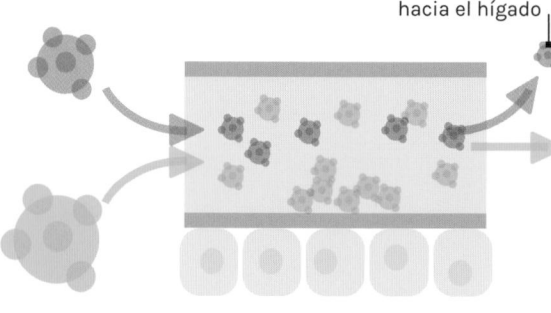

hacia el hígado

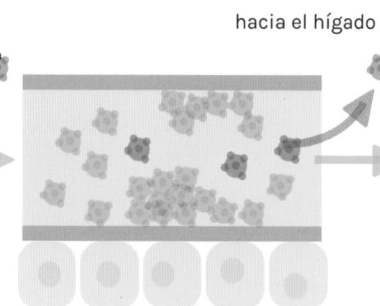

hacia el hígado

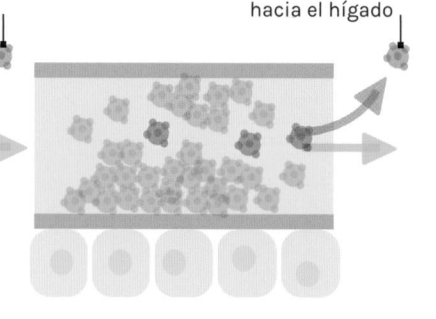

hacia el hígado

EL COLESTEROL LDL SE ADHIERE A LAS PAREDES Y EMPIEZA A ACUMULARSE EN LA ARTERIA

LA ACUMULACIÓN DE LDL AUMENTA CON EL TIEMPO

LA ACUMULACIÓN DE PLACA IMPIDE EL PASO DEL HDL PROTECTOR HACIA EL HÍGADO

Aumentar el colesterol HDL y disminuir el colesterol LDL

Debemos lograr una adecuada relación entre el colesterol HDL y el LDL. Podemos adoptar medidas para aumentar el nivel de colesterol HDL y disminuir el nivel de colesterol LDL. Entre las no alimenticias están hacer ejercicio físico con regularidad y dejar de fumar. Evita por completo las grasas trans e incluye a menudo en tu dieta los siguientes alimentos.

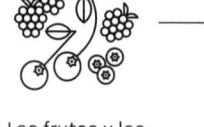

Las **frutas** y las **verduras moradas** son ricas en antocianinas, que aumentan el nivel de colesterol HDL.

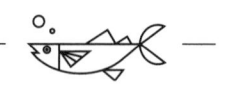
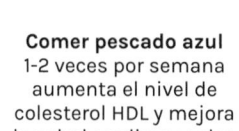

Comer pescado azul 1-2 veces por semana aumenta el nivel de colesterol HDL y mejora la salud cardiovascular.

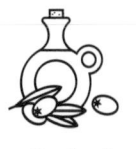

El aceite de oliva aumenta el nivel de colesterol HDL de las personas sanas, las mayores y las que tienen el colesterol LDL alto.

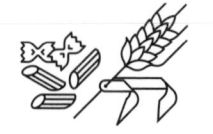

Los cereales integrales reducen el riesgo de enfermedad coronaria. La avena y la cebada contienen beta-glucano, que disminuye el colesterol LDL.

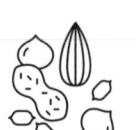

Los frutos secos son ricos en fibra y grasas que reducen el colesterol, así como en minerales asociados a la mejora de la salud cardiovascular.

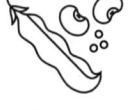

El aguacate contiene ácidos grasos monoinsaturados y fibra, que reducen el colesterol LDL.

Legumbres como las alubias, los guisantes y las lentejas ayudan a disminuir el colesterol LDL y son una buena fuente de proteínas.

¿QUÉ ES LA FIBRA?

La fibra está formada en parte por largas cadenas de moléculas de glucosa (polisacáridos, ver pp. 12-13). El intestino delgado no puede descomponer el contenido en fibra de los carbohidratos que consumimos. El paso de la fibra por el aparato digestivo es muy beneficioso para la salud.

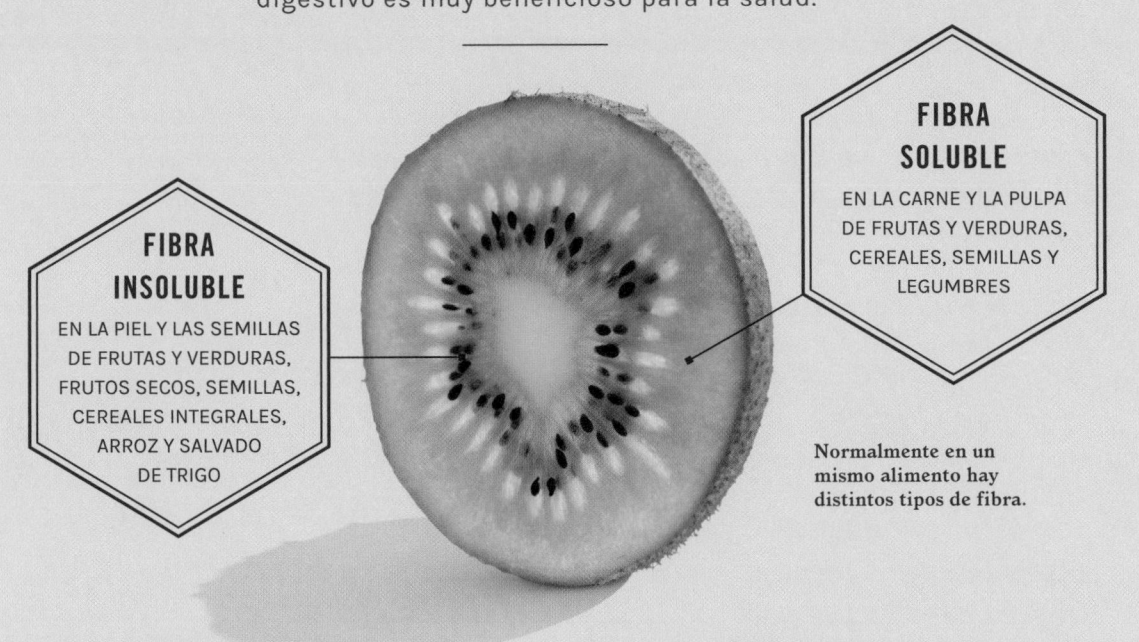

FIBRA INSOLUBLE

EN LA PIEL Y LAS SEMILLAS DE FRUTAS Y VERDURAS, FRUTOS SECOS, SEMILLAS, CEREALES INTEGRALES, ARROZ Y SALVADO DE TRIGO

FIBRA SOLUBLE

EN LA CARNE Y LA PULPA DE FRUTAS Y VERDURAS, CEREALES, SEMILLAS Y LEGUMBRES

Normalmente en un mismo alimento hay distintos tipos de fibra.

La fibra contribuye a que el sistema digestivo esté sano y funcione correctamente. Ralentiza la digestión, lo que regula los niveles de azúcar en sangre, y hace que nos sintamos llenos más tiempo, por lo que es menos probable que engordemos. La mayoría de las personas no ingieren suficiente fibra, a pesar de que una mayor ingesta de esta es beneficiosa para la salud. Por cada 8 g de incremento en la ingesta diaria, reducimos en un 15 % el riesgo de padecer diabetes de tipo 2, en un 19 % el de padecer una enfermedad coronaria y en un 80 % el de padecer un cáncer de colon.

FIBRA SOLUBLE

Este tipo de fibra se disuelve en el agua y forma una sustancia parecida a un gel que ayuda a reblandecer las heces. Eso facilita su paso por los intestinos y previene el estreñimiento.

La fibra soluble (presente en la avena, por ejemplo) ralentiza la digestión, contribuyendo así a prolongar la sensación de saciedad (ver p. 104) y a regular los niveles de azúcar en sangre. La fibra soluble tiene otra gran virtud: su presencia en el intestino delgado reduce la absorción del colesterol en el flujo sanguíneo, lo que a su vez disminuye la cantidad de colesterol LDL (el colesterol malo, ver p. 17) que circula por la sangre.

FIBRA INSOLUBLE

Como su propio nombre indica, la fibra insoluble no se disuelve en el agua, así que la digestión solo puede descomponerla parcialmente. Acelera el paso de los alimentos por el tracto digestivo, lo que previene los problemas digestivos. El consumo adecuado de fibra insoluble favorece la regularidad del tránsito intestinal y ayuda a regular los niveles de azúcar en sangre.

ALMIDÓN RESISTENTE

Los carbohidratos con una elevada proporción de monómeros beta de la glucosa (ver derecha), como la celulosa, se consideran almidones resistentes porque el intestino delgado no los descompone. Pasan al intestino grueso, donde las bacterias intestinales se encargan de fermentarlos. Este proceso produce ácidos grasos de cadena corta, que estimulan el sistema inmunitario.

Las patatas y el arroz cocidos y enfriados contienen almidón resistente, también presente en cereales como la cebada, la avena y el sorgo, en los plátanos verdes y en las legumbres.

INGESTA SUFICIENTE DE FIBRA

La ingesta media diaria de fibra es de 18 g, pero debería ser de 30 g. Un alimento rico en fibra tiene 6 g de fibra por cada 100 g. Incluye en tu dieta fuentes distintas de fibra: muchos cereales, verduras, frutas, alubias, lentejas, frutos secos y semillas.

Los alimentos pueden contener varios tipos de fibra. Por ejemplo, los alimentos integrales son buenas fuentes tanto de fibra insoluble como de almidón resistente. Una dieta que incluya fibra de cereales integrales puede reducir el riesgo de enfermedades cardiovasculares, diabetes y distintos tipos de cáncer.

Ten en cuenta que un aumento brusco de fibra puede causar problemas, como hinchazón y diarrea. Aumenta la cantidad de fibra de forma gradual y, si fuera necesario, bajo la supervisión de tu médico, dietista o nutricionista.

Cocido y enfriado

SI SE DEJA ENFRIAR EL ARROZ BLANCO, LAS PATATAS, LOS BONIATOS O LA PASTA COCINADOS, ESTOS APORTAN MÁS ALMIDÓN RESISTENTE QUE CALIENTES.

Incluso si los recalientas, el contenido de almidón resistente (ver izquierda) sigue siendo mayor. Así que disfruta de las ensaladas de arroz, pasta y patata, pero cocina más cantidad y guárdala en la nevera. Recaliéntalos al día siguiente. Ten cuidado al guardar el arroz cocido, ya que puede contener esporas bacterianas que causan intoxicaciones. Estas esporas se desarrollan si se deja reposar el arroz a temperatura ambiente, así que enfríalo y guárdalo en la nevera en menos de una hora tras cocinarlo, y no lo conserves más de un día.

Almidón y fibra

Suelen confundirse a menudo, y es normal, ya que están presentes en los mismos alimentos y ambos son hidratos de carbono formados por polisacáridos. Pero en el caso del almidón, las cadenas de monómeros de la glucosa (monosacáridos, ver p. 12) están unidas por enlaces alfa, que pueden ser descompuestos en el intestino delgado. En el caso de la fibra, los monómeros de la glucosa están unidos por enlaces beta, que no pueden descomponerse; en su paso por el intestino delgado, las cadenas permanecen intactas.

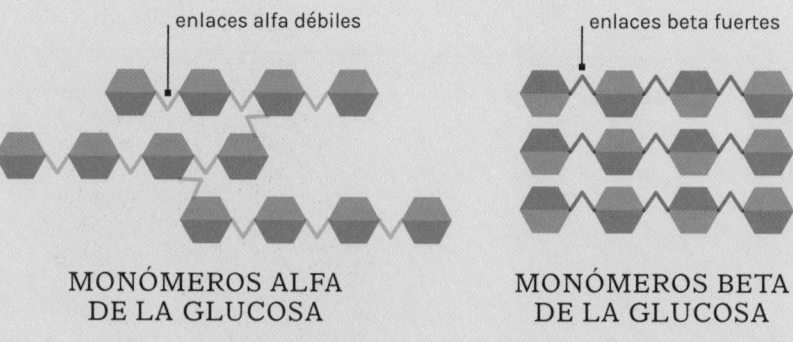

enlaces alfa débiles   enlaces beta fuertes

MONÓMEROS ALFA DE LA GLUCOSA   MONÓMEROS BETA DE LA GLUCOSA

ALMIDÓN

Los polisacáridos como la amilopectina (presente en el arroz, la patata, la pasta y el pan blanco, el trigo y la cebada) están formados por monómeros alfa de la glucosa. Los ángulos que se forman cuando los monómeros alfa de la glucosa se unen crean una estructura ramificada o en espiral. Las enzimas digestivas pueden descomponerlos.

FIBRA

Los polisacáridos como la celulosa (presente en las plantas) están formados por monómeros beta de la glucosa. Los ángulos que se forman cuando estas unidades de glucosa se unen originan cadenas paralelas estables firmemente entrelazadas. El intestino delgado no tiene enzimas capaces de descomponerlos.

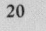

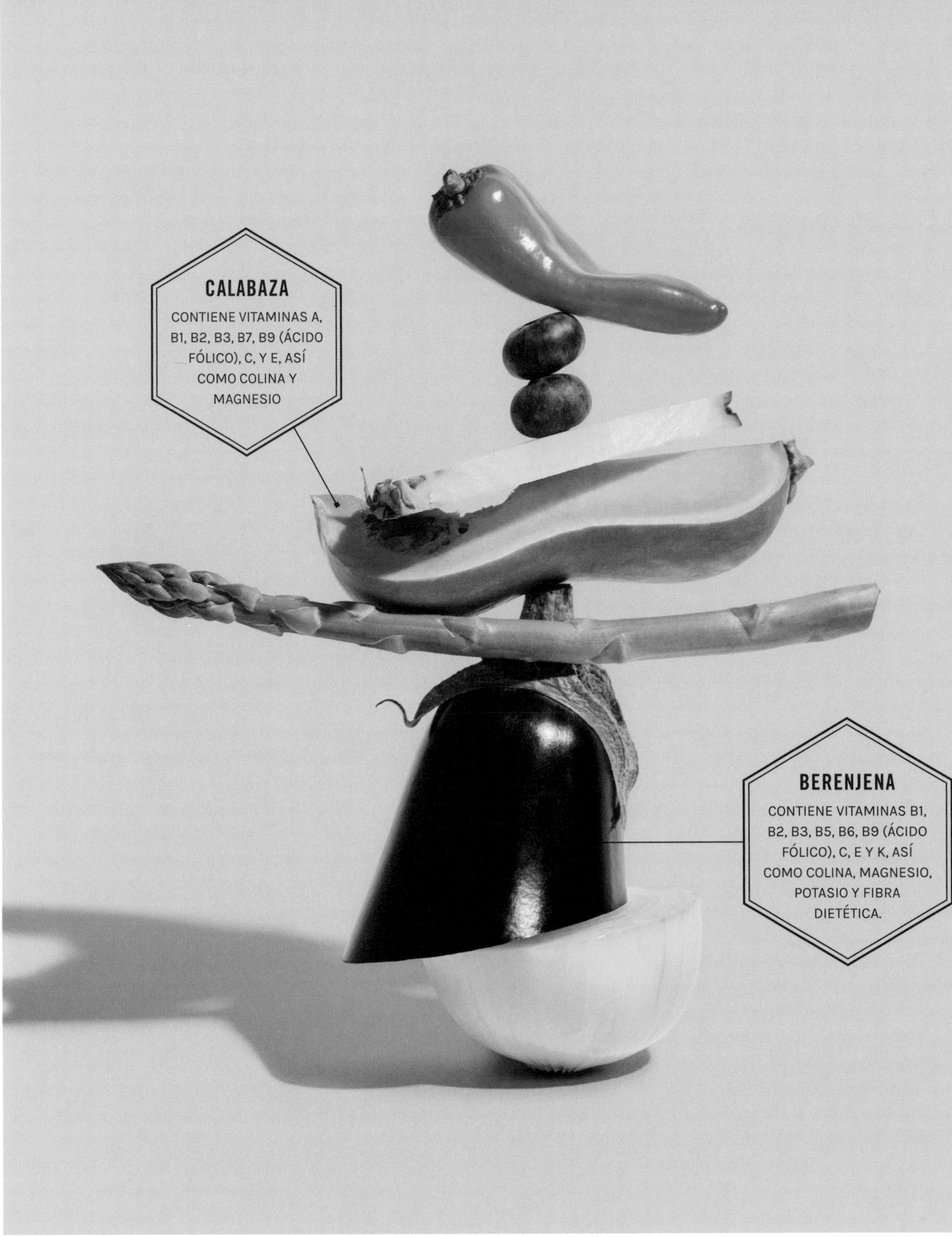

CALABAZA

CONTIENE VITAMINAS A, B1, B2, B3, B7, B9 (ÁCIDO FÓLICO), C, Y E, ASÍ COMO COLINA Y MAGNESIO

BERENJENA

CONTIENE VITAMINAS B1, B2, B3, B5, B6, B9 (ÁCIDO FÓLICO), C, E Y K, ASÍ COMO COLINA, MAGNESIO, POTASIO Y FIBRA DIETÉTICA.

¿QUÉ SON LAS VITAMINAS?

Las vitaminas son nutrientes que obtenemos de los alimentos y que necesitamos para gozar de una salud óptima. Intenta incluir en tu dieta una gran variedad de frutas y verduras de distintos colores para obtener todas las vitaminas que necesitas.

Nuestro cuerpo no puede crear los micronutrientes (ver p. 10) que necesitamos para funcionar, así que los obtenemos con la alimentación. Si no comes productos de origen animal, debes tomar medidas para evitar las posibles carencias (ver pp. 130-131).

Hay dos tipos de vitaminas, las solubles en agua o hidrosolubles y las solubles en grasa o liposolubles.

HIDROSOLUBLES

Se pierden a través de los fluidos corporales (y al cocinar) y deben reemplazarse a diario.

- **Las vitaminas B** tienen un papel importante: mantienen sano el sistema nervioso y ayudan al cuerpo a obtener energía de los alimentos. El ácido fólico (vitamina B9) contribuye al desarrollo del cerebro y la médula espinal del feto (ver p. 178). **Las fuentes de vitaminas** B son:
  - **B1** Guisantes, plátanos, frutos secos, cereales integrales
  - **B2** Leche, huevos, cereales enriquecidos, setas
  - **B3** Carne, pescado, harina de trigo, huevos
  - **B5** Pollo, ternera, huevos, aguacate
  - **B6** Cerdo, soja, cacahuetes, avena, plátanos, leche
  - **B7** Se necesita en cantidades ínfimas, y se obtiene de muchas fuentes alimenticias, así que estará presente en las dietas variadas y equilibradas
  - **B9** Verduras de hoja verde, garbanzos, brócoli, hígado, alimentos enriquecidos con ácido fólico
  - **B12** Presente solo en productos de origen animal, como los huevos, la carne o el pescado, o en los de origen vegetal enriquecidos, como algunos productos hechos con levadura nutricional. Si eres vegano, te aconsejo fervientemente que compruebes si obtienes suficiente vitamina B12.

- **La vitamina C** suele considerarse un remedio para los resfriados y la gripe. También mantiene en buen estado la piel, los vasos sanguíneos y los cartílagos, e interviene en la producción de colágeno, que ayuda a conservar la piel elástica y fuerte. Entre sus fuentes están las naranjas, los pimientos, el brócoli y los plátanos.

LIPOSOLUBLES

Las vitaminas solubles en grasa tienden a acumularse en el cuerpo, así que necesitas ingerirlas a diario.

- **Las vitaminas A y E** son potentes antioxidantes que protegen las células de los radicales libres y del envejecimiento. La vitamina A contribuye a renovar y reparar las células, pero su exceso en el embarazo puede dañar al bebé (ver p. 183). La vitamina E reduce los efectos del envejecimiento de la piel y el riesgo de sufrir cáncer de piel. Entre las fuentes de vitamina A están las zanahorias y los boniatos. Entre las de vitamina E, las almendras y los aguacates.

- **La vitamina D**, popularmente conocida como vitamina del sol, es única porque podemos crearla en nuestro cuerpo exponiéndonos a la luz del sol. Eso significa que no hay que obtenerla con la dieta, si la exposición es suficiente. En países con poco sol o cuando se usan mucho las cremas solares, se aconseja tomar un suplemento de vitamina D (ver pp. 138-139). Entre sus fuentes están las yemas de huevo, las carnes rojas, los pescados grasos y los alimentos enriquecidos.

- **La vitamina K** ayuda a la curación de las heridas (la coagulación de la sangre) y se asocia con la salud de los huesos. Las fuentes incluyen las verduras de hojas verdes, algunos cereales y el aceite vegetal.

¿QUÉ SON LOS MINERALES?

Nuestro cuerpo necesita determinados minerales para funcionar correctamente. Muchos alimentos contienen tanto vitaminas como minerales, así que si sigues una dieta variada te será fácil obtener los minerales que precisas.

A diferencia de las vitaminas, que son compuestos orgánicos (de origen animal o vegetal), los minerales son elementos químicos inorgánicos que proceden del suelo, las rocas o el agua. Las plantas los absorben y pasan a los animales. Hay muchos minerales, y cada uno tiene sus beneficios. Intenta incluirlos todos en tu dieta. Algunos son necesarios en mayor cantidad, como el calcio, el cloruro, el magnesio, el fósforo, el potasio y el sodio. Otros, como el yodo, el hierro, el selenio y el zinc, se necesitan en cantidades ínfimas.

● **El calcio** es un componente vital de los huesos y los dientes, y un nutriente clave para el sistema nervioso, los músculos y el corazón. Son fuentes de calcio la leche, el yogur y las espinacas.

● **La falta de yodo** afecta a casi un tercio de la población. Es esencial para el funcionamiento de la tiroides y la producción de hormonas tiroideas, que intervienen en muchos procesos del cuerpo, como el crecimiento, el desarrollo del cerebro y el

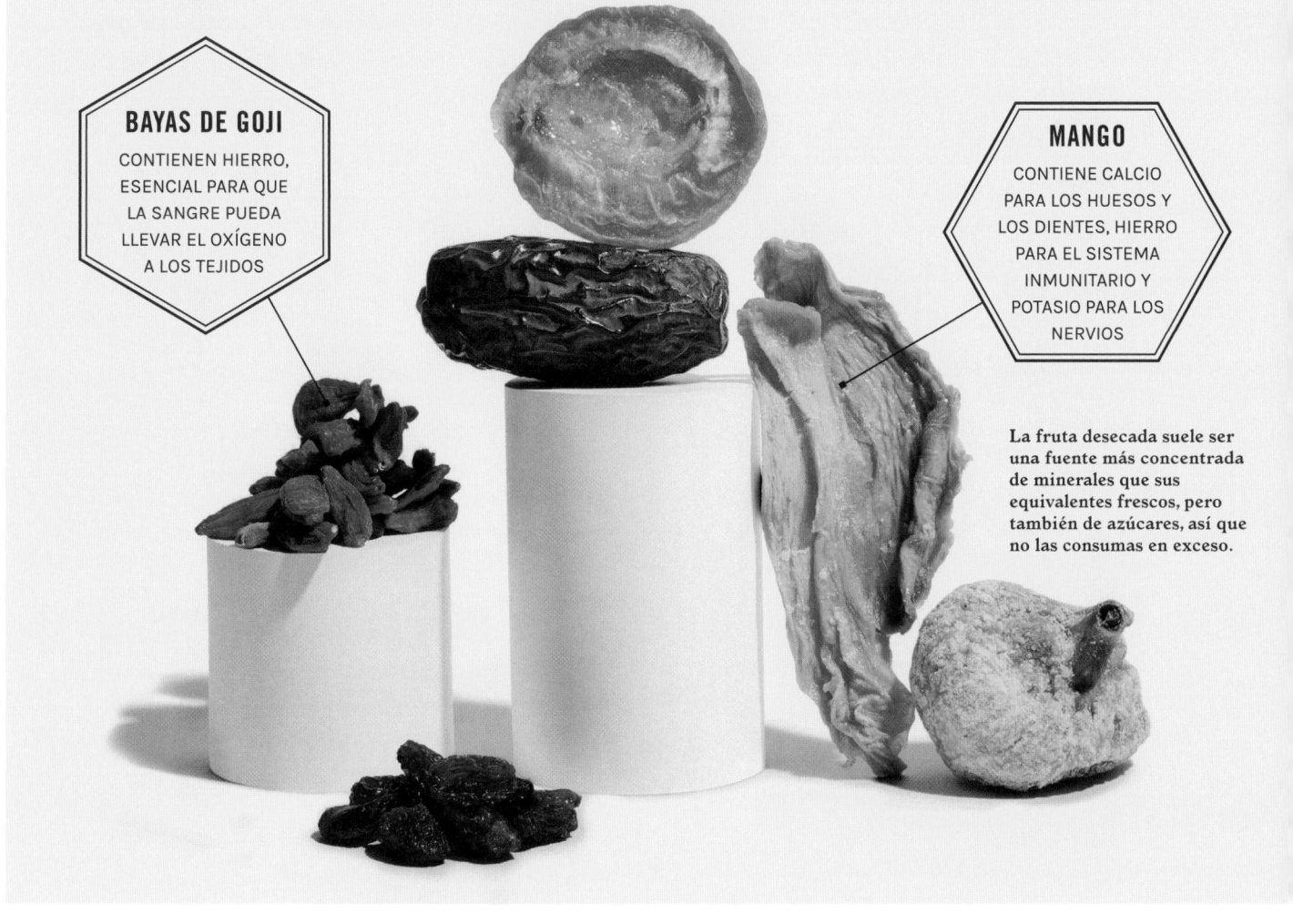

BAYAS DE GOJI
CONTIENEN HIERRO, ESENCIAL PARA QUE LA SANGRE PUEDA LLEVAR EL OXÍGENO A LOS TEJIDOS

MANGO
CONTIENE CALCIO PARA LOS HUESOS Y LOS DIENTES, HIERRO PARA EL SISTEMA INMUNITARIO Y POTASIO PARA LOS NERVIOS

La fruta desecada suele ser una fuente más concentrada de minerales que sus equivalentes frescos, pero también de azúcares, así que no las consumas en exceso.

mantenimiento de los huesos. También regula el índice metabólico. Entre las posibles fuentes están el pescado, los productos lácteos, los huevos y las algas.

- **La falta de hierro** es la carencia más corriente. Disminuye la cantidad de oxígeno que puede transportar la sangre. El hierro tiene muchos beneficios: mejora el sistema inmunitario y el funcionamiento del cerebro. Entre sus fuentes están el marisco, el brócoli, las carnes rojas y el tofu.

- **El magnesio** interviene en más de seiscientos procesos celulares, incluidos la producción de energía, el funcionamiento del sistema nervioso y la contracción de los músculos. Se encuentra en los aguacates, los frutos secos y las verduras con hojas verdes.

- **El manganeso** ayuda a crear y activar algunas de las enzimas que llevan a cabo reacciones químicas como las de la digestión. Está en el pan, los frutos secos, los cereales de desayuno y las verduras verdes.

- **El potasio** es básico para el control de la presión sanguínea, el equilibrio de líquidos y el funcionamiento de músculos y nervios. Se encuentra en los plátanos, las espinacas, las patatas y los albaricoques.

- **El fósforo** ayuda al cuerpo a construir huesos fuertes y a obtener energía de los alimentos. Las fuentes incluyen las carnes rojas, los lácteos, el pescado, las aves, la avena y el pan.

- **El selenio** contribuye al correcto funcionamiento del sistema inmunitario, previene el deterioro de células y tejidos, y mejora la salud del aparato reproductor. Entre sus fuentes están las nueces de Brasil, los huevos, la carne y el pescado.

- **El zinc** fortalece el sistema inmunitario, la producción de hormonas y la fertilidad. Ayuda a disminuir la inflamación de la piel y favorecer la curación de las heridas, y protege de los rayos ultravioletas del sol. Entre las fuentes destacan el marisco, las carnes rojas, los huevos y los garbanzos.

¿DEBO TOMAR SUPLEMENTOS?

La mejor forma de obtener los nutrientes es a través de los alimentos, pues se absorben mejor. Los suplementos pueden interactuar y afectarse entre ellos, o contener nutrientes iguales, lo que podría llevar a acumulaciones tóxicas. En general, las vitaminas hidrosolubles suelen ser menos perjudiciales que las liposolubles, ya que son expulsadas fácilmente con la orina, así que es menos probable que se acumulen en el cuerpo. De todos modos, ten cuidado. Un exceso de vitamina C o de zinc (un mineral soluble en agua) puede provocar náuseas, diarrea y calambres abdominales. Demasiado selenio puede provocar la caída del cabello, malestar gastrointestinal, fatiga y lesiones nerviosas leves.

Las consecuencias de tomar suplementos pueden ser graves y estos pueden ser caros, así que lo mejor es no tomarlos sin consejo médico.

A veces es indicado tomar un suplemento, por ejemplo, durante la preconcepción y el embarazo (ver pp. 178-181). Asimismo, la falta de hierro o de vitamina B12 puede provocar anemia. Si crees que tienes una carencia nutricional, consulta a tu médico. Los análisis de sangre pueden ayudar a diagnosticar los déficits; llegado el caso, pueden recetarse suplementos para corregirlos.

¿LA HIDRATACIÓN ES PARTE DE LA NUTRICIÓN?

La hidratación es básica en la nutrición. El agua es esencial para que todos los procesos del cuerpo funcionen. De hecho, podríamos sobrevivir mucho más tiempo sin alimentos que sin agua.

No es fácil encontrar un sistema del cuerpo que no necesite agua. El agua permite al sistema circulatorio transportar oxígeno y nutrientes a las células. Los riñones la necesitan para filtrar los productos de desecho (ver derecha). Nos ayuda a refrescarnos a través del sudor. Ayuda al sistema digestivo a hacer su trabajo. El 75 % del cerebro es agua, así que hidratarse bien es crucial para la regulación del estado de ánimo, la productividad y la concentración.

El cuerpo utiliza grandes cantidades de agua. Debes beber suficiente para reemplazar la que pierdes: el cuerpo funcionará correctamente y tú te sentirás bien. Así que ¡a beber!

OBJETIVOS DIARIOS

Deberíamos beber 1,5-2 litros de agua al día. Un vaso son 200 ml, así que deberías beber unos 8-10 vasos al día. Ten en cuenta que estas pautas son los mínimos para estar sano, así que tómate esta cantidad como el objetivo mínimo. Si te es fácil tomar 1,5 litros, intenta llegar a los 2 litros. Consigue una botella reutilizable que no contenga Bisfenol A para que te sea más fácil controlar lo que bebes.

Los niños y los bebés necesitan menos líquido que los adultos. Introduce el agua del grifo a partir de los 6 meses. Los niños deben beber 6-8 vasos al día.

Ajusta el objetivo a tu estilo de vida. Si sudas mucho (si llevas una vida muy activa, pongamos) debes ir reponiendo el agua que pierdes. Si estás de vacaciones en un sitio donde hace calor, es posible que sudes más de lo habitual y deberás aumentar la ingesta de agua. Si amamantas a tu bebé también debes tomar más líquido. Con la edad, la hidratación sigue siendo importante. La gente mayor a menudo tiene problemas para estar bien hidratada a causa, por ejemplo, de la pérdida de memoria y de movilidad. Hay que señalar que la gente con este tipo de problemas puede sentirse mejor si bebe agua abundante.

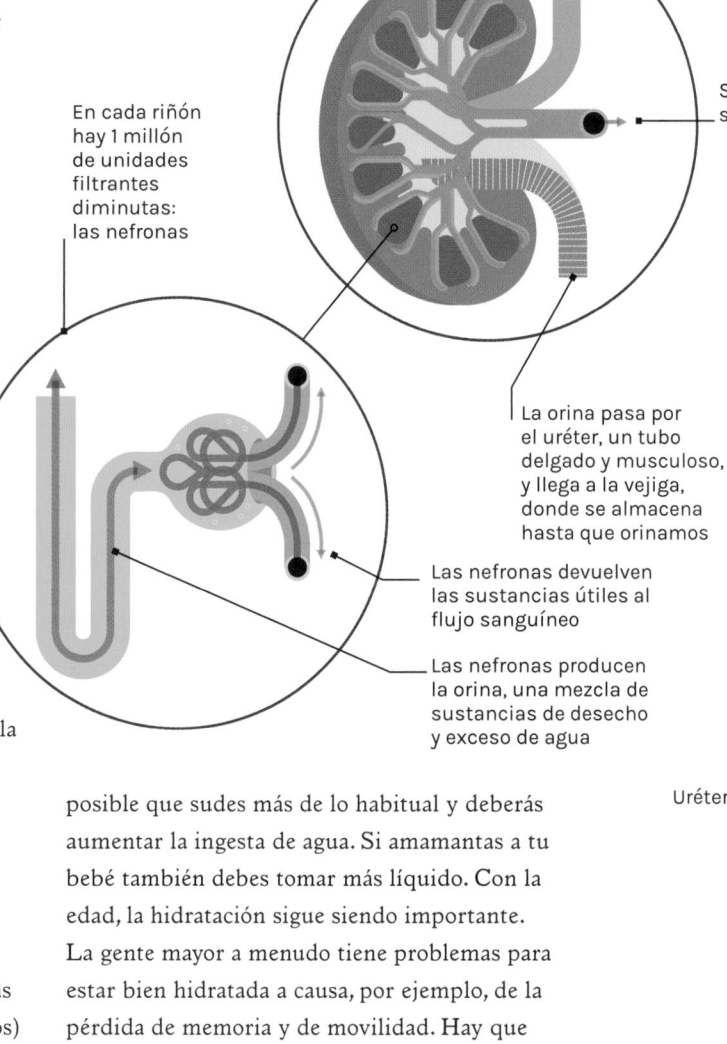

Cada riñon filtra más de 100 ml de sangre por minuto. Los residuos y el exceso de agua se separan de las sustancias útiles.

Sangre entrante

Sangre saliente

En cada riñón hay 1 millón de unidades filtrantes diminutas: las nefronas

La orina pasa por el uréter, un tubo delgado y musculoso, y llega a la vejiga, donde se almacena hasta que orinamos

Las nefronas devuelven las sustancias útiles al flujo sanguíneo

Las nefronas producen la orina, una mezcla de sustancias de desecho y exceso de agua

Uréter

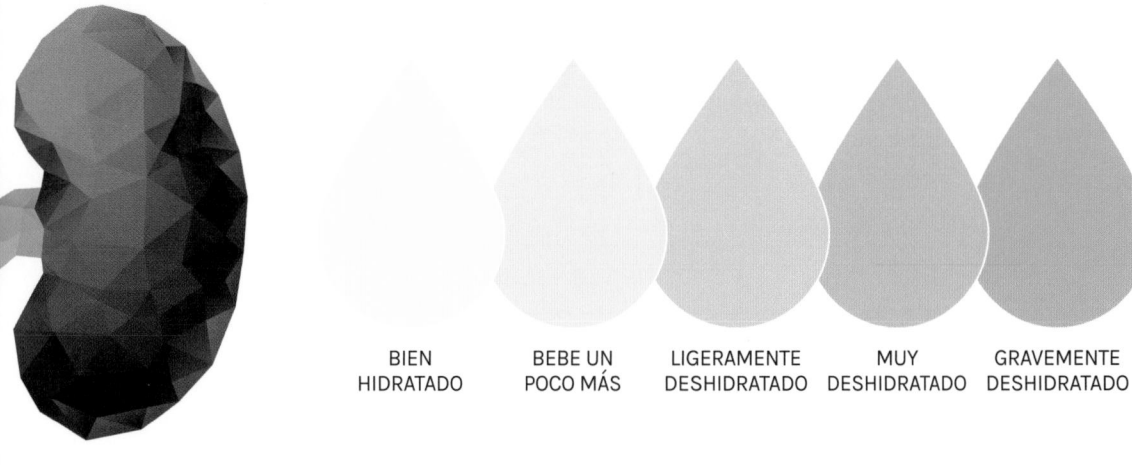

BIEN
HIDRATADO

BEBE UN
POCO MÁS

LIGERAMENTE
DESHIDRATADO

MUY
DESHIDRATADO

GRAVEMENTE
DESHIDRATADO

Fíjate en el color de la orina
La orina debe tener un color bastante claro. Cuanto más oscura sea, más deshidratado estás y, por tanto, más necesitas beber para hidratarte.

RIÑONES

QUÉ BEBER

Podemos olvidarnos del 20 % de la ingesta total de líquido, ya que lo obtenemos a través de los alimentos que ingerimos. En cuanto al resto, los estudios sugieren que muchas personas prefieren tomar líquidos en forma de bebidas azucaradas, té, café y zumos. Según una encuesta, el 23 % de los encuestados afirmaron que preferían las bebidas con burbujas para hidratarse. Estas bebidas te aportan el líquido necesario, pero también cafeína, azúcar y edulcorantes (y sus efectos secundarios para tu salud). La mejor forma de hidratarse es con agua. En la mayoría de los países se puede beber el agua del grifo sin problemas.

SIGNOS DE DESHIDRATACIÓN

Entre los signos de deshidratación cabe destacar sequedad en la boca, orina de color amarillo oscuro (ver arriba), sensación de cansancio, y sensación de sed y de mareo; también orinar menos de cuatro veces al día. Con un 1 % de deshidratación (una pérdida de agua equivalente a un 1 % del peso corporal) ya se producen efectos negativos sobre el funcionamiento mental y físico, que se vuelven más graves a medida que la deshidratación va aumentando.

Una baja hidratación recurrente puede provocar estreñimiento. Si sufres estreñimiento con frecuencia, intenta aumentar la ingesta de líquido (ver p. 155).

Calcula el agua que necesitas

Usa este cálculo como norma general para conocer la cantidad de agua diaria que necesitas. Ajústalo en función de la cantidad de sudor (según el ejercicio físico que hagas).

TU PESO
(KG)

$\times$ 0,033 $=$ Litros

AL DÍA

Ejemplo: pesas 60 kg,
60 x 0,033 = **1,98 litros**

VEJIGA

¿QUÉ ES LA DIGESTIÓN?

La digestión es el proceso a través del cual el cuerpo absorbe los nutrientes que necesita de los alimentos para funcionar. Los nutrientes pasan al flujo sanguíneo, que los lleva a las partes del cuerpo que los necesitan y el material de desecho es expulsado.

El aparato digestivo de un adulto mide unos 9 m y en él ocurren un montón de cosas. Cada parte del aparato digestivo desempeña un papel importante.

BOCA

Los alimentos entran por la boca. Inicialmente los dientes se encargan de trocearlos en fragmentos más pequeños. Las enzimas digestivas presentes en la saliva empiezan el proceso de descomposición química de los alimentos. El bolo (bola de alimentos masticados) es engullido y entra en el esófago.

ESÓFAGO

En la parte posterior de la garganta, detrás de la lengua, está la epiglotis, un colgajo de cartílago que cubre la laringe (tráquea) cuando los alimentos pasan por ella de camino al esófago (tubo digestivo). El esófago es un tubo largo y musculoso que va de la epiglotis al estómago. Sus músculos se encargan de que el bolo descienda hasta el estómago. El esfínter esofágico inferior es un anillo muscular que funciona como si fuera la puerta del estómago. Si no se cierra bien, se produce el reflujo gástrico.

ESTÓMAGO

El estómago secreta un ácido y unas enzimas digestivas que descomponen los alimentos que entran. Los músculos intestinales se contraen para batir el alimento, ayudando así a las sustancias químicas a deshacerlo, mientras que el ácido elimina los microbios no deseados que hay en él. Este proceso también se encarga de avisar para que se segregue la hormona de la saciedad, la leptina (ver p. 105). (La hormona del hambre, la ghrelina, es segregada por el estómago cuando está vacío, para estimular los retortijones de hambre.) El estómago transforma el alimento en quimo, que tiene la consistencia de una sopa, para que el intestino delgado pueda procesarlo.

INTESTINO DELGADO

La mayor parte de la absorción de nutrientes tiene lugar en esta parte del tracto digestivo, que mide 7 m de largo. Está recubierto por diminutas vellosidades y microvellosidades que absorben los nutrientes del quimo mediante un proceso llamado difusión (ver pp. 28-29) y los pasan al flujo sanguíneo.

El alimento permanece 2-6 horas en el intestino delgado, tiempo durante el que es descompuesto por las enzimas digestivas para que pueda producirse la difusión. Algunas de estas enzimas las suministra el páncreas, que también secreta unas hormonas que ayudan a regular el nivel de azúcar en sangre, que se eleva cuando ingerimos comida (ver pp. 30-31). La vesícula, por su parte, segrega bilis en el intestino delgado para facilitar todavía más la digestión.

El material sobrante es sobre todo agua, bacterias, células muertas procedentes del revestimiento del intestino y fibra indigerible (ver p. 18). Este material se desplaza por el intestino delgado hasta la válvula ileocecal: la puerta de acceso al intestino grueso.

INTESTINO GRUESO

El intestino grueso es clave para terminar el trabajo y producir las heces. La mezcla líquida que llega al intestino grueso, durante las 12-30 horas que se pasa en él, se transforma en heces, ya que dicho intestino absorbe el agua que contiene.

La mayor parte de los miles de millones de microbios de los intestinos están en el intestino grueso. Estas

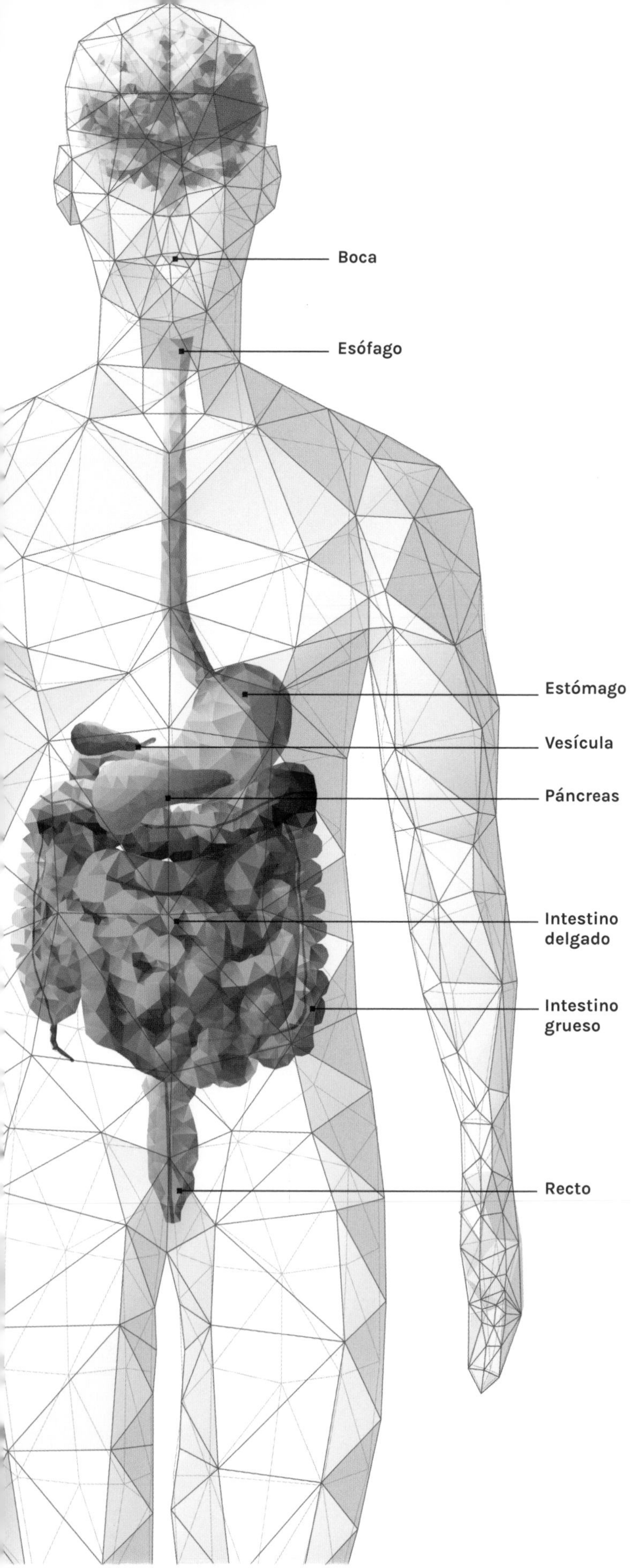

Boca

Esófago

Estómago

Vesícula

Páncreas

Intestino
delgado

Intestino
grueso

Recto

bacterias intestinales parecen desempeñar un importante papel en la síntesis de los nutrientes clave. También se comunican con las células inmunitarias y ayudan a prevenir la inflamación. Fermentan la fibra indigerible en el intestino grueso, lo que produce valiosos ácidos grasos de cadena corta (ver p. 18). Otro resultado de estas bacterias es el gas (ver p. 154). Si damos a los microbios de nuestro intestino distintos tipos de fibra para que se alimenten favoreceremos los procesos digestivos y sustentaremos las bacterias intestinales beneficiosas (ver pp. 48-51).

RECTO Y ANO

El producto final es un material de desecho semisólido que recibe el nombre de heces. Estas se recogen en el recto, que se encuentra al final del intestino grueso, justo antes de los dos esfínteres anales. Los músculos anales se contraen y se relajan para empujar las heces a través de los esfínteres y expulsarlas por el ano.

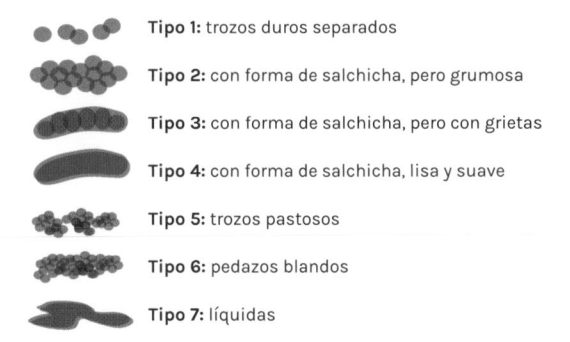

Tipo 1: trozos duros separados

Tipo 2: con forma de salchicha, pero grumosa

Tipo 3: con forma de salchicha, pero con grietas

Tipo 4: con forma de salchicha, lisa y suave

Tipo 5: trozos pastosos

Tipo 6: pedazos blandos

Tipo 7: líquidas

Escala de Bristol de heces Esta tabla valora el estado de salud de tu sistema digestivo a partir de la forma y la consistencia de las heces que produce. Los tipos 1 y 2 indican estreñimiento; los tipos 3, 4 y 5 se consideran deposiciones normales; los tipos 6 y 7 indican diarrea.

¿CÓMO ABSORBE EL CUERPO LOS NUTRIENTES DURANTE LA DIGESTIÓN?

Una vez que los nutrientes de los alimentos se han liberado mediante la digestión (ver p. 26), deben ser transferidos al flujo sanguíneo para que el cuerpo pueda usarlos. Este proceso tiene lugar en el estómago y en los intestinos grueso y delgado.

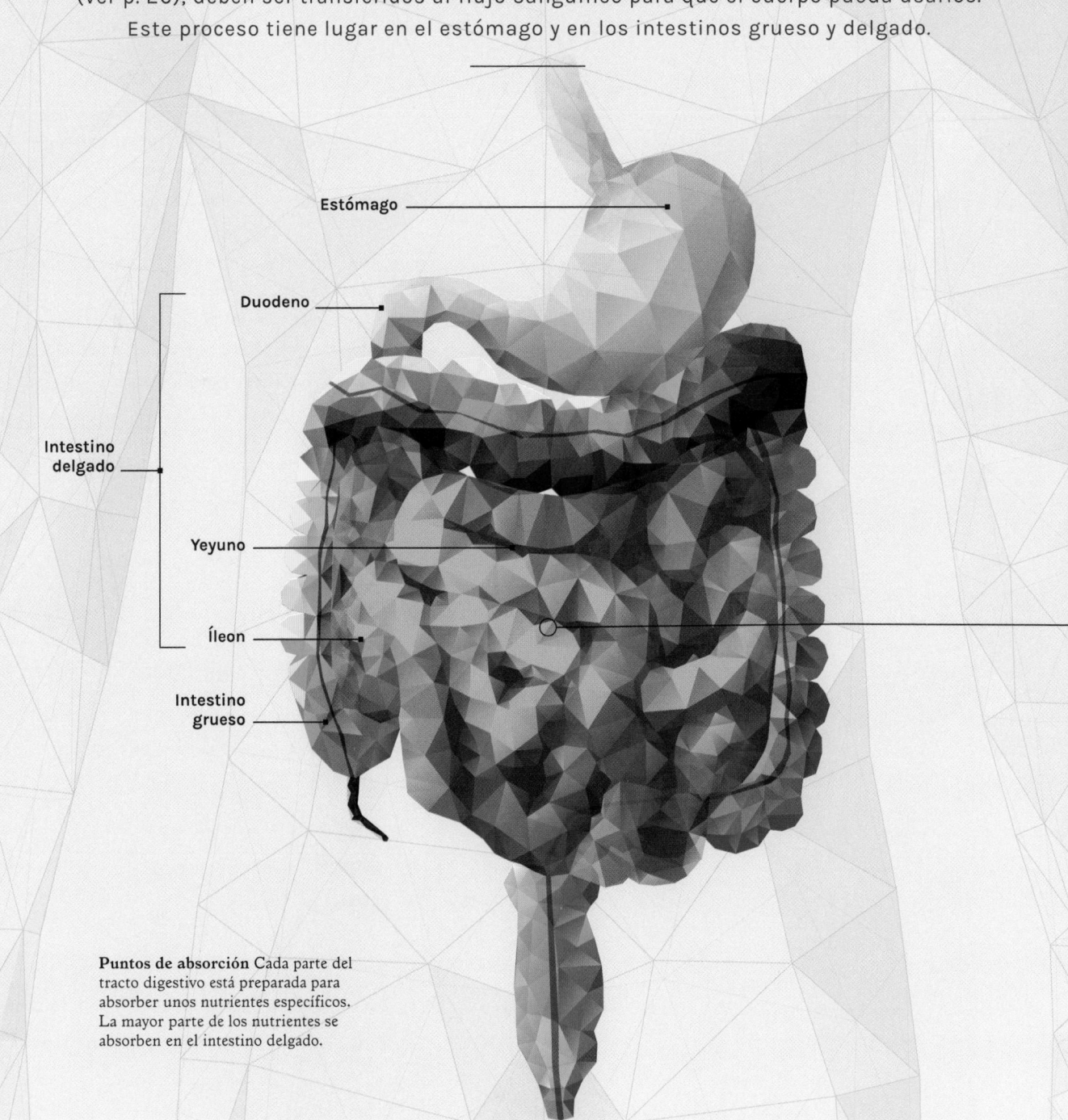

Estómago

Duodeno

Intestino delgado

Yeyuno

Íleon

Intestino grueso

Puntos de absorción Cada parte del tracto digestivo está preparada para absorber unos nutrientes específicos. La mayor parte de los nutrientes se absorben en el intestino delgado.

El proceso por el que los nutrientes son absorbidos por el cuerpo se conoce como difusión. La pared interna del intestino delgado contiene diminutas proyecciones llamadas vellosidades. Estas aumentan drásticamente la superficie de absorción: ¡el intestino delgado tiene de media una superficie de 250 metros cuadrados!

Las vellosidades, a su vez, están cubiertas de unas proyecciones microscópicas llamadas microvellosidades, que son las que se encargan realmente de la difusión. Las partículas de nutrientes liberadas en el intestino delgado pasan a través de estas microproyecciones a las vellosidades. Cada vellosidad contiene una pequeña red de vasos linfáticos (lacteal) y capilares que básicamente conectan el intestino con los sistemas circulatorio y linfático del cuerpo. Las proteínas (descompuestas en aminoácidos) y los hidratos de carbono (descompuestos en glucosa) pasan a los vasos sanguíneos. Las grasas (descompuestas en lípidos) pasan a los vasos linfáticos.

Estos vasos sanguíneos y linfáticos transportan dichos nutrientes a distintas partes del cuerpo, para ser utilizados o almacenados para su posterior uso.

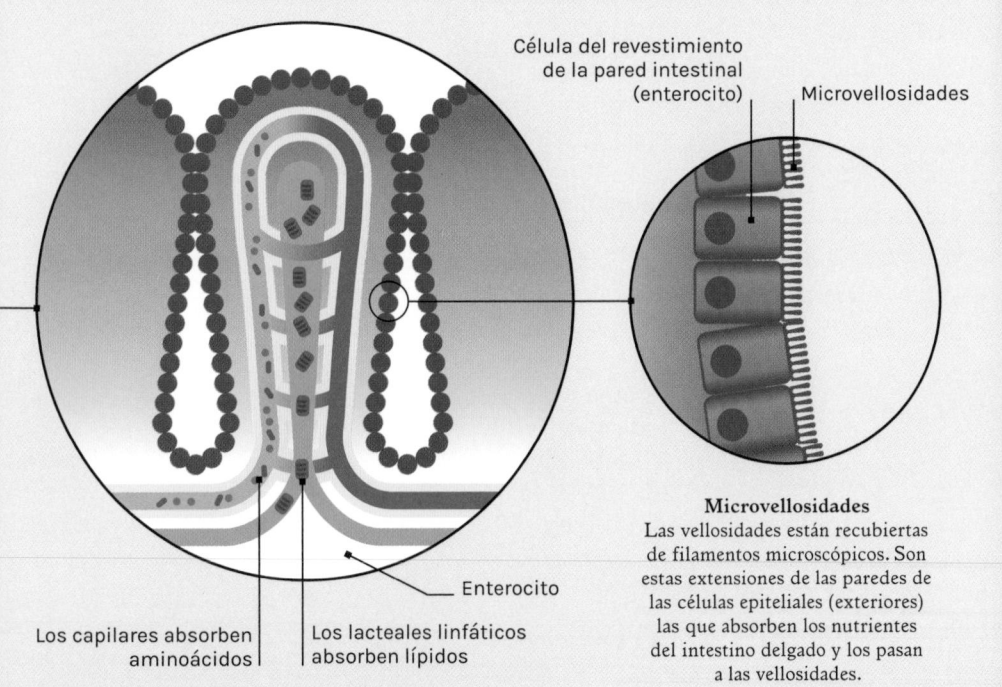

Célula del revestimiento de la pared intestinal (enterocito)

Microvellosidades

Enterocito

Los capilares absorben aminoácidos

Los lacteales linfáticos absorben lípidos

Microvellosidades
Las vellosidades están recubiertas de filamentos microscópicos. Son estas extensiones de las paredes de las células epiteliales (exteriores) las que absorben los nutrientes del intestino delgado y los pasan a las vellosidades.

Vellosidades Estas proyecciones diminutas en forma de dedo presentes en las paredes del intestino delgado aumentan enormemente la superficie útil. Cada vellosidad contiene vasos sanguíneos y linfáticos que transportan los nutrientes absorbidos a otras partes del cuerpo.

ESTÓMAGO
agua
alcohol etílico
cobre
fluoruro
yoduro
molibdeno

DUODENO
calcio
biotina
cobre
ácido fólico
hierro
magnesio
niacina
fósforo
riboflavina
selenio
tiamina
vitaminas A, D, E, K

YEYUNO
lípidos
monosacáridos
aminoácidos
pequeños péptidos
biotina
calcio
cromo
ácido fólico
hierro
fósforo
magnesio
manganeso
molibdeno
niacina
pantotenato
riboflavina
tiamina
vitaminas A, B6, C, D, E, K
zinc

ÍLEON
sales biliares
ácidos
ácido fólico
magnesio
vitaminas B12, C
vitaminas D, K

INTESTINO GRUESO
agua
ácidos grasos de cadena corta
biotina
potasio
sodio
cloruro
vitamina K

¿QUÉ ES EL METABOLISMO?

El término «metabolismo» se refiere a las reacciones químicas que se producen en el cuerpo para mantenerlo con vida. Está estrechamente relacionado con la nutrición, pues los alimentos aportan la energía necesaria para activar el metabolismo.

———

De media, usamos un 10 % del aporte energético en la propia digestión, un 20 % en la actividad física y el 70 % restante lo usan los órganos y los tejidos para mantener el cuerpo con vida. Cada proceso que tiene lugar en el cuerpo, desde respirar hasta pensar, precisa energía. El metabolismo basal (MB) de una persona es la cantidad de calorías que necesita para mantener los procesos vitales estando en reposo. La forma en que el cuerpo metaboliza la energía se representa con el equilibrio entre dos estados: alimento y ayuno.

ESTADO DE ALIMENTO (DE ABSORCIÓN)

Al comer, los alimentos se descomponen y la glucosa (ver pp. 12-13) se libera en la sangre para que las células puedan absorberla y usarla como combustible. Cuando el cuerpo ha obtenido más glucosa de la que necesitan las células, estas dejan de absorberla. El aumento del nivel de glucosa provoca la secreción de insulina, que estimula las células de los músculos y el hígado para revertir la transformación del glucógeno en glucosa (ver pp. 110-111) que tiene lugar durante el estado de ayuno (ver página opuesta); en lugar de eso, hace que el exceso de glucosa se absorba en la sangre, la convierte en gránulos de glicógeno y los almacena para el futuro. La insulina también activa la transformación de la glucosa en triglicéridos (grasas) en el tejido adiposo. El exceso de ácidos grasos de la dieta también se almacena en el tejido adiposo.

La cantidad de energía que se almacena depende en parte del MB, que se ve afectado por factores como la genética, la edad, el sexo y la composición corporal. Para mantener un peso saludable y estable debemos (para simplificar) aportar al cuerpo una cantidad de energía que sea equivalente a la energía que expulsamos para mantenernos vivos sumada a la energía que usamos para la actividad física. Si añadimos sistemáticamente más calorías de las que quemamos, el exceso se almacenará como grasa.

ESTADO DE AYUNO (POSTABSORCIÓN)

Horas después de comer, los niveles de glucosa en sangre disminuyen, lo que hace que el páncreas segregue glucagón (ver página opuesta). Con esto, el hígado y el tejido adiposo metabolizan las reservas de glucógeno, que libera glucosa en el flujo sanguíneo para que el cuerpo pueda usarlo como energía. Tras un ayuno prolongado, las reservas de grasa del tejido adiposo se descomponen en el hígado en glicerol y

Células pancreáticas

Los islotes pancreáticos, o islotes de Langerhans, son cúmulos de células que segregan las hormonas que se encargan de equilibrar el metabolismo. Estas hormonas se dedican a equilibrar los niveles de azúcar en sangre, que fluctúan entre el estado de ayuno y el de alimento.

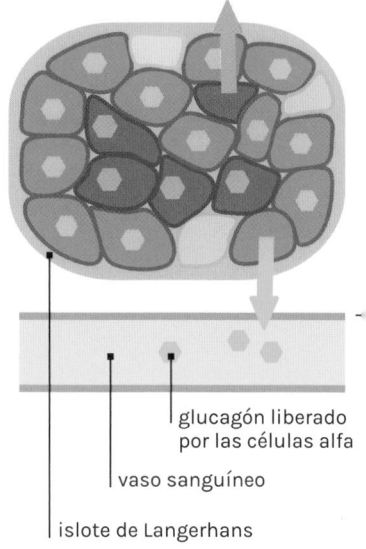

páncreas

insulina liberada por las células beta

glucagón liberado por las células alfa

vaso sanguíneo

islote de Langerhans

¿Qué es una caloría?

Caloría equivale a kilocaloría (kcal). 1 caloría es la cantidad de energía necesaria para elevar en 1 °C la temperatura de 1 g de agua.

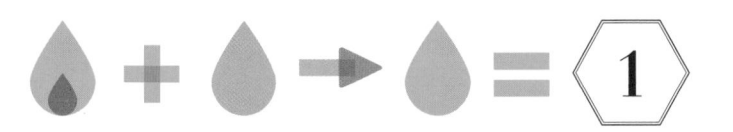

ENERGÍA · 1 G DE AGUA 0 °C · 1 G DE AGUA 1 °C · CALORÍA (4,18 KJ)

ácidos grasos. Los cuerpos cetónicos son subproducto de esta reacción (ver p. 170). La proteína solo se usa como combustible de último recurso (ver p. 33).

¿QUÉ SON LAS CALORÍAS?

Esta unidad de medida se usa para calcular cuánta energía hay almacenada en los enlaces químicos de los alimentos. Los hombres necesitan unas 2500 kcal/día para mantener un peso saludable y las mujeres, unas 2000 kcal. Pero esas cantidades dependen de la edad, la talla y el nivel de actividad física.

El cuerpo puede no aprovechar toda la energía que se obtiene de los alimentos. Los alimentos ricos en fibra, como los frutos secos por ejemplo, precisan

más energía para ser digeridos, y absorbemos solo la energía restante. Asimismo, una persona puede absorber una cantidad distinta de nutrientes que otra a pesar de ingerir la misma cantidad de los mismos alimentos. Eso se debe a que la salud y la longitud de los intestinos influyen en la cantidad de energía que el cuerpo es capaz de absorber de los alimentos.

¡Hay que recordar que las calorías no lo son todo! Una cifra no indica lo sano que estás o la calidad nutritiva de lo que consumes. Podrías conseguir las calorías que tu cuerpo requiere a base de pasteles de chocolate, pero no obtendrías los nutrientes y la fibra que necesitas para estar sano y feliz.

RESPUESTA A UN NIVEL DE AZÚCAR EN SANGRE ALTO

En respuesta a un nivel de azúcar en sangre elevado, las células beta pancreáticas liberan la hormona insulina en el flujo sanguíneo

La presencia de insulina hace posible que la glucosa entre en las células del cuerpo para que estas puedan usarla como energía

A medida que la glucosa del flujo sanguíneo se agota, el nivel de azúcar en sangre empieza a bajar, haciendo que las células alfa pancreáticas liberen glucagón

CÉLULA BETA · INSULINA · AZÚCAR EN SANGRE

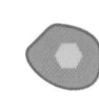

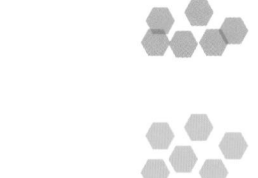

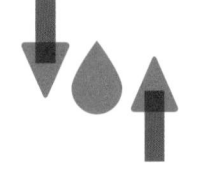

CÉLULA ALFA · GLUCAGÓN · AZÚCAR EN SANGRE

RESPUESTA A UN NIVEL DE AZÚCAR EN SANGRE BAJO

En respuesta a un nivel de azúcar en sangre bajo, las células alfa pancreáticas segregan la hormona glucagón

El glucagón ayuda a regular el azúcar en sangre favoreciendo la liberación de glucosa de las reservas almacenadas en el hígado y los músculos

La glucosa liberada entra en el flujo sanguíneo y está disponible para usarse como energía. El aumento resultante del nivel de azúcar en sangre hace que las células beta pancreáticas liberen insulina

¿ESTOY MALNUTRIDO?

La malnutrición es algo que no debe preocuparte si recibes una adecuada nutrición a través de tu dieta. Desgraciadamente, ese no es el caso para una parte significativa de las personas, que o bien están mal nutridas o en riesgo de estarlo.

Entre las causas sociales de una mala nutrición están la pobreza y la falta de conocimientos sobre nutrición. Las causas físicas incluyen las enfermedades crónicas o graves. Por ejemplo, se estima que el 65-75 % de las personas que padecen la enfermedad de Crohn y el 62 % de las que padecen colitis ulcerativa están malnutridas (ver pp. 164-165). También los trastornos alimentarios pueden ser una causa (ver p. 210).

La malnutrición es más común en los niños y las personas mayores, y afecta más a las mujeres que a los hombres. Las mujeres, con menos masa muscular, necesitan un 25 % menos de energía al día que los hombres, pero igual cantidad de nutrientes, y deben priorizar los alimentos ricos en nutrientes, que son más caros. En el embarazo y la lactancia también aumenta la cantidad de nutrientes necesarios.

MALNUTRICIÓN INFANTIL

Entre los niños con dolencias y enfermedades suelen darse muchos casos de malnutrición infantil. Las intolerancias o alergias alimentarias pueden impedir una nutrición adecuada. Además, los niños tienen el estómago más pequeño, por lo que deben comer más a menudo que los adultos para obtener los nutrientes que necesitan. A algunos padres eso no les resulta fácil, lo que puede llevar a una mala nutrición. Si el niño no crece o no aumenta de peso, es que algo no va bien. Es importante tener cuidado cuando se habla de peso saludable con los niños. Incluso el mero hecho de pesar a los niños puede influir en que tenga una relación negativa con la comida en el futuro.

IDENTIFICAR LA MALNUTRICIÓN

Muchas personas creen erróneamente que la malnutrición se produce solo si no come suficiente, pero el término se refiere a cualquier desequilibrio de energía y nutrientes. Así, puede describir varias situaciones. La más obvia sería cuando el cuerpo carece de determinados nutrientes que necesita para funcionar. En el otro extremo estaría el desequilibrio que se produce cuando la ingesta energética (comida) supera el gasto energético (actividad física). En caso de que la malnutrición se deba a la obesidad, los micronutrientes necesarios para gozar de buena salud suelen ser insuficientes, ya que la persona sigue una dieta rica en carbohidratos refinados, tentempiés, azúcar, comida basura y alimentos procesados. Tanto comer en exceso como no comer lo suficiente son formas de malnutrición y resultan perjudiciales.

Signos de malnutrición

ESTAR MALNUTRIDO TIENE UNA GRAN REPERCUSIÓN SOBE LA SALUD Y LA CALIDAD DE VIDA. ENTRE SUS SIGNOS ESTÁN:

- mayor incidencia de enfermedades e infecciones
- curación más lenta de las heridas
- mayor riesgo de caídas
- estado de ánimo bajo
- nivel bajo de energía
- pérdida de fuerza y masa muscular (ver página opuesta)
- baja calidad de vida
- menor independencia y dificultades para desempeñar las actividades diarias
- carencia de muchos micronutrientes vitales (ver pp. 20-23).

Si piensas que tú o un familiar podéis tener algún problema de malnutrición, consulta a tu médico.

Deterioro muscular

Si la cantidad de energía procedente de los alimentos no es la adecuada para que el cuerpo pueda realizar las funciones básicas, este recurre a la proteína de los músculos y la usa como fuente de energía. Con el tiempo, eso reduce la masa muscular, lo que causa debilidad y aumenta el riesgo de sufrir una lesión.

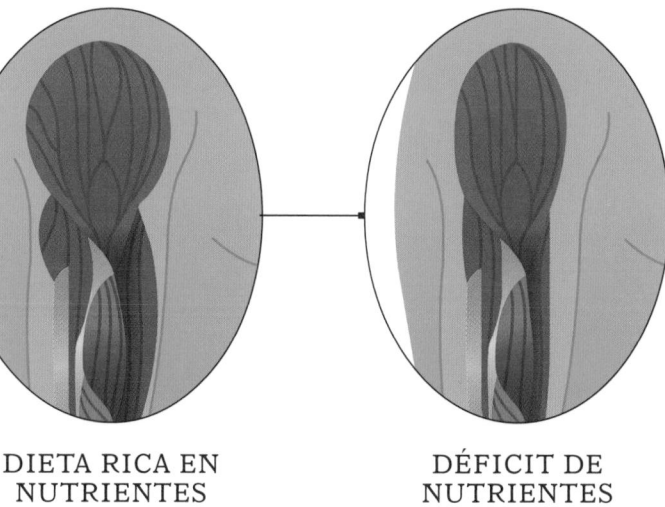

DIETA RICA EN
NUTRIENTES

DÉFICIT DE
NUTRIENTES

IMPACTO FÍSICO

La malnutrición hace más probable la carencia de vitaminas y minerales, lo que puede tener un impacto negativo en muchos procesos.

En casos extremos, si el cuerpo agota las reservas de glucógeno (ver p. 110), recurre a las de grasa y proteínas para obtener energía. La reducción de las reservas de grasa puede causar trastornos hormonales. Las mujeres pueden dejar de menstruar y los hombres de tener erecciones matinales. Si las reservas de grasa se agotan, el último recurso del cuerpo son las proteínas, que se descomponen en aminoácidos para usarlos como fuente de energía. Eso provoca deterioro muscular (ver arriba). Con el tiempo la masa de los distintos órganos también puede disminuir, alterando su funcionamiento.

La malnutrición infantil puede retrasar el crecimiento, provocar un desarrollo mental deficiente y trastornos del comportamiento, e incluso dolencias graves.

La malnutrición en la vejez

SE ESTIMA QUE UN GRAN NÚMERO DE PERSONAS MAYORES DE 65 AÑOS PADECEN, O ESTÁN EN RIESGO DE PADECER, MALNUTRICIÓN.

En muchos casos, la ingesta global de energía es adecuada, pero la dieta incluye demasiada grasa, azúcar y sal, y no incluye suficiente fruta, verdura y pescado graso, por ejemplo. Puede deberse a malos hábitos arraigados, a tener problemas para cocinar o a que se vuelven más quisquillosos; las personas mayores suelen perder el sentido del olfato y el gusto, lo que disminuye su apetito. Factores psicológicos, como la pérdida de memoria o la demencia, también pueden contribuir a reducir la ingesta de energía. El deterioro de la salud gastrointestinal hace que se absorban menos nutrientes. Otros problemas físicos, como la disofagia (dificultades para tragar), también pueden limitar la ingesta energética.

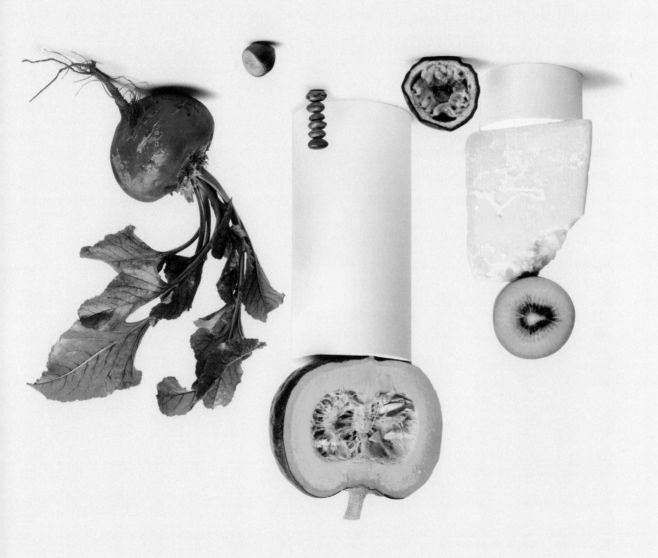

¿CÓMO PUEDO COMER BIEN?

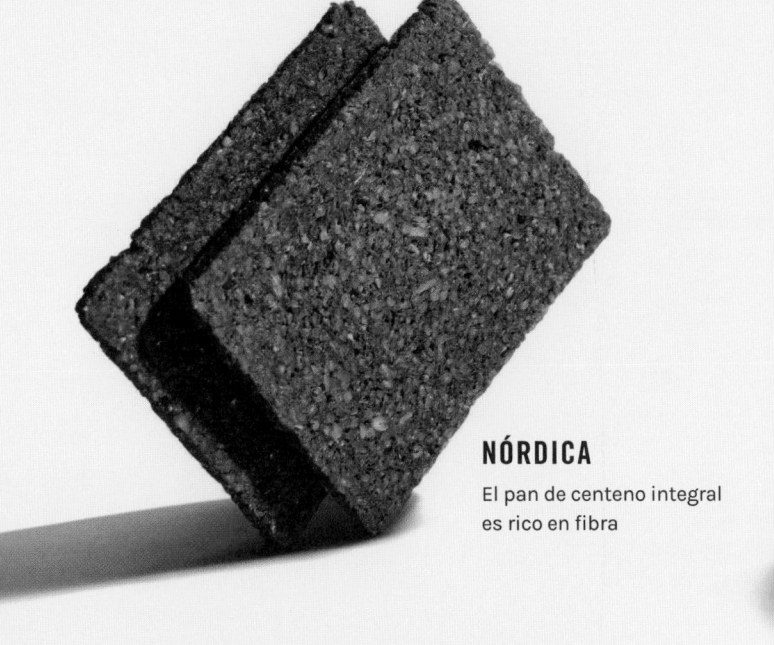

MEDITERRÁNEA

El aceite de oliva está compuesto sobre todo de grasas insaturadas

NÓRDICA

El pan de centeno integral es rico en fibra

¿QUÉ PUEDO APRENDER DE LAS DIETAS MEDITERRÁNEA, NÓRDICA Y JAPONESA?

Las enfermedades no contagiosas son la principal causa de muerte en el mundo. En algunos lugares la gente vive más tiempo y padece menos enfermedades, lo que podría deberse en parte a la alimentación.

El concepto de dieta **mediterránea** surgió cuando se vio que había una posible relación entre la forma tradicional de comer propia de las zonas donde se cultivaban olivos, como España, Italia y Grecia, y el bajo índice de enfermedades crónicas entre la gente mayor. Esta dieta se basa en los productos frescos de temporada de origen vegetal y en las grasas insaturadas saludables, procedentes especialmente del aceite de oliva. Las verduras, las legumbres (alubias y lentejas), los cereales integrales y los frutos secos son la base de las comidas, la proteína animal es moderada y procede de aves y pescado azul, y la ingesta de carnes rojas, huevos, yogur y queso es baja.

La dieta **nórdica** se desarrolló a la vista de los índices crecientes de obesidad y para animar a la gente a comer productos locales y sostenibles. En esta dieta la mayor parte de las calorías se obtienen de alimentos de origen vegetal, por lo que es rica en fibra. Los pescados de mares y lagos y la carne magra de caza son fuentes clave de proteínas, y para cocinar se usa el aceite de colza, rico en grasa monoinsaturada, que es más saludable.

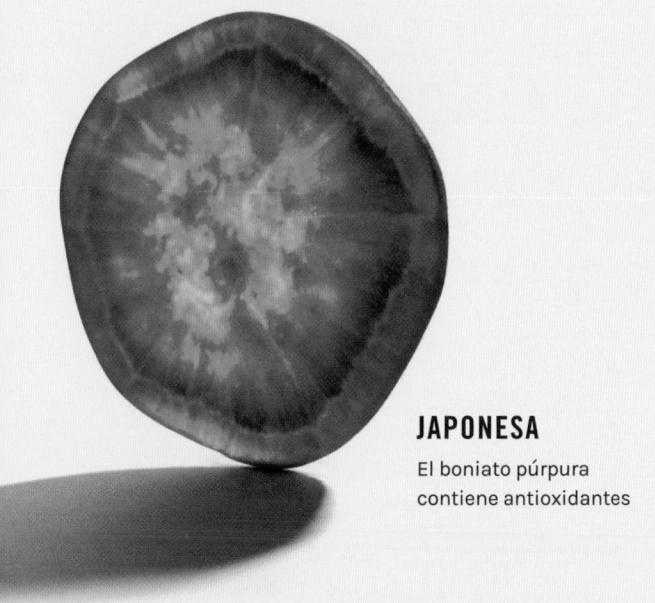

JAPONESA

El boniato púrpura
contiene antioxidantes

Boniatos, fuentes de vida

OKINAWA, AL SUR DE JAPÓN, TIENE UNA DE LAS ESPERANZAS DE VIDA MÁS LARGAS DEL MUNDO, CON 68 CENTENARIOS POR CADA 100 000 HABITANTES EN 2019.
La genética, los hábitos sociales y el ejercicio físico son importantes, pero también lo es el hecho de que la dieta tradicional de las islas se base en gran medida en los boniatos púrpura. Estos boniatos son ricos en fibra y una fuente de nutrientes que incluye las vitaminas A y C y el potasio, así como el antioxidante antocianina, que según varios estudios ayuda a proteger de distintas enfermedades, entre ellas la cardiovascular. Asimismo, se dice que los habitantes de Okinawa comen dieciocho alimentos distintos al día, incluidas siete frutas y verduras.

Japón tiene una de las esperanzas de vida más altas y uno de los índices de obesidad más bajos. Su dieta se basa en alimentos de origen vegetal como verduras con hojas, en alimentos de soja, como el tofu y el miso, en granos como el arroz y los fideos, y en proteínas animales del pescado y el cerdo. La prefectura de Okinawa es conocida por la longevidad de sus habitantes; su dieta tradicional es bastante parecida, aunque en vez de arroz usan tubérculos ricos en fibra, cantidades muy pequeñas de pescado y cerdo, y nada de ternera, huevos o productos lácteos.

¿SON SALUDABLES ESTAS DIETAS?

Salud cardiovascular: Hay indicios de que la dieta mediterránea reduce el riesgo de enfermedad cardiovascular (ECV). Un estudio descubrió que la dieta disminuía tanto la cantidad de ataques al corazón como de embolias, y suprimía todas las muertes por causas cardiovasculares tras cinco años de consumo. Los estudios asocian la dieta nórdica con una reducción en los principales factores de riesgo de la ECV, incluida la presión arterial elevada. Japón tiene una tasa más baja de ECV que otros países desarrollados; podría deberse a que el alto consumo de alimentos elaborados con soja y de pescados grasos aumenta el colesterol «bueno» (lipoproteína de alta densidad), que ayuda a eliminar otros tipos de colesterol de la sangre.

Cáncer y diabetes: Los estudios sugieren que una dieta mediterránea reduce la aparición de varios tipos de cáncer (incluidos el de mama, próstata y colorrectal). También se asocia con un mejor control de la glucosa en sangre, lo que previene la diabetes de tipo 2. La dieta nórdica estricta se ha asociado inicialmente con un menor riesgo de desarrollar diabetes de tipo 2.

Salud cognitiva: Japón tiene un índice bajo de enfermedades relacionadas con la edad, aunque los estudios todavía no han conseguido identificar el papel exacto que juega su dieta. La mayoría de los estudios se centran en la dieta mediterránea, que se ha asociado con un ritmo más lento en el deterioro de la memoria y de la capacidad cognitiva; una gran cantidad de antioxidantes de origen vegetal pueden reducir la inflamación que se asocia con enfermedades como el alzhéimer.

Para descubrir cómo puedes incorporar estas dietas a tu alimentación diaria, consulta el texto de las páginas 38-39.

¿CÓMO PUEDO SEGUIR UNA DIETA MÁS MEDITERRÁNEA, NÓRDICA O JAPONESA?

Para seguir una dieta más saludable lo mejor suele ser introducir pequeños cambios que encajen con nuestros gustos y nuestro presupuesto. Así pues, ¿cómo podemos incorporar los elementos clave de las dietas mediterránea, nórdica y japonesa?

¿TENGO QUE COMER BONIATOS?

Consumir boniatos púrpura (o alimentos como las algas marinas o el melón amargo, también presente en la dieta japonesa) puede aportar beneficios nutritivos positivos, pero es preferible comerlos como parte de una dieta variada. Además, ese tipo de alimentos deben importarse, lo que incrementa su coste y su impacto ambiental. Puedes obtener beneficios parecidos a los del boniato púrpura de productos locales. Por ejemplo, las bayas y la col son ricas en fibra, y la col lombarda, los arándanos y las moras son fuentes de antocianinas más fáciles de conseguir, y también más sostenibles.

¿QUÉ ACEITE ES MÁS SANO, EL DE OLIVA O EL DE COLZA?

El aceite de oliva tiene mejor reputación que el de colza porque la dieta mediterránea está más documentada. No obstante, ambos contienen ácidos grasos monoinsaturados, que son beneficiosos para la salud cardiovascular y el colesterol. El aceite de colza tiene menos grasa saturada y contiene omegas 3, 6 y 9, buenos para el cerebro, el corazón y la función articular, mientras que el aceite de oliva, especialmente el virgen extra, es más rico en unas sustancias antioxidantes llamadas polifenoles. El aceite de colza conserva las propiedades antioxidantes y su sabor neutro a temperaturas más altas. Ambos aceites tienen un alto contenido calórico: unas 120 calorías por cucharada el aceite de oliva.

¿DEBERÍA COMER MÁS FRUTOS SECOS Y SEMILLAS?

Los frutos secos y las semillas están presentes tanto en la dieta mediterránea como en la nórdica; son ricos en grasas monoinsaturadas y proteínas, y aportan fibra y vitaminas, lo que hace que sean un complemento muy nutritivo de una dieta equilibrada y saludable. Su perfil nutricional varía de unos a otros; por ejemplo, las nueces pacanas contienen vitaminas B y las almendras calcio, mientras que las nueces de Brasil, las nueces de macadamia y los anacardos tienen un poco más de grasa saturada. En general, constituyen un tentempié saludable o pueden añadirse a los cereales del desayuno o a las ensaladas y verduras. Dado su alto contenido graso, no obstante, un puñado se considera una ración. Si es posible, opta por las variedades crudas y sin sal.

QUE SEA VARIADA

Los estudios indican que algunas dietas protegen mejor la salud, pero no está claro si ello se debe a algunos elementos concretos o a la dieta en general. Esto sugiere que no existe una dieta «perfecta» y que probablemente es más importante que la dieta sea equilibrada y que incluya una amplia variedad de alimentos saludables.

Qué tienen en común estas dietas

Las tres dietas incluyen una gran variedad de verduras como base de las comidas, e incorporan otros tipos de alimentos a menudo, al menos dos de ellos.

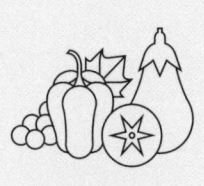
VERDURAS Y FRUTAS

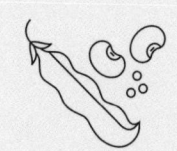
CEREALES INTEGRALES

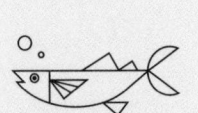
LEGUMBRES

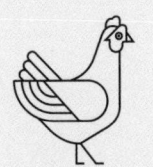
PESCADO BLANCO Y AZUL

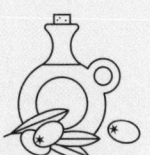
AVES Y CARNE MAGRA

ACEITE SALUDABLE

✚ MEDITERRÁNEA

COME SOBRE TODO

Verduras; legumbres (incluidos garbanzos, alubias, habas y lentejas); cereales integrales (incluida pasta integral); frutos secos y semillas

COME DE FORMA MODERADA

Pescado (sobre todo graso); carne de ave; aceite de oliva; yogur, queso; fruta

COME UN POCO

Carne roja magra; carne procesada

ELEMENTO CLAVE

Aceite de oliva (el virgen extra es de mejor calidad)

TOMA NOTA

Es fácil de seguir y la combinación de alimentos ha demostrado ser beneficiosa para la salud.

✚ NÓRDICA

COME SOBRE TODO

Verduras locales, sobre todo col, guisantes y hortalizas; frutas y bayas; cereales integrales (pan de centeno, avena y cebada); frutos secos y semillas

COME DE FORMA MODERADA

Pescado de mar/río, incluido pescado azul (arenque, caballa, salmón); lácteos de bajo contenido graso; aceite de colza

COME UN POCO

Carne roja magra/de caza; carne de ave; huevos; queso

ELEMENTO CLAVE

Aceite de colza (el prensado en frío es de mejor calidad)

TOMA NOTA

Algunas hortalizas, como las patatas, los nabos y las chirivías, contienen muchos carbohidratos feculentos (pp. 12-13).

✚ JAPONESA (OKINAWA)

COME SOBRE TODO

Verduras locales (incluidos el boniato púrpura y el naranja, el quimbombó, el melón amargo, la col, las algas y los brotes de bambú)

COME DE FORMA MODERADA

Arroz; fideos; productos de soja (incluido tofu y miso)

COME UN POCO

Pescado y marisco; cerdo

ELEMENTO CLAVE

Boniato púrpura

TOMA NOTA

Es una dieta rica en fibra y baja en proteínas: la versión tradicional limita algunos alimentos nutritivos, como las frutas y los huevos.

¿CUÁLES SON LAS BASES DE UNA DIETA SALUDABLE?

Hay tanta información disponible y tantas teorías sobre cuál es la mejor manera de comer bien que podemos acabar confundidos y frustrados. Los principios, sin embargo, son muy sencillos: variedad y equilibrio en el plato.

———————

No hay una única dieta saludable y equilibrada. Debes tener en cuenta las necesidades energéticas de tu cuerpo y tu estilo de vida. El concepto de «plato equilibrado» te ayuda a saber el tipo de alimentos y las proporciones que deberías incluir; úsalo al comprar, al cocinar o al comer fuera. Te será más fácil incluir una gran variedad de alimentos nutritivos.

No hace falta que consigas el equilibrio entre grupos alimenticios descrito aquí en cada comida; basta con que trates de lograrlo a lo largo del día o de la semana. En los adultos, una dieta saludable debe incluir hidratos de carbono, proteínas y grasas, de los cinco grupos de alimentos básicos. También es importante hidratarse: facilita la absorción de los nutrientes y ayuda a sentirte saciado.

¿QUÉ INCLUYE UN PLATO EQUILIBRADO?

● **Los carbohidratos feculentos**, como el arroz, la pasta, las patatas, la espelta y la cebada, deberían ser la base del plato y una tercera parte de tu ingesta diaria. Opta por la versión integral rica en fibra siempre que puedas, sin sal ni azúcar, o poca cantidad.

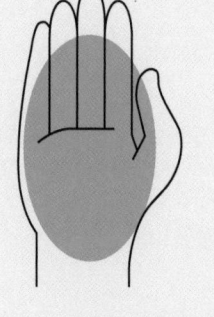
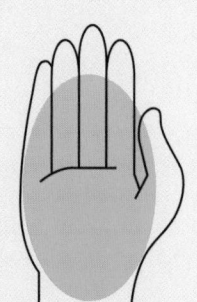

Dieta para comer bien

Intenta comer a diario varios alimentos de estos grupos e incluye una pequeña cantidad de alimentos ricos en grasa, azúcar o sal solo de vez en cuando. Estas cantidades son para una mujer media, así que pueden variar; usa tu palma como guía.

5+
PIEZAS DE FRUTA Y VERDURAS

1 PIEZA
= 1 palma/80 g/3-4 cucharadas de postre de espinacas/judías verdes cocidas
= 1 tomate mediano
= 1 manzana/naranja/plátano mediano
= 150 ml de zumo de fruta (máxima al día)

3-4
RACIONES DE CARBOHIDRATO FECULENTOS

1 RACIÓN
= 2 palmas de arroz/pasta/cuscús crudos (menos para 4 raciones)
= 1 patata asada del tamaño de un puño
= 2 rebanadas de pan

- **Las verduras y las frutas** son igual de importantes. Intenta comer un mínimo de cinco piezas al día y más siempre que te sea posible. Trata de incluir la máxima variedad posible; pueden ser frescas, congeladas, desecadas y de lata (envasadas con agua o zumo sin azúcar ni sal añadidos). Incluye más verduras que frutas y ve cambiando la forma de combinarlas.

- **Los alimentos ricos en proteínas** incluyen las legumbres (como alubias, lentejas y garbanzos), la quinoa, los productos de soja (tofu, tempeh...), los frutos secos, los huevos, el pescado y la carne. Conviene limitar el consumo de carnes rojas y procesadas (ver pp. 68-69).

- **Los lácteos** son una buena fuente de muchos nutrientes, como el calcio y el fósforo; incluyen los quesos duros y blandos, el yogur y la leche de vaca.

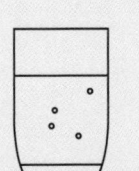

6 – 8
VASOS DE LÍQUIDO/DÍA

A poder ser agua o bebidas sin azúcar; el té y el café cuentan

- **Los aceites insaturados y las grasas** como el aceite de oliva o de colza deben usarse en pequeñas cantidades, para cocinar o para potenciar el sabor.

VEGETARIANOS Y VEGANOS

Su dieta se rige por los mismos principios, pero en su caso, ingerir una gran variedad de fuentes de proteínas es todavía más importante, porque la mayoría de las proteínas de origen vegetal son incompletas, es decir, les falta algún aminoácido esencial (ver pp. 128-129).

Opta por alternativas lácteas como las bebidas de soja sin azúcar añadido y enriquecidas con calcio, y por otras fuentes de ácidos grasos omega-3, como las nueces y las semillas de lino molidas. Los veganos además deben tomar algunos suplementos nutricionales, como por ejemplo de vitaminas D y B12, y de hierro (ver pp. 130-131).

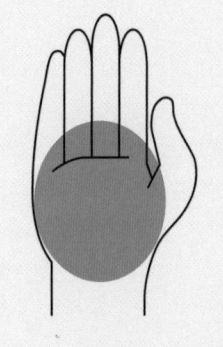

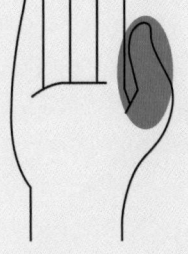

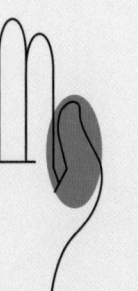

2 – 3
RACIONES DE PROTEÍNAS

1 RACIÓN
= media palma de salmón/pollo/filete
= 120 g de alubias/lentejas cocidas
= 20 g/un puñado de frutos secos o semillas
= 80 g de tofu

2 – 3
RACIONES DE LÁCTEOS Y VARIANTES

1 RACIÓN
= 30 g/2 dedos de queso
= 200 ml de leche de vaca semidesnatada o de alguna alternativa láctea sin azúcar añadido (125 ml en los cereales)
= 120 g de yogur desnatado

< 1
POCA CANTIDAD DE GRASA

= 1 cucharada de postre (10 ml) para cocinar una comida

¿DEBERÍA COMER MENOS CARNE Y MÁS PESCADO?

Es aconsejable aumentar la cantidad de pescado, ya sea fresco, en conserva o congelado, porque ofrece numerosos beneficios.

El pescado y el marisco son una gran fuente de proteínas, y tienen menos grasa que muchas carnes. Suelen aportar 15-20 g de proteína por cada 100 g, más o menos una tercera parte de la ingesta diaria recomendada para la mayoría de los adultos.

Comer pescado, sobre todo pescados azules como las sardinas, el salmón, la trucha y la caballa, nos permite obtener además una cantidad beneficiosa de los ácidos grasos poliinsaturados EPA (ácido eicosapentaenoico) y DHA (ácido docosahexaenoico). El pescado azul contiene más grasa que el pescado blanco y el marisco (algunos de los cuales contienen niveles bajos de omega-3), pero en su mayor parte se trata de grasa poliinsaturada. El EPA y el DHA se asocian con una mejor salud cardiovascular y cognitiva; según algunos estudios, por ejemplo, las personas que consumen pescado azul tienen más materia gris, el principal tejido funcional del cerebro relacionado con la memoria.

Mucha gente no ingiere suficientes ácidos grasos omega-3, que solo pueden obtenerse a través de la alimentación. Algunos pescados azules son asimismo una de las pocas fuentes dietéticas de vitamina D (ver pp. 138-139).

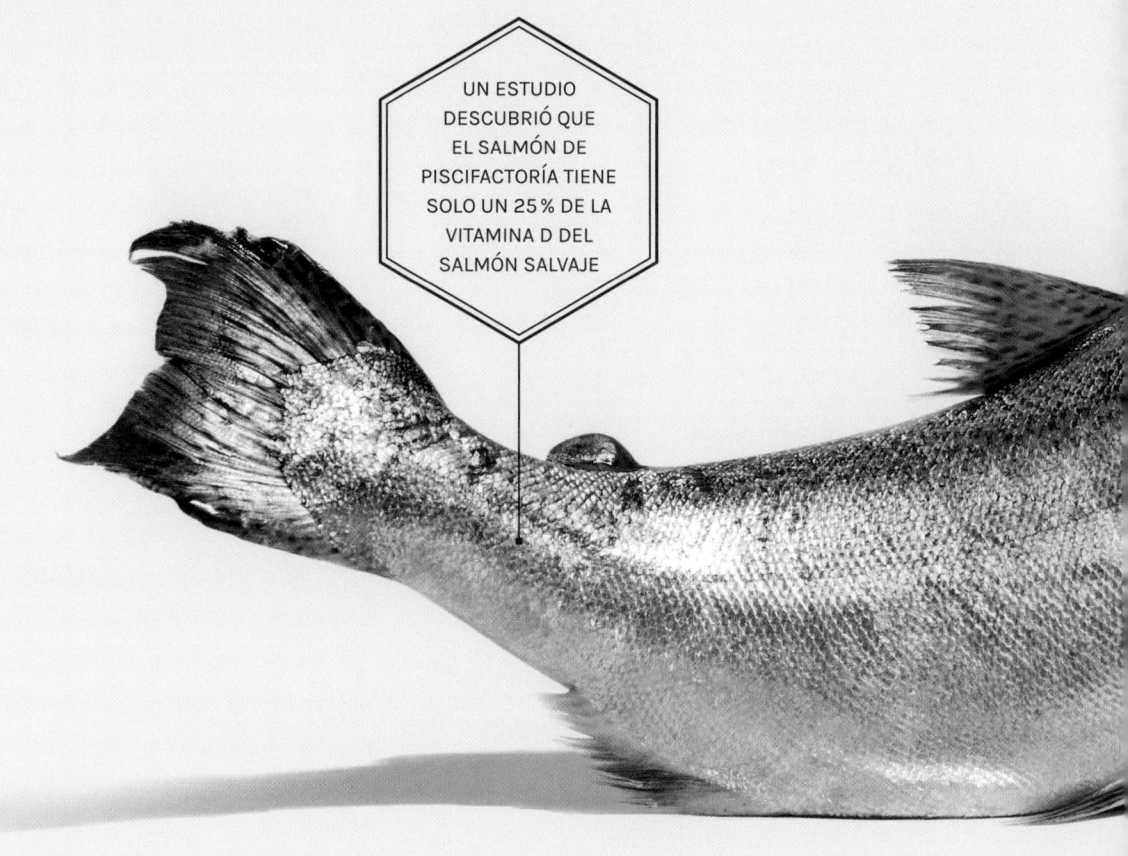

UN ESTUDIO DESCUBRIÓ QUE EL SALMÓN DE PISCIFACTORÍA TIENE SOLO UN 25 % DE LA VITAMINA D DEL SALMÓN SALVAJE

Las dietas que incluyen el consumo regular de pescado, como la mediterránea, suelen asociarse con un menor riesgo de sobrepeso u obesidad. Se recomienda ingerir como mínimo dos raciones a la semana, una de ellas de pescado azul (pero no más de cuatro raciones de pescado azul en el caso de los chicos, o de dos en el caso de las chicas y las mujeres embarazadas, que dan de mamar o que planean quedarse embarazadas). Tambien desaconsejan comer marisco de forma habitual, incluidos el rodaballo y el buey de mar, por el riesgo de ingerir agentes contaminantes.

COMPRAR Y COCINAR

A diferencia de los productos procesados de pescado, el pescado y el marisco en conserva o congelado puede ser igual de nutritivo que el fresco. Opta por el conservado en agua; la salmuera contiene mucha sal,

y los ácidos omega-3 pueden diluirse en el aceite. El pescado absorberá las grasas usadas en la cocción, sobre todo las variedades magras. Los métodos que usan altas temperaturas pueden descomponer los omega-3; asarlo al horno, a la parrilla o al vapor ayuda a conservar su contenido nutricional. Ah, y no olvides la sostenibilidad (ver pp. 124-127).

¿QUÉ HAY DE LOS SUPLEMENTOS?

Aunque dentro de una dieta equilibrada no debe sustituir al pescado, el aceite de pescado puede ser beneficioso para aquellos que no lo comen habitualmente. Sin embargo, puede contener metales pesados. Dado que el pescado obtiene los omega-3 de las algas, es preferible usar aceite de algas. El aceite de krill se extrae de los crustáceos y es rico tanto en EPA como en DHA. El aceite de hígado de pescado contiene una gran cantidad de vitamina A; esta puede ser perjudicial durante el embarazo y los estudios sugieren que su uso prolongado puede debilitar los huesos.

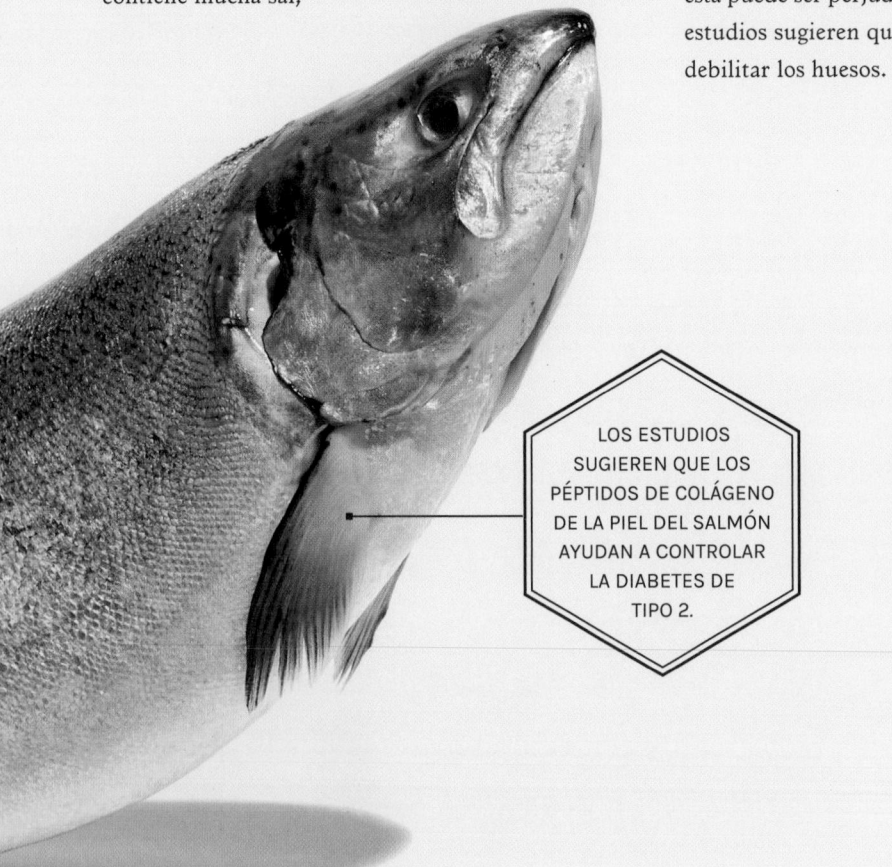

LOS ESTUDIOS SUGIEREN QUE LOS PÉPTIDOS DE COLÁGENO DE LA PIEL DEL SALMÓN AYUDAN A CONTROLAR LA DIABETES DE TIPO 2.

¿CUÁNTO ES UNA RACIÓN?

LA CANTIDAD DE PESCADO DE UNA RACIÓN VARÍA CON LA EDAD.

18 meses-3 años
1-3 cucharadas

4-6 años
2-4 cucharadas

7-11 años
3-5 cucharadas

Más de 12 y adultos
140 g

¿POR QUÉ LAS LEGUMBRES SON TAN BUENAS?

Las legumbres aportan variedad de sabor al paladar y nutren el cuerpo. Están repletas de micronutrientes y fibra, y permiten incorporar a la dieta proteínas que no son de origen animal a un precio asequible.

Las leguminosas son un grupo de plantas de la familia de las fabáceas. Solemos comernos las vainas (como en el caso de las judías verdes y los tirabeques) o las semillas (frescas, como los guisantes y las habas, o secas, como las lentejas, las alubias y los garbanzos). Contienen poca grasa saturada y nutrientes muy útiles.

Hay pruebas que asocian las alubias y las lentejas con un menor riesgo de sufrir enfermedades cardiovasculares, obesidad, diabetes y cáncer. Están cargadas de prebióticos (ver pp. 52-53), así como de fibra (ver pp. 18-19). Los estudios muestran una mejor salud si se comen 25-29 g de fibra al día.

LEGUMBRES

Las semillas secas de las leguminosas reciben el nombre de legumbres. Entre ellas están las lentejas, los garbanzos, las judías pintas, la soja y las alubias blancas o rojas. Estas robustas semillas contienen los aminoácidos esenciales que conforman la proteína (ver pp. 14-15). Una ración de 100 g de lentejas, garbanzos o alubias aporta 7,5-8,5 g de proteínas, lo que es una buena parte de la ingesta diaria recomendada. Ahorrarás bastante si obtienes buena parte de las proteínas de las legumbres y no de la carne, y añadirás mucha fibra útil a tu dieta. Al ser carbohidratos feculentos (ver pp. 12-13), suelen contener unos 8 g de fibra por cada 100 g, casi una tercera parte de la ingesta diaria recomendada.

LEGUMINOSAS

También es aconsejable comer plantas leguminosas como las judías verdes, porque contienen otros nutrientes igualmente importantes. Existen muchos estudios que sugieren que deberíamos incluir más leguminosas en nuestra dieta. Intenta incluir más judías verdes, judías escarlata y soja en tu dieta.

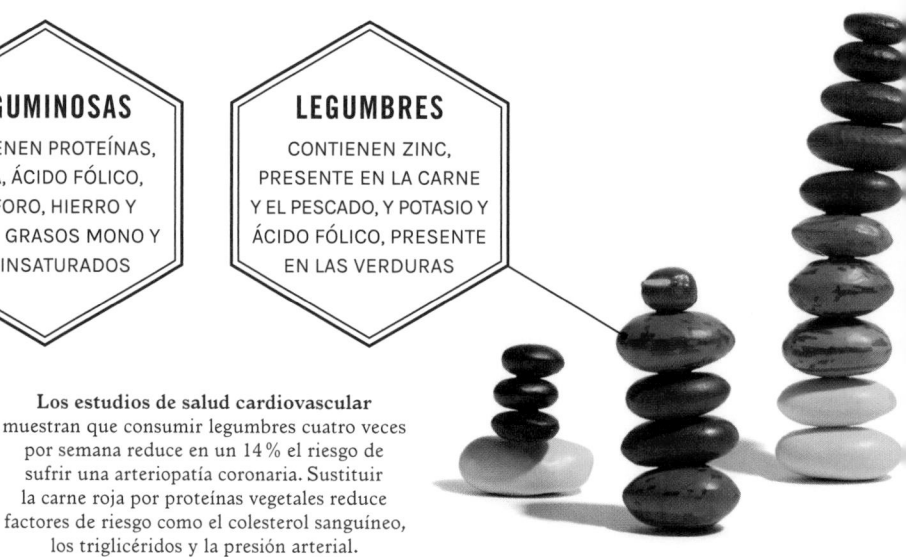

LEGUMINOSAS
CONTIENEN PROTEÍNAS, FIBRA, ÁCIDO FÓLICO, FÓSFORO, HIERRO Y ÁCIDOS GRASOS MONO Y POLIINSATURADOS

LEGUMBRES
CONTIENEN ZINC, PRESENTE EN LA CARNE Y EL PESCADO, Y POTASIO Y ÁCIDO FÓLICO, PRESENTE EN LAS VERDURAS

Los estudios de salud cardiovascular muestran que consumir legumbres cuatro veces por semana reduce en un 14 % el riesgo de sufrir una arteriopatía coronaria. Sustituir la carne roja por proteínas vegetales reduce factores de riesgo como el colesterol sanguíneo, los triglicéridos y la presión arterial.

¿POR QUÉ LOS CEREALES INTEGRALES SON TAN BUENOS?

En todo el mundo se consumen muchos cereales, como la cebada, la avena, el arroz y el trigo. Comemos las semillas de esas plantas, conocidas como cereales. Los cereales integrales se dejan intactos cuando se preparan para usarse como ingredientes.

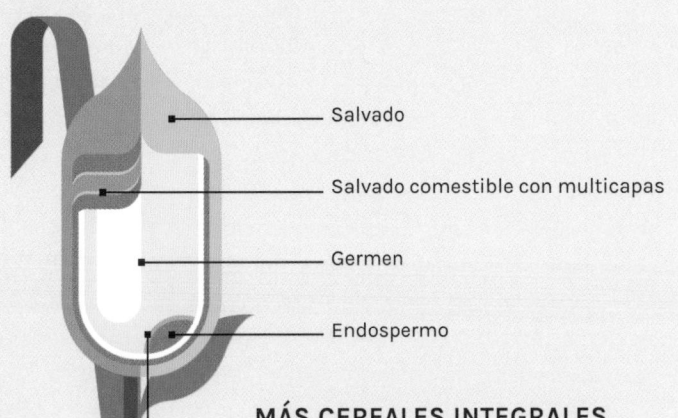

- Salvado
- Salvado comestible con multicapas
- Germen
- Endospermo

A los carbohidratos refinados, cuando se procesan, se les quita el salvado y el germen; lo que se obtiene son harinas ligeras con las que se prepara el pan blanco o los bizcochos esponjosos, el arroz blanco y la pasta blanca. Pero el salvado y el germen aportan fibra y nutrientes valiosos. Los carbohidratos refinados proporcionan energía (ver p. 12), pero los cereales integrales son un 75 % más nutritivos.

Los cereales integrales aportan fibra, vitaminas B, ácidos grasos omega-3, proteínas y también muchos antioxidantes, fitoquímicos y micronutrientes. Su consumo regular se asocia con una mejor salud intestinal y coronaria, y con la prevención del cáncer, la diabetes y la obesidad. El 95 % de los adultos no ingiere suficientes cereales integrales, y casi uno de cada tres no los incluye en su dieta.

CEREALES INTEGRALES

ARROZ SILVESTRE E INTEGRAL, AVENA Y CENTENO INTEGRALES, QUINOA, MAÍZ, FRIKEH, AMARANTO, SORGO Y TEFF

MÁS CEREALES INTEGRALES

En muchos casos, puedes cambiar los productos refinados por otros integrales: sustituye el pan blanco por pan integral, o el arroz blanco por arroz integral. Prueba a preparar un curri con un cereal integral nuevo, como el trigo sarraceno, la espelta o la cebada perlada, por ejemplo.

La avena integral es muy nutritiva. Puedes preparar gachas para desayunar más a menudo, y comer barritas de avena como tentempié.

De vez en cuando, prueba con cereales nuevos para ver cómo incorporarlos a tus platos. Algunos de ellos son más dulces, como el farro, y otros, en cambio, son ideales para acompañar un plato principal, como la quinoa o el bulgur. En las redes sociales encontrarás miles de consejos e ideas que te ayudarán a incorporar estos nuevos sabores.

¿ES MEJOR COCINAR DESDE CERO?

Preparar una comida con ingredientes frescos, congelados o en conserva puede parecer pesado, sobre todo si tenemos una vida ocupada. Pero el esfuerzo y el tiempo que le dedicamos vale la pena. ¿Sale más caro, como piensa mucha gente?

Preparar y cocinar la comida puede ser muy bueno para tu salud, porque podrás controlar la cantidad de azúcar, de grasa y de sal que lleva (ver pp. 64, 66 y 70). Muchos alimentos altamente procesados, especialmente los platos preparados o para llevar, llevan sal añadida para que tengan más sabor y se conserven mejor; y se cocinan con una cantidad importante de aceite o mantequilla, por no hablar del azúcar añadido que llevan para incitarnos a repetir (ver pp. 58-59). Si preparas tus comidas también podrás escoger ingredientes más ricos en nutrientes. Por ejemplo, prueba a usar carbohidratos integrales, en vez de refinados, como el arroz integral, la pasta integral o el cuscús (ver pp. 12-13).

La forma de cocinar importa

Las patatas son una fuente rica en micronutrientes como el potasio, la vitamina B6 y la vitamina C. Pero la forma en que las prepares o cocines, igual que con otros ingredientes, puede modificar bastante su contenido nutricional (por cada 100 g) e influir en la pérdida de nutrientes.

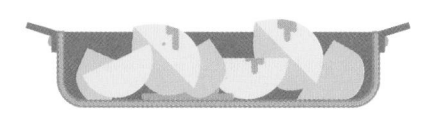

FRITAS CON ABUNDANTE ACEITE DE GIRASOL

PROTEÍNAS: **3,2 g**
CARBOHIDRATOS: **36,6 g**
GRASAS: **14,5 g**

Al freírlas, la grasa penetra en la carne; las patatas pueden tener el doble o el triple de calorías que las hervidas o asadas.

FRITAS CON ACEITE DE OLIVA

PROTEÍNAS: **2,6 g**
CARBOHIDRATOS: **23,3 g**
GRASAS: **7 g**

El impacto en el contenido de proteínas o minerales es mínimo, conservan la vitamina C y aumenta la fibra al formarse almidón resistente.

ASADAS CON ACEITE DE OLIVA

PROTEÍNAS: **3 g**
CARBOHIDRATOS: **26 g**
GRASAS: **4,5 g**

Este sabroso método aporta más calorías que la mayoría, pero es más sano que freírlas con grasa abundante.

COMIDA CASERA Y SALUD

Numerosos estudios respaldan los beneficios de cocinar desde cero. Según un estudio realizado en 2017, las personas que consumían comida casera más de cinco veces a la semana tenían un 28 % menos de posibilidades de tener un IMC (índice de masa corporal) de sobrepeso que las personas que la consumían menos de tres veces por semana. También tomaban más fruta y verdura. Los estudios sugieren asimismo que cocinar mejora la autoestima y el estado de ánimo, aunque son muchos los factores que tener en cuenta cuando se considera un estudio de forma aislada. Preparar la comida satisface distintos aspectos del bienestar psicológico, ya que nos hace sentir autónomos y seguros, y nos ofrece la oportunidad de socializar y establecer relaciones.

COSTE DE COCINAR

Cocinar con ingredientes frescos como la carne o el pescado sale más barato que comprar platos preparados y comida para llevar. Ten presentes estos consejos:

● Come menos carne y haz más guisos, sopas y curries con legumbres de bote ricos en proteínas, pasta integral y arroz integral.

● Divide la ración habitual de carne entre dos comidas; por ejemplo, añádele zanahoria o calabacín rallados, o champiñones troceados, antes de picarla. Las verduras sueltas suelen ser más baratas.

● Sustituye el pescado fresco por pescado congelado o en conserva, si puede ser en agua, que son más baratos. El pescado congelado tiene los mismos nutrientes, o incluso más, que el pescado fresco. Eso también ocurre con otros muchos ingredientes.

● Ve a comprar con algún amigo, para poder compartir los descuentos de productos a punto de caducar o que se venden en grandes cantidades. Divide los paquetes grandes de carne o pescado en varias raciones y congela las que no vayas a usar antes de la fecha de caducidad.

● Antes de ir a la compra, haz una lista con las comidas que planeas hacer y comprueba qué ingredientes tienes ya en la despensa.

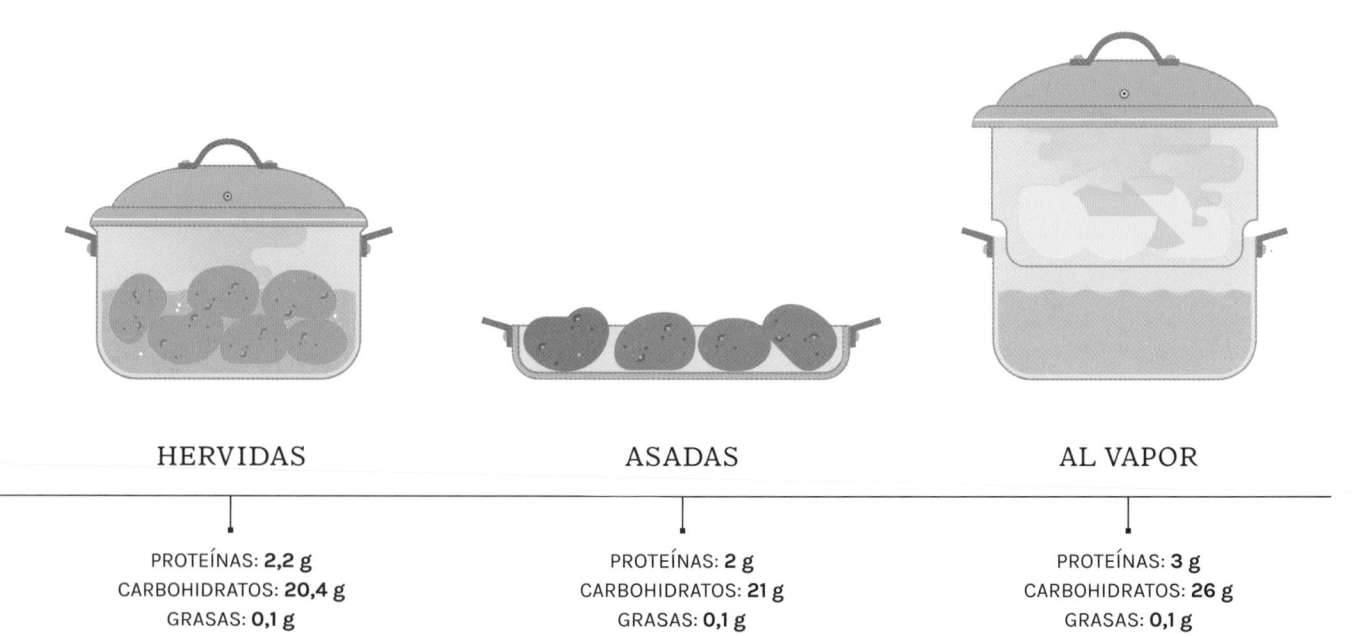

HERVIDAS

PROTEÍNAS: **2,2 g**
CARBOHIDRATOS: **20,4 g**
GRASAS: **0,1 g**

Si se hierven con la piel, se reduce mucho la pérdida de micronutrientes hidrosolubles, como las vitaminas B6 y B12.

ASADAS

PROTEÍNAS: **2 g**
CARBOHIDRATOS: **21 g**
GRASAS: **0,1 g**

Asadas prácticamente no contienen nada de grasa; asarlas con piel es uno de los mejores métodos para conservar los nutrientes.

AL VAPOR

PROTEÍNAS: **3 g**
CARBOHIDRATOS: **26 g**
GRASAS: **0,1 g**

Al vapor conservan la mayor parte de los nutrientes; se recomienda en patatas nuevas, ricas en vitamina C, soluble en agua.

¿CUÁL ES LA IMPORTANCIA DE LA SALUD INTESTINAL?

Tener un intestino sano no es necesario únicamente para hacer bien la digestión. Los científicos cada vez saben más acerca de cómo influyen las bacterias de los intestinos en la salud general, incluso en el bienestar mental.

Solemos asociar las bacterias con las infecciones, pero la mayoría de las presentes en los intestinos son beneficiosas. Junto a las levaduras, hongos y virus, las bacterias forman la microbiota intestinal, ecosistema de 100 billones de microorganismos que está sobre todo en el colon. Hay unas mil especies de bacterias intestinales y cada uno de nosotros tiene una combinación única que varía a lo largo de la vida. Mantener el equilibrio de las bacterias es clave para la salud intestinal.

Además de digerir los alimentos, desempeñan otras muchas tareas importantes. Por ejemplo, ayudan a absorber los minerales, a sintetizar vitaminas como la K (que interviene en la coagulación de la sangre) y a digerir la fibra dietética liberando moléculas como el butirato, que hace que la barrera intestinal sea más fuerte, y el propionato, que ayuda al hígado a regular los niveles de azúcar en sangre y el apetito.

SALUD GLOBAL

Se sabe que las personas con problemas intestinales inflamatorios, como la enfermedad de Crohn y la colitis ulcerativa, tienen menos especies y una proporción menor de bacterias intestinales beneficiosas. También se ha visto que las personas con obesidad, diabetes y ciertos tipos de eccema y artritis tienen menos diversidad. La disbiosis, un desequilibrio en la microbiota intestinal, se ha visto que contribuye también al síndrome metabólico, las alergias, el cáncer colorrectal y el alzhéimer. Un intestino sano favorece el sistema inmunitario. Las bacterias amigas interactúan con el intestino, impidiendo que moléculas dañinas se filtren en el cuerpo, y ayudan a activar células inmunitarias (pp. 136-137).

¿INTESTINOS SANOS, MENTE SANA?

Sabemos que el cerebro afecta a los intestinos pues a veces sentimos el estrés en el estómago, pero la dieta también puede afectar al cerebro. Los científicos han empezado a investigar los mecanismos por los que las bacterias intestinales podrían influir en el cerebro, y por consiguiente, cómo podría afectar la salud intestinal al estado de ánimo. Según varios estudios, los microbios que tienen las personas con depresión son distintos; en 2019 los científicos identificaron dos tipos específicos de bacterias intestinales (*Coprococcus* y *Dialister*) que no estaban presentes en las microbiotas de los sujetos deprimidos.

Molestias de la fermentación

EN LA FERMENTACIÓN, LAS BACTERIAS DEL INTESTINO DESCOMPONEN LA FIBRA DIETÉTICA.
La fermentación produce hidrógeno y gas metano, algo perfectamente normal y que demuestra que el intestino funciona bien. Sin embargo, quienes padecen algún trastorno intestinal, como el síndrome de colon irritable, son más susceptibles a sus efectos, ya que sus intestinos son más sensibles y pueden sentir la hinchazón o el dolor abdominal.

Los núcleos del cerebro producen serotonina para alterar el estado de ánimo

El nervio vago une los órganos a la médula

NEURO-TRANSMISORES

MENSAJES QUÍMICOS COMUNICAN EL CEREBRO Y EL CUERPO E INCITAN O INHIBEN LOS SENTIMIENTOS

NERVIO VAGO

CONECTA EL CEREBRO CON LAS CÉLULAS NERVIOSAS DE LOS INTESTINOS Y MANDA SEÑALES EN AMBAS DIRECCIONES

SISTEMA INMUNITARIO

EL INTESTINO ES EL LUGAR MÁS EXPUESTO A PATÓGENOS EXTRAÑOS COMO LAS TOXINAS Y LOS VIRUS

La serotonina es un neurotransmisor que se produce básicamente en el intestino. Estimula la sensación de saciedad y controla el apetito. También puede llegar al cerebro a través de la sangre, e influir en el nivel de felicidad.

Es el eje principal de comunicación entre el cerebro y numerosos órganos; entre sus funciones están regular el ritmo cardíaco, facilitar la digestión, combatir la inflamación y favorecer la relajación.

Las bacterias intestinales estimulan la producción de células específicas que combaten la infección; se cree que estas podrían viajar a través de la sangre o la linfa, e interactuar con el sistema nervioso central.

Las células nerviosas del revestimiento intestinal controlan la digestión/eliminación

Las membranas mucosas del intestino son una zona importante de la actividad inmunitaria

El eje intestino-cerebro

Los científicos saben que hay una comunicación recíproca constante entre el intestino y el cerebro que se produce a través de distintas vías, entre ellas el nervio vago, las células del sistema inmunitario y las sustancias químicas liberadas en el flujo sanguíneo.

El otro extremo del nervio vago se encuentra en el colon

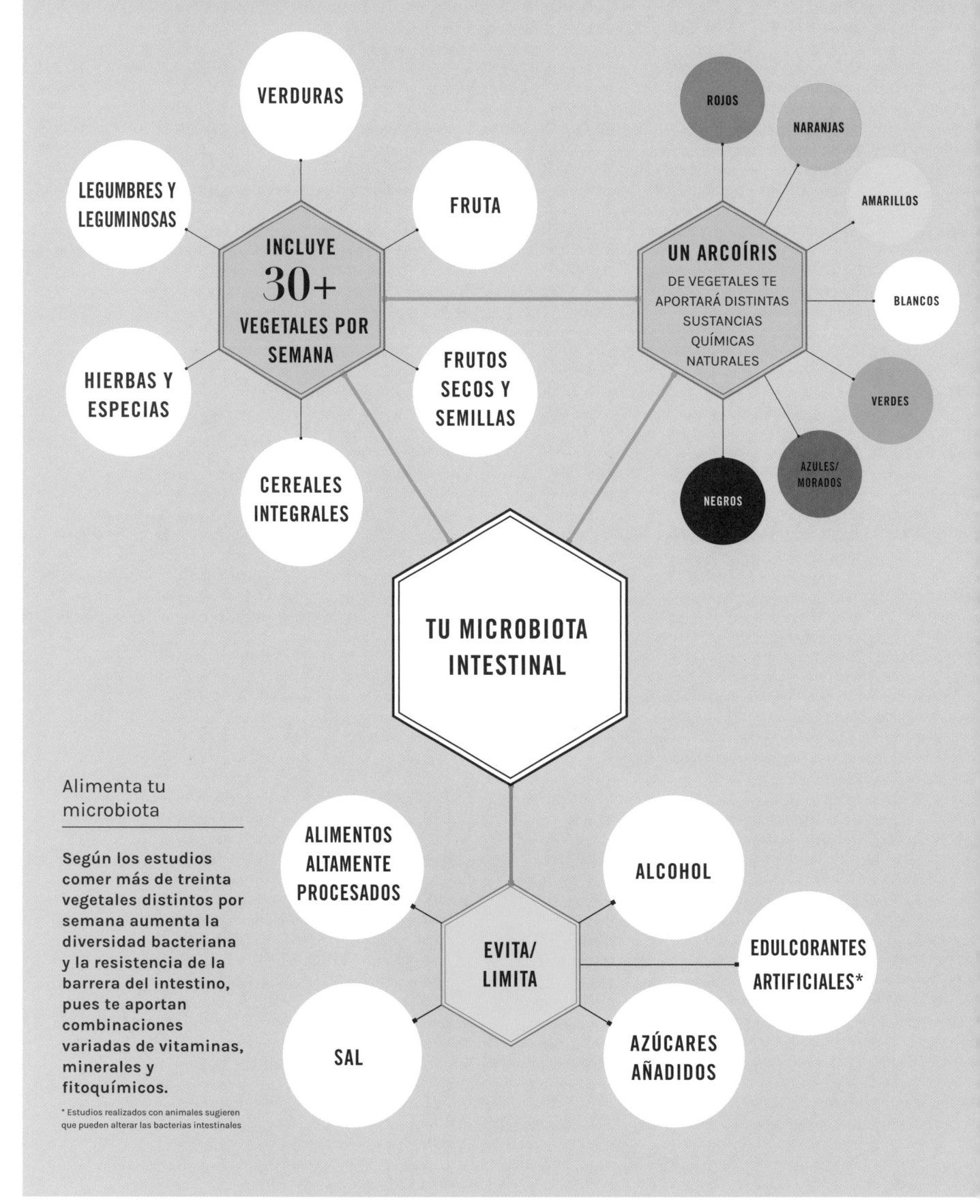

VERDURAS

LEGUMBRES Y LEGUMINOSAS

FRUTA

INCLUYE **30+** VEGETALES POR SEMANA

HIERBAS Y ESPECIAS

FRUTOS SECOS Y SEMILLAS

CEREALES INTEGRALES

ROJOS

NARANJAS

AMARILLOS

UN ARCOÍRIS DE VEGETALES TE APORTARÁ DISTINTAS SUSTANCIAS QUÍMICAS NATURALES

BLANCOS

VERDES

AZULES/ MORADOS

NEGROS

TU MICROBIOTA INTESTINAL

Alimenta tu microbiota

Según los estudios comer más de treinta vegetales distintos por semana aumenta la diversidad bacteriana y la resistencia de la barrera del intestino, pues te aportan combinaciones variadas de vitaminas, minerales y fitoquímicos.

* Estudios realizados con animales sugieren que pueden alterar las bacterias intestinales

ALIMENTOS ALTAMENTE PROCESADOS

ALCOHOL

EVITA/ LIMITA

EDULCORANTES ARTIFICIALES*

SAL

AZÚCARES AÑADIDOS

¿CÓMO DIVERSIFICO LA MICROBIOTA INTESTINAL?

La clave para un intestino sano y funcional es la diversidad de las bacterias que viven en él. Nuestra microbiota intestinal se establece en la infancia, pero de adultos podemos aumentar las bacterias intestinales buenas con los alimentos que tomamos.

La microbiota intestinal se forma en los primeros tres años. La mayoría de los microbios proceden del canal uterino de la madre y pasan al feto en el parto o del entorno hospitalario, en el caso de una cesárea; también varían según si el bebé mama o toma leche de fórmula. Durante la infancia los niños adquieren bacterias del entorno, la gente cercana y los alimentos. Una vez establecida la microbiota, el estilo de vida, el estrés y la dieta provocan cambios que pueden reforzar o empeorar la salud.

LA DIVERSIDAD IMPORTA

Un estudio con miles de voluntarios muestra que la diversidad bacteriana está relacionada con la cantidad de especies vegetales únicas que ingerimos. Se observó que había una relación entre ingerir más de treinta tipos de plantas a la semana y la producción de distintos ácidos grasos de cadena corta, que protegen la salud intestinal y la inmunidad.

También se ha demostrado que ingerir una gran cantidad de fibra no digerible potencia la riqueza de la microbiota intestinal, y que una ingesta baja la reduce. Además de muchas verduras, también son buenas fuentes de fibra los cereales integrales como la avena, el arroz integral, las alubias y las lentejas, y los frutos secos y las semillas. Muchos tienen un efecto prebiótico, pues alimentan las bacterias beneficiosas. Los alimentos probióticos fermentados naturalmente, como el kéfir, también son útiles; por ejemplo, la mayoría de las especies de *Lactobacillus* están en alimentos fermentados (ver pp. 52-53). En contraposición, varios estudios han descubierto que una dieta típicamente occidental, que es rica en grasas y proteínas animales y pobre en fibra, causa la disminución de bacterias y *Bifidobacterias* beneficiosas. También se ha observado que, si bien un cambio de dieta puede modificar rápidamente el equilibrio de la microbiota, para que los cambios sean significativos hace falta un cambio de hábitos a largo plazo.

MEDICAMENTOS

El abuso de medicamentos, especialmente de los antibióticos, puede disminuir la cantidad de bacterias buenas en el intestino. En un estudio se determinó que más de una cuarta parte de los novecientos antibióticos analizados eran dañinos potencialmente para el crecimiento de los microbios intestinales. Los probióticos pueden ayudar a aumentar las bacterias buenas en el intestino; la mejor prueba de que funcionan es que si se toman tras un tratamiento con antibióticos, ayudan a prevenir la diarrea asociada con los antibióticos.

Trasplante fecal

SE TRATA DE UNA FORMA DE BACTERIOTERAPIA EN LA QUE SE USAN HECES DE UN DONANTE SANO.
Se colocan en el colon del paciente enfermo con el fin de reequilibrar sus bacterias intestinales. Todavía está en fase de desarrollo, pero según un estudio realizado en 2016, en pacientes con síndrome de colon irritable su índice de éxito fue de entre una tercera parte y tres cuartas partes de los casos. Se trata de un ámbito en desarrollo que se está estudiando en la actualidad, pero varios estudios indican que podría ser un tratamiento eficaz en el caso de infecciones recurrentes por *C. difficile*.

¿CÓMO DISTINGO ENTRE PREBIÓTICOS Y PROBIÓTICOS?

La idea de consumir a diario prebióticos o probióticos para gozar de un intestino equilibrado y sano es muy popular: se estima que la venta de suplementos probióticos alcanzará los 65 000 millones de dólares en 2024. Pero ¿es realmente tan fácil?

Los probióticos son cepas vivas de bacterias que se consumen para aumentar la población de bacterias «buenas» en el intestino. Los alimentos prebióticos alimentan las bacterias intestinales existentes para que puedan prosperar y funcionar de forma eficaz.

Los probióticos se encuentran en alimentos y bebidas fermentados: suplementos, bebidas y yogures probióticos especialmente formulados contienen cepas bacterianas a menudo procedentes de las especies *Lactobacillus* y *Bifidobacteria*.

Un problema de los alimentos probióticos es saber cuántos microbios sobreviven a la acidez del estómago y llegan al colon intactos. Las cepas vivas también pueden ser destruidas por los procesos que usan el calor, como el envasado y la pasteurización. No hay una pauta clara sobre la cantidad de probióticos que hay que tomar para gozar de sus beneficios.

¿CUÁLES SON LOS BENEFICIOS?

Los estudios sugieren que los probióticos son beneficiosos básicamente cuando la microbiota intestinal está desequilibrada; por ejemplo, para mitigar la diarrea causada por una infección o tras un tratamiento con antibióticos. Aunque los estudios al respecto son limitados, ha podido comprobarse que determinados tipos de cepas bacterianas ayudan a reducir los síntomas del síndrome de colon irritable, especialmente la hinchazón. Según otro estudio, ingerir alimentos fermentados entre una y cinco veces por semana podría provocar un ligero cambio en las bacterias intestinales. Por regla general, no obstante, las personas sanas no necesitan tomar suplementos probióticos.

Un beneficio clave de los alimentos prebióticos es que los distintos tipos de fibra no digerible que contienen los alimentos son descompuestos por las bacterias intestinales, que luego producen ácidos grasos de cadena corta que protegen el intestino. Algunos estudios demuestran que ingerir un tipo de fibra dietética llamada inulina puede ayudar a mantener la barrera mucosa del intestino y a prevenir la inflamación. Es aconsejable aumentar la ingesta de alimentos prebióticos de forma gradual, para evitar la hinchazón.

Prebióticos

LOS ALIMENTOS Y BEBIDAS QUE SON PREBIÓTICOS APORTAN DISTINTAS VITAMINAS, MINERALES Y FITOQUÍMICOS.

FIBRA

FRUTAS

MANZANA

DÁTIL

CIRUELA PASA

MANGO DESHIDRATADO

PERA

POMELO

ALBARICOQUE

VERDURAS

PUERRO

AJO

LEGUMINOSAS/LEGUMBRES (ALUBIAS Y LENTEJAS)

ALCACHOFA DE JERUSALÉN

RAÍZ DE ACHICORIA

ESPÁRRAGO

OTROS

SALVADO DE TRIGO

ANACARDO

PISTACHO

TÉ CHAI

INFUSIÓN DE HINOJO

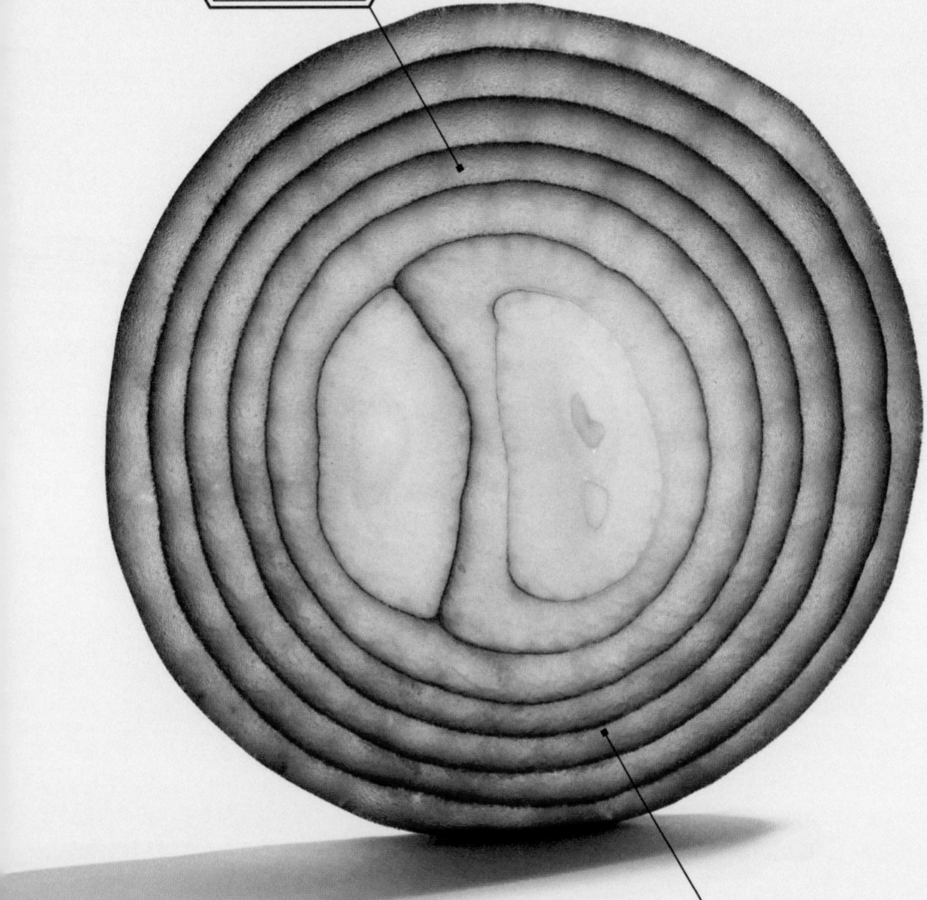

LAS CEBOLLAS
CONTIENEN VARIOS
TIPOS DE FIBRA NO
FERMENTABLE QUE SE
CONVIERTEN EN ÁCIDOS
GRASOS DE CADENA
CORTA Y SON MUY
BENEFICIOSOS
PARA EL COLON

Probióticos

LOS PROBIÓTICOS PROCEDEN
DE LA LACTOFERMENTACIÓN.
LOS CULTIVOS SE ALIMENTAN
DE ALMIDONES Y AZÚCARES
DE LOS ALIMENTOS Y
PRODUCEN ÁCIDO LÁCTICO.

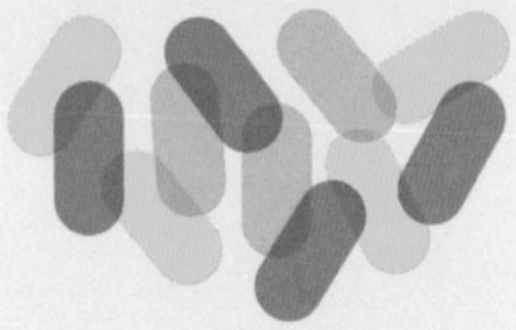

BACTERIAS

YOGUR

LO PRODUCEN BACTERIAS A
PARTIR DE LECHE FERMENTADA;
PARA EFECTO PROBIÓTICO, OPTA
POR EL QUE CONTENGA CULTIVOS
VIVOS Y NO LLEVE AZÚCAR EXTRA.

KÉFIR

POTENTE PROBIÓTICO QUE PUEDES
PREPARAR EN CASA CON LECHE
O AGUA Y UNOS GRÁNULOS
REUTILIZABLES QUE COMBINAN
BACTERIAS, LEVADURA Y ENZIMAS.

CHUCRUT

HECHO CON COL FERMENTADA
POR BACTERIAS QUE ESTÁN
PRESENTES DE FORMA NATURAL
EN EL ÁCIDO LÁCTICO. TAMBIÉN
ES UNA BUENA FUENTE DE FIBRA.

KIMCHI

CONDIMENTO MUY UTILIZADO
EN COREA QUE CONSISTE EN COL
U OTRA VERDURA FERMENTADA
POR BACTERIAS Y CONDIMENTADA
CON GUINDILLA Y AJO

KOMBUCHA

TÉ DULCE FERMENTADO CON
UN CULTIVO DE BACTERIAS Y
LEVADURA; LOS ESTUDIOS SOBRE
SUS BENEFICIOS NO SON
CONCLUYENTES.

Beneficios en crudo: para
obtener el máximo de beneficios
prebióticos, es preferible ingerir
la cebolla y el ajo crudos.

ALLIUMS

LAS CEBOLLAS, LOS
PUERROS Y EL AJO
TIENEN PROPIEDADES
PREBIÓTICAS Y SON UNA
BUENA FUENTE DE
ANTIOXIDANTES

¿QUÉ CARACTERIZA UNA MALA DIETA?

Una mala dieta es aquella que no te aporta suficientes nutrientes fundamentales para gozar de una salud óptima o que no mantiene en equilibrio las necesidades energéticas de tu cuerpo y tu apetito. A la larga, puede perjudicar tu salud.

Una mala dieta suele ser rica en grasas saturadas, sal y azúcares. Según las pautas sanitarias, eso significa una ingesta diaria de más de 6 g de sal, 30 g de azúcares añadidos y 20 y 30 g de grasas saturadas para las mujeres y los hombres respectivamente (pp. 64, 66 y 70). La comida preparada es responsable de buena parte de ese exceso: tres cuartas partes de la sal procede de alimentos preparados, incluidos los básicos, como el pan. Tres porciones grandes de pizza vegetal para llevar pueden contener unos 12 g de sal.

Una dieta es mala no solo por comer demasiados alimentos incorrectos; también puede serlo porque no consumamos suficientes alimentos ricos en nutrientes. En 2017, un estudio global sobre la dieta y la mortalidad vio que entre las personas que ingerían una cantidad insuficiente de alimentos saludables, como cereales integrales, frutas y verduras, frutos secos y semillas, se producían más muertes que entre quienes consumían un exceso de sal, refrescos azucarados, carnes rojas y procesadas, y grasas trans. La ingesta baja de cereales integrales fue el único factor dietético asociado con más muertes en Estados Unidos y Europa. Por supuesto, hay muchos factores relacionados con el estilo de vida que contribuyen a una mala salud, pero la dieta es algo que la mayoría de nosotros podemos controlar.

CONSECUENCIAS PARA LA SALUD

Según ese mismo estudio, una de cada cinco muertes que se producen en el mundo está relacionada con una dieta deficiente y la principal causa de muerte relacionada con la dieta son las enfermedades cardiovasculares.

Una dieta deficiente se asocia sobre todo con el aumento de peso; en 2015 casi dos terceras partes de los adultos de Europa estaban por encima del peso saludable (la mitad de ellos eran obesos), y también una tercera parte de los niños de 10-11 años. En Estados Unidos, tres cuartas partes de los adultos están por encima de su peso o son obesos, y más de la mitad padece como mínimo una enfermedad crónica relacionada con la dieta que podría haber evitado. Las personas obesas tienen el triple de probabilidades de desarrollar un cáncer de colon y cinco veces más de padecer diabetes de tipo 2. La OMS pretende reducir la ingesta de sal en adultos en un 30 % para 2025. Dada la relación entre exceso de sal y presión arterial elevada (pp. 70-71), con esta medida podrían reducirse a la mitad los casos de diabetes de tipo 2 y de embolia.

¿DEBERÍA INGERIR MENOS CALORÍAS?

La ingesta diaria de calorías recomendada para un adulto es de 2000 en las mujeres y 2500 en los hombres. El consumo excesivo puede llevar a niveles de grasa corporal insanos, lo que aumenta el riesgo de diabetes de tipo 2, enfermedad coronaria y algunos tipos de cáncer. Ingerir más calorías de las necesarias de forma ocasional, sin embargo, no es probable que influya en tu salud. Más que centrarte en la cantidad de calorías, debes considerar si tu dieta diaria es lo bastante variada y de calidad.

Trucos saludables

No descartes automáticamente las comidas que te gustan, pero ten presente que podrían contener mucha sal, azúcar y grasa, y poca fibra o proteína. Basta con introducir pequeños cambios para mejorar el valor nutritivo del plato sin que dejes de sentirte satisfecho.

PANECILLO (fibra)

✔ INTEGRAL, **3,4 g**
✘ BLANCO, **1,1 g**

HAMBURGUESA (grasa saturada)

✔ HAMBURGUESA VEGETARIANA, **1,2 g**
✘ HAMBURGUESA DE TERNERA, **11,6 g**

FRITOS (grasa/ración)

✔ BONIATOS ASADOS, **3,7 g**
✘ PATATAS FRITAS, **6,6 g**

SALSAS (azúcar/ración)

✔ SALSA CASERA, **0,1 g**
✘ KETCHUP, **3,4 g**

EXTRAS (micronutrientes)

✔ ENSALADA DE ESPINACAS, CEBOLLA Y TOMATE > LECHUGA

BEBIDA (azúcar/100 ml)

✔ AGUA CON GAS Y CONCENTRADO DE FRUTA, **4,7 g**
✘ REFRESCO AZUCARADO, **10,6 g**

RACIONES MÁS GRANDES EN UNA DÉCADA UNA MADALENA ENVASADA HA PASADO DE PESAR **85 g** A PESAR UNOS **130 g**

¿POR QUÉ SOLEMOS COMER MAL?

Las razones por las que no seguimos una dieta equilibrada y saludable son complejas. Puede ser por el hecho de disponer de tanta variedad de alimentos, y hay factores psicológicos de los que quizás no seamos del todo conscientes.

En los países desarrollados, la falta de educación alimentaria y la relación insana con la comida son factores clave de las dietas deficientes. Si a un niño que está disgustado le damos un dulce, probablemente establecerá una asociación emocional entre ambas cosas; de adulto, cuando esté estresado o sienta ansiedad, es más probable que recurra a los carbohidratos azucarados. Los estudios realizados tanto con personas como con animales muestran que determinados alimentos estimulan los centros de recompensa del cerebro, sobre todo los alimentos que son ricos en grasas, carbohidratos y sal. La escala de adicción a los alimentos se creó para identificar indicadores relacionados con ciertos alimentos, pero es un terreno controvertido que hay que seguir investigando. En todo caso, las pruebas muestran claramente que cuanto más sabroso es un alimento, más posibilidades hay de que lo consumamos por placer, lo que se conoce como apetito «hedónico» (pp. 58-59). Los fabricantes diseñan el sabor y la textura de alimentos como las patatas fritas o el helado para que queramos más.

ACCESIBILIDAD Y ASEQUIBILIDAD

Las personas con menos recursos deben gastar una proporción mucho más alta de sus ingresos para poder seguir una dieta saludable. Entre los factores económicos también están las ofertas y la publicidad, ya que esta suele destinarse a promocionar alimentos menos necesarios y menos saludables, como los

Aprende a decir «no»

¿HAS DICHO QUE SÍ A COMER UN POCO MÁS A PESAR DE ESTAR LLENO?

Somos más propensos a comer de más cuando estamos acompañados que cuando estamos solos, aunque la causa no está clara. Algunos estudios muestran que comer con amigos y familiares puede aumentar la ingesta. Puede deberse a que charlar con otros hace que dejemos de estar pendientes de la comida, o a que comer grandes cantidades esté mejor visto cuando estamos en grupo. Las comidas sociales suelen ser entre una tercera parte y el doble de copiosas que las comidas individuales.

aperitivos, en comparación a las frutas y verduras. Además, hay millones de personas que viven en «desiertos alimentarios», zonas en las que las personas con problemas de movilidad tienen dificultades para conseguir alimentos saludables; parece existir una clara correlación entre la cantidad de locales de comida rápida y la marginalidad social. El fácil acceso a la comida, y el hecho de que te la traigan a casa, hace que resulte más tentador comprarla que prepararla tú mismo (pp. 46-47). Los niños admiten haber comprado alimentos procesados de camino a casa desde el colegio; según las predicciones, la mitad de los niños nacidos en 2020 en los países desarrollados padecerán alguna enfermedad relacionada con la alimentación que influirá en su calidad de vida.

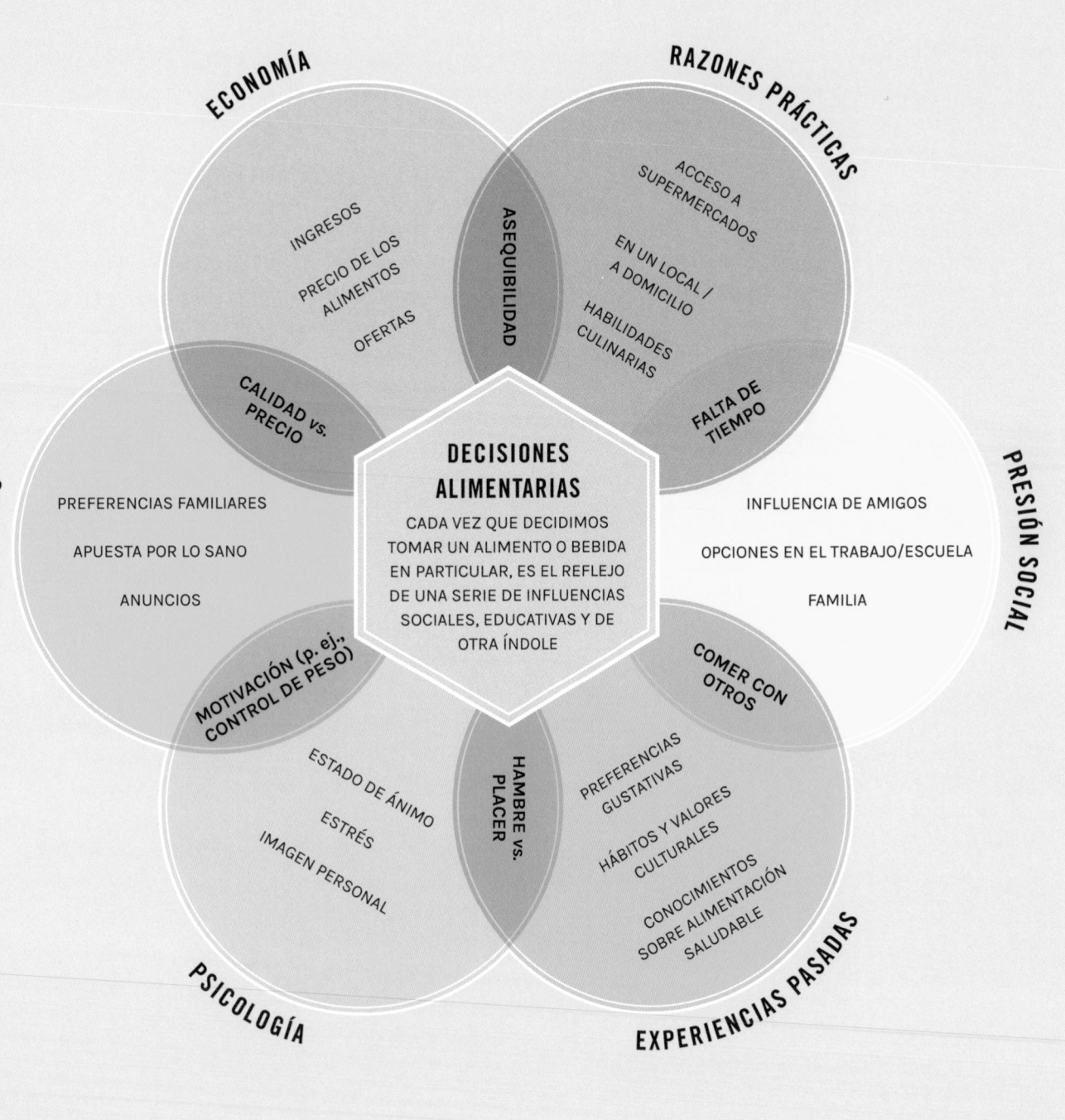

ECONOMÍA

RAZONES PRÁCTICAS

INGRESOS

PRECIO DE LOS
ALIMENTOS

OFERTAS

ASEQUIBILIDAD

ACCESO A
SUPERMERCADOS

EN UN LOCAL /
A DOMICILIO

HABILIDADES
CULINARIAS

CALIDAD vs.
PRECIO

FALTA DE
TIEMPO

PRESIÓN SOCIAL

ACTITUDES

PREFERENCIAS FAMILIARES

APUESTA POR LO SANO

ANUNCIOS

**DECISIONES
ALIMENTARIAS**

CADA VEZ QUE DECIDIMOS
TOMAR UN ALIMENTO O BEBIDA
EN PARTICULAR, ES EL REFLEJO
DE UNA SERIE DE INFLUENCIAS
SOCIALES, EDUCATIVAS Y DE
OTRA ÍNDOLE

INFLUENCIA DE AMIGOS

OPCIONES EN EL TRABAJO/ESCUELA

FAMILIA

MOTIVACIÓN (p. ej.,
CONTROL DE PESO)

COMER CON
OTROS

HAMBRE vs.
PLACER

ESTADO DE ÁNIMO

ESTRÉS

IMAGEN PERSONAL

PREFERENCIAS
GUSTATIVAS

HÁBITOS Y VALORES
CULTURALES

CONOCIMIENTOS
SOBRE ALIMENTACIÓN
SALUDABLE

PSICOLOGÍA

EXPERIENCIAS PASADAS

¿DEBERÍA EVITAR LOS ALIMENTOS PROCESADOS?

Hay razones para que los alimentos procesados formen parte de la dieta moderna: suelen ser más baratos que los frescos, ofrecen mucha variedad y son prácticos. Pero no todos los procesados son iguales y es importante entender las diferencias.

No hay que considerar siempre que los alimentos procesados son inferiores o insanos comparados con los frescos. Algunos alimentos ricos en nutrientes como las verduras, el pescado, la leche o los cereales integrales se procesan por motivos de conservación. Por ejemplo, los productos frescos se congelan justo después de recolectarse y llegan a las tiendas con un valor nutricional prácticamente óptimo.

El pescado retiene la mayor parte de sus proteínas y la fruta y la verdura, la mayor parte de la fibra. La fruta pelada y almibarada contiene menos fibra y más azúcar que la entera; escoge la conservada en agua o tira el almíbar; opta por las alubias conservadas en agua, en vez de las que llevan salsa o salmuera.

Algunos alimentos llevan aditivos para modificar su sabor o textura o para prolongar su conservación; aun así, alimentos como el pan integral, los copos de avena, el chucrut y la pasta de tomate pueden incluirse en una alimentación saludable. Algunos están enriquecidos, para reponer las vitaminas y minerales que se pierden al procesar, o para aumentar los nutrientes en los productos para vegetarianos.

ALTAMENTE PROCESADOS

En una dieta sana y equilibrada deben ser mínimos. Suelen combinar ingredientes ya modificados y aditivos, y están listos para comer o necesitan muy poca preparación. Este grupo incluye dulces, aperitivos, alimentos asados y platos preparados. Les falta la mayor parte de la fibra de los alimentos originales, lo que hace que sean más fáciles de digerir. La sal, el azúcar y la grasa añadidos, por su parte, hacen que sean muy sabrosos. Tras su supuesta naturaleza adictiva está el azúcar, que es capaz de estimular el mecanismo de recompensa del cerebro.

En Estados Unidos, el 60 % de la ingesta energética diaria procede de alimentos altamente procesados. Los estudios muestran una relación entre el incremento de ventas de estos productos y el índice de obesidad (aunque la obesidad tiene muchas causas). Por ejemplo, el almíbar de maíz rico en fructosa es un tipo de azúcar muy utilizado en los alimentos procesados en Estados Unidos, y como el cuerpo no lo usa en ninguna reacción bioquímica, el exceso se acumula en el hígado en forma de grasa.

Grados de procesamiento

Cualquier alimento que compres en un supermercado habrá sufrido algún procesamiento, pero el impacto sobre su valor nutricional puede variar mucho. El maíz, por ejemplo, puede consumirse de distintas formas, entre ellas como ingrediente refinado de alimentos altamente procesados.

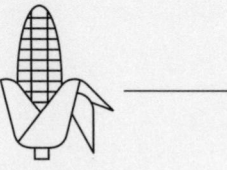

SIN PROCESAR

Maíz fresco
Está todavía en estado natural, aunque es posible que lo hayan lavado antes de venderlo.

MÍNIMAMENTE PROCESADO

Maíz enlatado
Las verduras en lata suelen conservar la fibra; a veces se les añade sal como conservante.

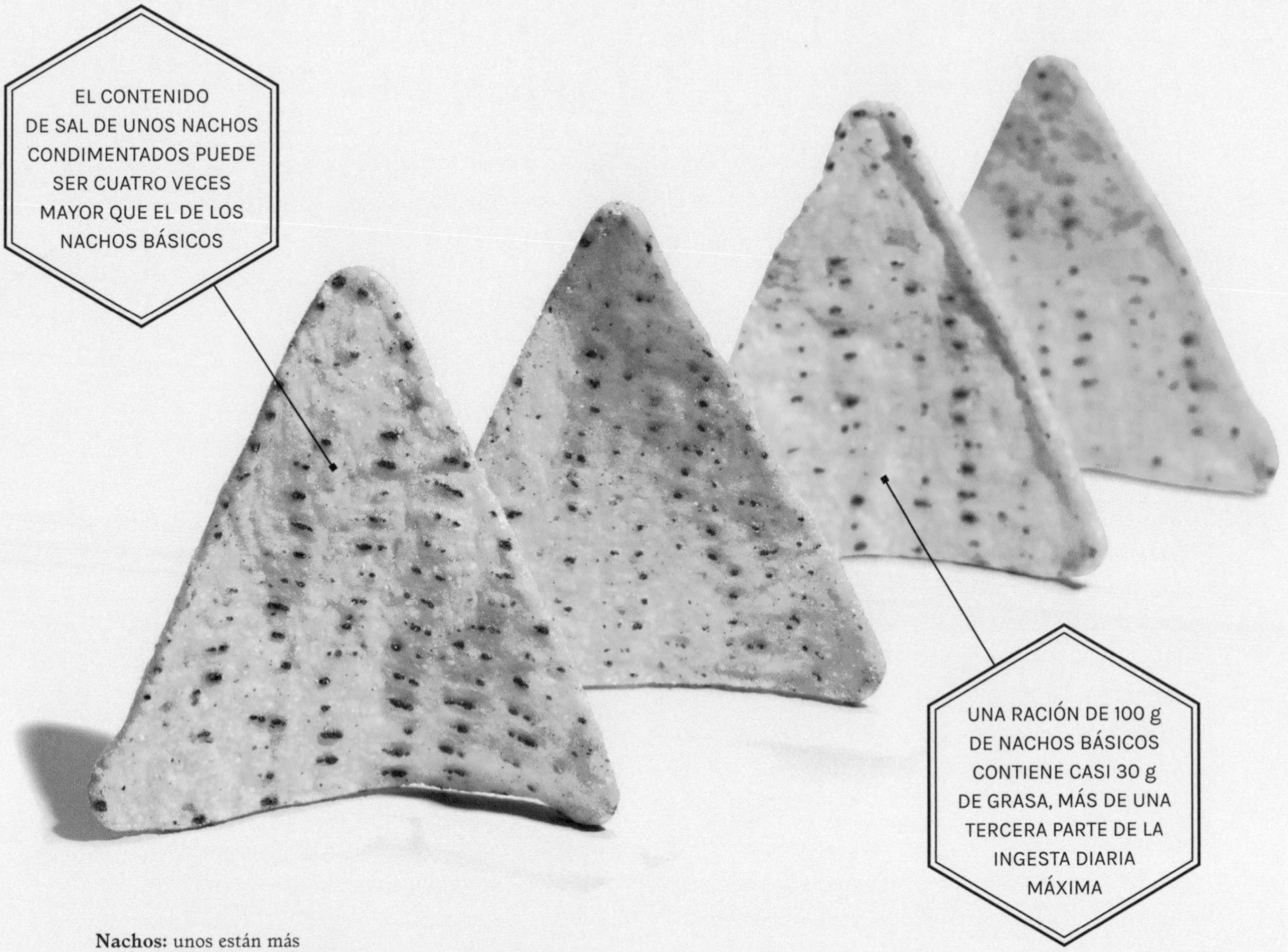

EL CONTENIDO
DE SAL DE UNOS NACHOS
CONDIMENTADOS PUEDE
SER CUATRO VECES
MAYOR QUE EL DE LOS
NACHOS BÁSICOS

UNA RACIÓN DE 100 g
DE NACHOS BÁSICOS
CONTIENE CASI 30 g
DE GRASA, MÁS DE UNA
TERCERA PARTE DE LA
INGESTA DIARIA
MÁXIMA

Nachos: unos están más procesados que otros: depende del aceite refinado con el que se fríen, y de los aromatizantes y conservantes que se les añadan.

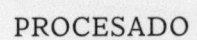

PROCESADO

Palomitas de maíz
Han sido modificadas: puede que solo se les haya aplicado calor o que lleven aditivos, grasa, sal o azúcar.

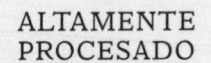

ALTAMENTE PROCESADO

Almíbar de maíz rico en fructosa
Se hace con el almidón del maíz y se usa como edulcorante.

¿Son malos los aditivos?

LOS ALIMENTOS PROCESADOS SUELEN LLEVAR ADITIVOS QUE LES DAN SABOR, LOS HACEN MÁS AGRADABLES O FACILITAN SU PROCESADO.

Pueden obtenerse de productos naturales o sintéticos, como el ácido ascórbico, que es vitamina C, o el E300 en la Unión Europea. (Un número E indica que su uso ha sido aprobado.) El glutamato monosódico (GMS) o E621 es un potenciador del sabor muy utilizado. Faltan pruebas sobre sus posibles efectos sobre la salud a largo plazo, pero algunos estudios lo relacionan con la obesidad, los trastornos del sistema nervioso central y las lesiones hepáticas. Los aditivos son rigurosamente evaluados y su uso se considera seguro; si te preocupan, comprueba las etiquetas y reduce su ingesta.

¿DEBO LEER LAS ETIQUETAS DE LOS ALIMENTOS?

Al principio la información nutricional que aparece en el envase puede parecer un tanto confusa. Pero tampoco es tan difícil descifrar los datos, y comprenderlos te permitirá tomar decisiones fundamentadas con respecto a tu alimentación diaria.

Comprobar la información nutricional del envase puede ayudarte a descubrir, por ejemplo, que un yogur bajo en grasa lleva azúcar añadido, lo que hace que un yogur con más grasa y menos azúcar sea una mejor opción. Las reglas sobre la información nutricional del etiquetado varían de un país a otro; en Europa, la mayoría de los alimentos envasados deben mostrar la información siguiente por cada 100 g/100 ml:

- Valor energético en kilocalorías o kilojulios
- Grasas totales y saturadas
- Proteínas
- Hidratos de carbono totales procedentes de azúcares añadidos y de azúcares naturales
- Sal, que también puede aparecer como «sodio»

La información nutricional debe detallar el número de raciones por paquete y también puede mostrar la información nutricional por ración. Los fabricantes deciden si quieren introducir información sobre vitaminas, minerales, fibra y otros nutrientes.

ETIQUETA FRONTAL

Resulta útil para decidir rápidamente sobre un producto y para compararlo con otros artículos similares. En muchos países no es obligatoria y en algunos casos solo muestra el valor energético (cantidad de calorías) y en otros se utilizan los colores de los semáforos para mostrar visualmente si el producto contiene una cantidad pequeña, mediana o elevada de sal, azúcar y grasa saturada. Las cifras indican la cantidad que hay en una ración, en gramos y con respecto a la ingesta total diaria recomendada. Los proveedores pueden decidir el tamaño de la ración que aparece en la etiqueta, que podría ser menor de lo que viene en el paquete, de modo que consumirás más de lo que dice.

Información frontal

ES OPTATIVA Y FUE DESARROLLADA POR LAS ORGANIZACIONES ALIMENTARIAS.
Esta etiqueta muestra la cantidad de calorías y nutrientes en una ración estándar, como una taza. En ella no se usan estrellas ni colores para valorar visualmente lo saludables que son los ingredientes o el producto global. Esta etiqueta puede destacar hasta dos componentes «positivos», como una determinada vitamina.

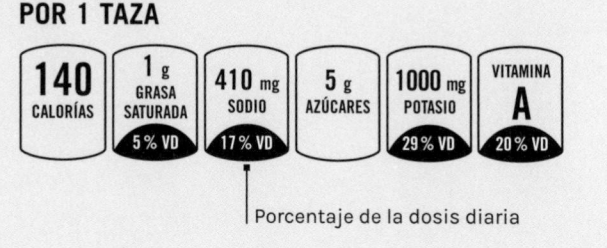

POR 1 TAZA

| 140 CALORÍAS | 1 g GRASA SATURADA 5 % VD | 410 mg SODIO 17 % VD | 5 g AZÚCARES | 1000 mg POTASIO 29 % VD | VITAMINA A 20 % VD |

Porcentaje de la dosis diaria

Controla el azúcar, la grasa y la sal

Si quieres comer sano debes controlar la ingesta de azúcar, grasa saturada y sal. Sigue los pasos siguientes para ser consciente de la cantidad que ingieres con cada comida o aperitivo, y a lo largo de todo el día.

1.

CONOCE LA CANTIDAD DIARIA MÁXIMA

Esta es la ingesta diaria máxima recomendada. (Datos basados en una mujer de talla y nivel de actividad física medios, así que variarán, por ejemplo, si eres un hombre muy activo.)

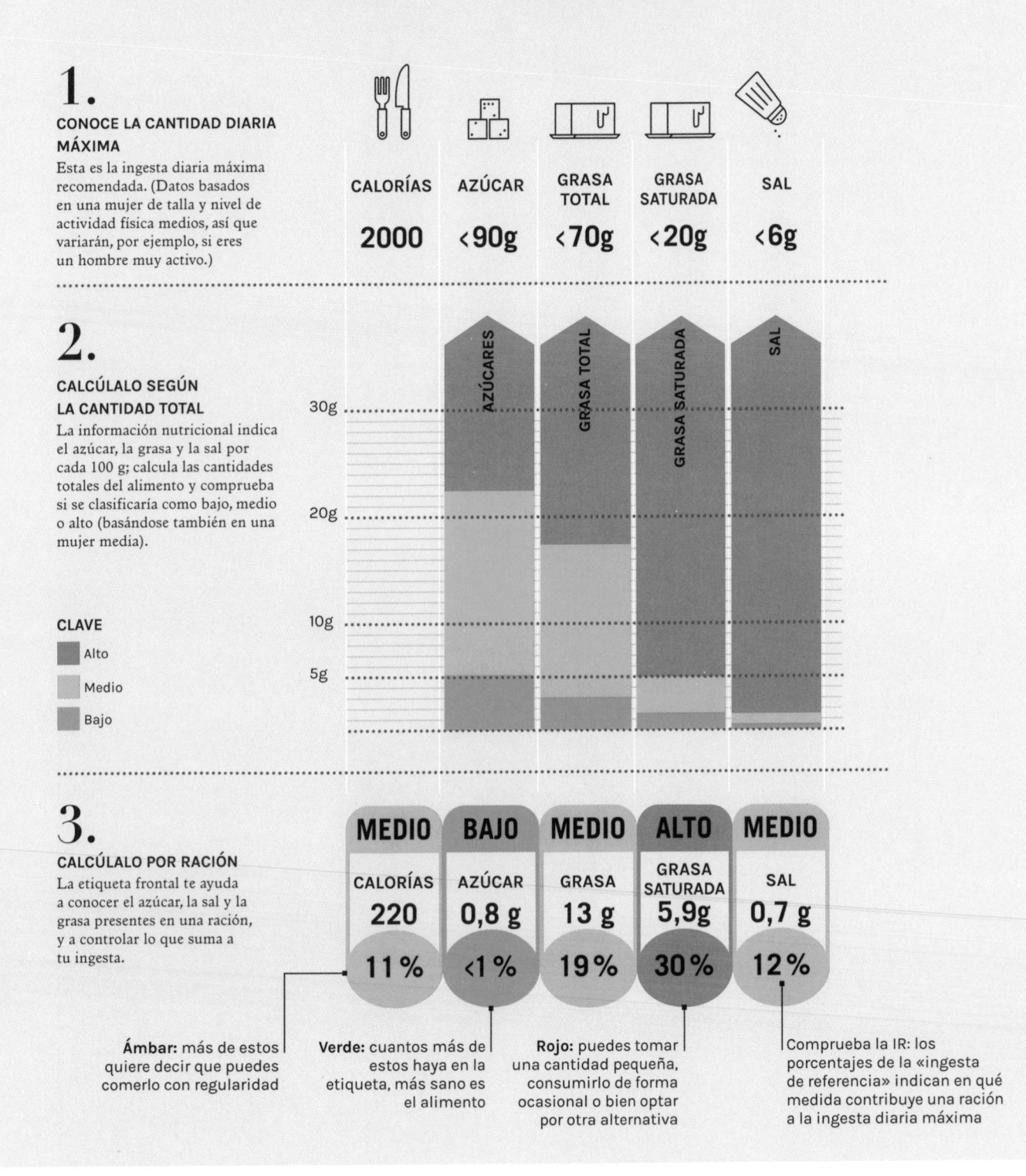

CALORÍAS	AZÚCAR	GRASA TOTAL	GRASA SATURADA	SAL
2000	‹90g	‹70g	‹20g	‹6g

2.

CALCÚLALO SEGÚN LA CANTIDAD TOTAL

La información nutricional indica el azúcar, la grasa y la sal por cada 100 g; calcula las cantidades totales del alimento y comprueba si se clasificaría como bajo, medio o alto (basándose también en una mujer media).

CLAVE

- Alto
- Medio
- Bajo

3.

CALCÚLALO POR RACIÓN

La etiqueta frontal te ayuda a conocer el azúcar, la sal y la grasa presentes en una ración, y a controlar lo que suma a tu ingesta.

MEDIO	BAJO	MEDIO	ALTO	MEDIO
CALORÍAS	AZÚCAR	GRASA	GRASA SATURADA	SAL
220	0,8 g	13 g	5,9g	0,7 g
11%	‹1%	19%	30%	12%

Ámbar: más de estos quiere decir que puedes comerlo con regularidad

Verde: cuantos más de estos haya en la etiqueta, más sano es el alimento

Rojo: puedes tomar una cantidad pequeña, consumirlo de forma ocasional o bien optar por otra alternativa

Comprueba la IR: los porcentajes de la «ingesta de referencia» indican en qué medida contribuye una ración a la ingesta diaria máxima

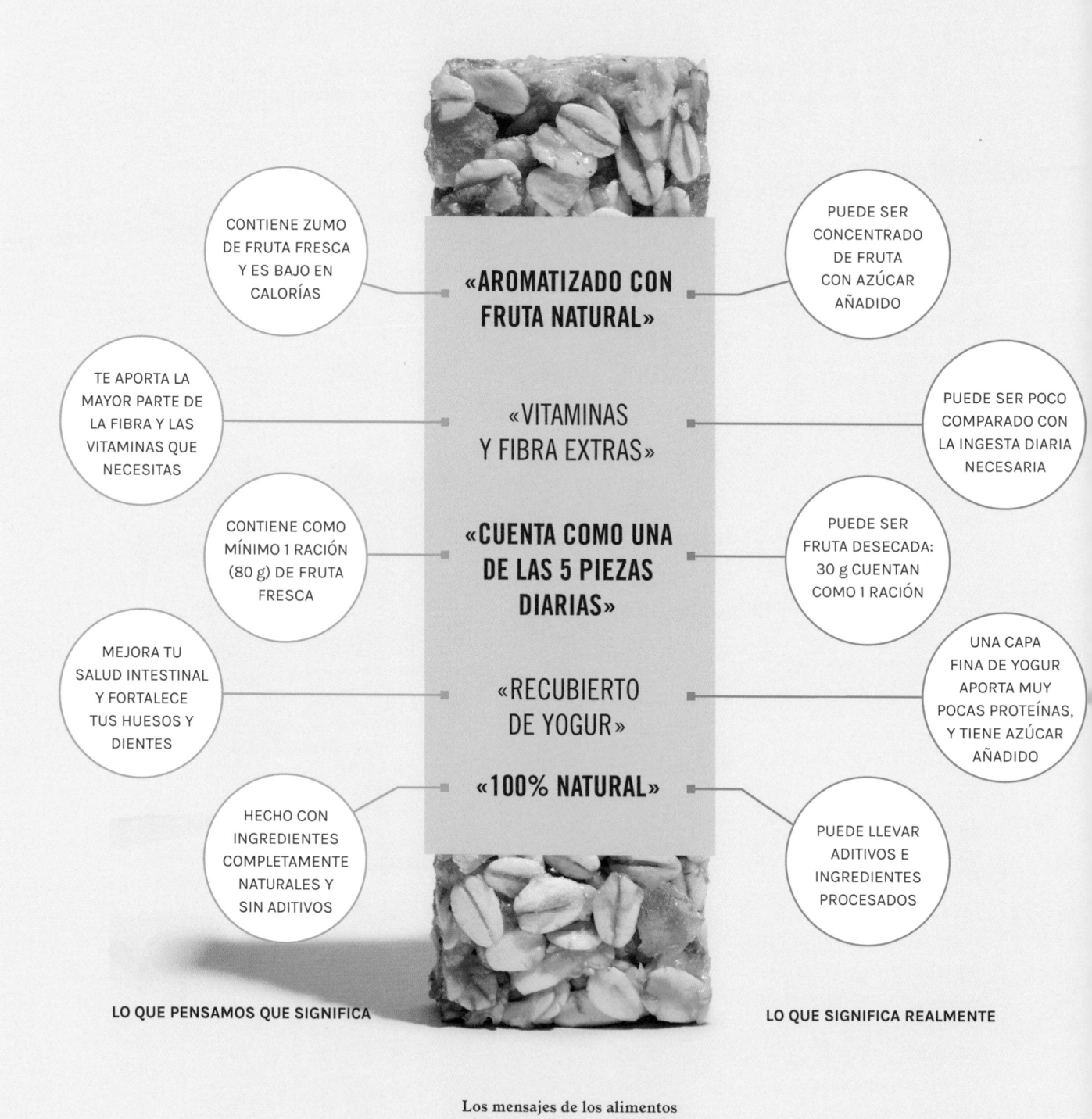

CONTIENE ZUMO
DE FRUTA FRESCA
Y ES BAJO EN
CALORÍAS

PUEDE SER
CONCENTRADO
DE FRUTA
CON AZÚCAR
AÑADIDO

**«AROMATIZADO CON
FRUTA NATURAL»**

TE APORTA LA
MAYOR PARTE DE
LA FIBRA Y LAS
VITAMINAS QUE
NECESITAS

«VITAMINAS
Y FIBRA EXTRAS»

PUEDE SER POCO
COMPARADO CON
LA INGESTA DIARIA
NECESARIA

CONTIENE COMO
MÍNIMO 1 RACIÓN
(80 g) DE FRUTA
FRESCA

**«CUENTA COMO UNA
DE LAS 5 PIEZAS
DIARIAS»**

PUEDE SER
FRUTA DESECADA:
30 g CUENTAN
COMO 1 RACIÓN

MEJORA TU
SALUD INTESTINAL
Y FORTALECE
TUS HUESOS Y
DIENTES

«RECUBIERTO
DE YOGUR»

UNA CAPA
FINA DE YOGUR
APORTA MUY
POCAS PROTEÍNAS,
Y TIENE AZÚCAR
AÑADIDO

«100% NATURAL»

HECHO CON
INGREDIENTES
COMPLETAMENTE
NATURALES Y
SIN ADITIVOS

PUEDE LLEVAR
ADITIVOS E
INGREDIENTES
PROCESADOS

LO QUE PENSAMOS QUE SIGNIFICA

LO QUE SIGNIFICA REALMENTE

Los mensajes de los alimentos
suelen subrayar que son una opción
saludable; es posible que algunos de
los ingredientes lo sean, pero su valor
nutricional general tal vez no se
corresponda con nuestra percepción.

¿PUEDO FIARME DE LA PUBLICIDAD?

Los productores y proveedores gastan grandes cantidades de dinero en crear mensajes que influyen en nuestra percepción del valor nutricional de los productos. Su objetivo es incitarnos a comprarlos. No te los creas sin más.

Las afirmaciones de los envases suelen referirse a la salud o al valor nutricional, y se rigen por unas normas muy concretas. En la Unión Europea, un alimento no puede prometer que te hará perder peso o te curará una dolencia, pero puede insinuar que es beneficioso para la salud; por ejemplo, diciendo que el calcio es necesario para mantener los huesos sanos. Destacar las vitaminas añadidas en unas galletas o unas patatas fritas hace que los consumidores las vean como una opción más sana y no revisen la información nutricional.

SIN AZÚCAR AÑADIDO

En la Unión Europea, «sin azúcar» significa menos de 0,5 g de azúcar por cada 100. «Sin azúcares añadidos» se refiere solo a los que se agregan en el procesado, no al azúcar que contiene de forma natural, como la fructosa de la fruta. Así, un batido multifruta puede llevar más azúcar que una lata de refresco.

BAJO/LIGHT

En la Unión Europea, para decir que un producto es «light», debe tener un 30 % menos de grasa o azúcar que otros parecidos. Con poca grasa tienen menos sabor, así que pueden llevar más azúcar para compensar.

RICO EN PROTEÍNAS/FIBRA

El fitness ha propiciado productos con proteínas añadidas. En la Unión Europea, «rico en proteínas» significa que al menos el 20 % de las calorías proceden de las proteínas. La cantidad baja al 12 % al decir «fuente de proteína»; esto excluye algunos alimentos ricos en proteínas como la mantequilla de cacahuete. Al leer «rico en fibra» podrías creer que te aportará prácticamente toda la que necesitas (en un adulto, 30 g diarios), pero en la Unión Europea puede usarse esta expresión a partir de 6 g por cada 100.

NATURAL / ORGÁNICO

«Orgánico» se refiere al método de producción, no al valor nutricional. «Natural» o «hecho con ingredientes naturales» solo indica que los ingredientes los ha producido la naturaleza, lo que es muy ambiguo.

TRADICIONAL / DE GRANJA

Estos términos, junto a imágenes de granjas e ingredientes frescos o integrales, evocan la idea de una producción a pequeña escala y de mayor calidad. Pero el producto puede ser de elaboración industrial y contener aditivos e ingredientes altamente refinados.

Mala influencia

LAS REDES SOCIALES SUELEN DESINFORMAR Y DIFUNDIR AFIRMACIONES PSEUDOCIENTÍFICAS. Casi la mitad de los usuarios piensan que suprimir un grupo entero de alimentos es sano. Un estudio realizado en el Reino Unido con nueve *influencers* que tienen un blog sobre control de peso y son muy populares descubrió que solo dos de ellos estaban cualificados para hablar de esos temas, y que cinco de ellos no citaban las fuentes en las que basaban sus afirmaciones sobre nutrición. Los *influencers* suelen tener contratos comerciales, así que ten cuidado con sus recomendaciones alimentarias.

¿ES MALO EL AZÚCAR?

De un tiempo a esta parte, el azúcar se considera un ingrediente que hay que evitar, pero no todos los azúcares son malos. El azúcar también tiene su lugar en la dieta: en la cantidad adecuada y de forma que el cuerpo pueda controlarlo fácilmente.

El azúcar es un hidrato de carbono presente en muchos alimentos (ver pp.12-13). Los alimentos que llevan azúcares naturales, como las frutas y los lácteos, son fuentes ricas en nutrientes que además aportan energía.

Pese a su mala reputación, los científicos no han logrado probar que el azúcar sea malo para la salud si no forma parte de una dieta con demasiadas calorías.

AZÚCARES AÑADIDOS

Todos los azúcares añadidos se consideran «azúcares libres», tanto el que se añade a una barrita de avena en el proceso de producción como la cucharada de miel que se añade a una infusión de hierbas.

Los alimentos que contienen azúcares libres suelen tener muy pocos o ningún beneficio nutricional. La OMS recomienda que no más del 5 % de la ingesta calórica diaria proceda de azúcares libres.

Estos azúcares, que suelen ser de producción química, se añaden a los productos para realzar su sabor. Mira el contenido de azúcar en la etiqueta (ver pp. 60-61). Puede aparecer como «azúcares totales», lo que incluye los azúcares naturales y los libres. El azúcar puede proceder de varias fuentes: sacarosa, glucosa, fructosa, maltosa, zumo de fruta, melazas, sirope de maíz, miel y concentrado de zumo de fruta.

Evita el sirope de maíz alto en fructosa (SMAF), que en Estados Unidos llevan muchos alimentos. Los países en los que se consume más SMAF tienen un mayor índice de diabetes. Se sabe que una dieta con más de 150 g al día de SMAF reduce la sensibilidad a la insulina (ver p. 172), lo que aumenta el riesgo de presión arterial elevada y niveles altos de colesterol.

EL EQUILIBRIO ADECUADO

La ciencia confirma lo que todos sabemos: que el azúcar incide en el sistema de recompensa del cerebro y hace que nos sintamos bien. Desencadena una respuesta de placer parecida a la que sentimos

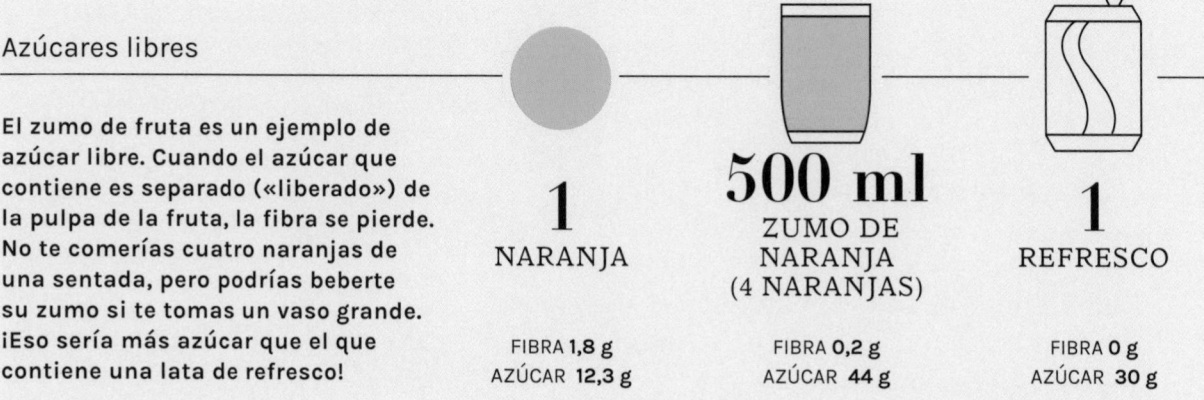

Azúcares libres

El zumo de fruta es un ejemplo de azúcar libre. Cuando el azúcar que contiene es separado («liberado») de la pulpa de la fruta, la fibra se pierde. No te comerías cuatro naranjas de una sentada, pero podrías beberte su zumo si te tomas un vaso grande. ¡Eso sería más azúcar que el que contiene una lata de refresco!

1
NARANJA

FIBRA **1,8 g**
AZÚCAR **12,3 g**

500 ml
ZUMO DE NARANJA
(4 NARANJAS)

FIBRA **0,2 g**
AZÚCAR **44 g**

1
REFRESCO

FIBRA **0 g**
AZÚCAR **30 g**

cuando miramos a un bonito cachorro o recibimos una muestra de amor. Puede que eso explique por qué el azúcar aporta más calorías a nuestra dieta de las que debería. Pero no hay que demonizarlo. Suprimir del todo un alimento puede provocar atracones compulsivos; es mejor la moderación.

REDUCCIÓN DEL AZÚCAR

Sé consciente del azúcar que consumes, para poder tomar las decisiones apropiadas y no salirte de la cantidad recomendada. Sustituye los alimentos azucarados por otras alternativas, las galletas, por ejemplo, por pastelitos de avena; y en vez de añadir azúcar a los cereales del desayuno, añádeles fruta.

Toma raciones más pequeñas. Comparte el postre con otra persona. Pide las salsas aparte, para echarte menos cantidad. Condimentos como el kétchup pueden tener 23 g de azúcar por cada 100 g: usa una cucharadita por ración. Cuando cocines, no añadas azúcar a los alimentos salados.

Casi una cuarta parte de los azúcares libres de nuestra dieta procede de bebidas azucaradas (refrescos con burbujas, zumos edulcorados y concentrados de fruta). Sustituye las bebidas azucaradas por agua.

Quizá te lleve algo de tiempo acostumbrarte, pero no hay estudios concluyentes que asocien el azúcar con la adicción física. Así que no tendrás síntomas de abstinencia como ocurriría en caso de ser adicto al alcohol o las drogas.

Alternativas al azúcar

SI TOMAS MUCHAS BEBIDAS AZUCARADAS, PRUEBA A USAR ALGÚN EDULCORANTE PARA DEJAR DE TOMAR EL TÉ Y EL CAFÉ CON AZÚCAR. La miel, la melaza y el sirope de arce proceden de fuentes naturales. Los edulcorantes artificiales, como la sucralosa, el aspartamo y la sacarina, se fabrican químicamente. Tanto los naturales como los artificiales son seguros siempre que se usen con moderación. Hay algunos estudios que sugieren que los artificiales no son buenos para la microbiota, pero dado que es un campo de investigación relativamente nuevo, las pruebas no se pueden considerar concluyentes.

Cantidad recomendada
En la Unión Europea se aconseja limitar la ingesta de azúcar a 90 g al día. De esa cantidad, no más de 30 g deberían ser en forma de azúcares libres (siete cucharaditas).

7 TERRONES DE AZÚCAR O CUCHARADITAS ES LA INGESTA DIARIA MÁXIMA DE AZÚCARES LIBRES

¿DEBO EVITAR TODA LA GRASA?

La opinión científica sobre la grasa ha cambiado mucho en las últimas décadas y hay un consenso general en que la dieta debe incluir algunas grasas saludables.

La grasa es fundamental para nuestro bienestar: nos da energía, aporta sabor a los alimentos y nos ayuda a sentirnos saciados y satisfechos. El cuerpo necesita grasa para absorber algunas vitaminas. Nuestra dieta debe incluir grasas monoinsaturadas y poliinsaturadas, especialmente ácidos grasos omega-3, que solo pueden obtenerse de los alimentos, ya que disminuyen el colesterol LDL (lipoproteína de baja densidad) y favorecen la salud coronaria y las facultades mentales.

¿HAY GRASAS MALAS?

Los estudios han desmentido la idea de que la grasa es mala, que supuso la proliferación de alimentos y dietas bajas en grasas. En 2017 se publicó un estudio en el que se analizaron varias dietas bajas en grasa; tras ocho años de observación no se hallaron indicios de que fueran más beneficiosas para la salud que las dietas que no limitaban las grasas; un posible factor sería el azúcar que los fabricantes añaden para compensar el menor sabor.

Las grasas trans, aceites vegetales artificialmente solidificados, están prohibidas en muchos países, porque se cree que elevan el colesterol LDL, una de las causas de enfermedades coronarias y embolia. En la Unión Europea no se usan casi nunca, y si se usan es en cantidades muy pequeñas; en la etiqueta aparecen como grasa «parcialmente hidrogenada». La grasa saturada está sobre todo en alimentos de origen animal y en productos con cereales como la pizza y las galletas. Hay indicios de que una ingesta alta de grasas saturadas eleva el colesterol LDL.

Se discute sobre la relación entre la grasa saturada y las enfermedades coronarias; según un estudio, la grasa saturada no aumenta el riesgo de enfermedades coronarias. Sin embargo, los cardiólogos aseguran que sustituir la grasa saturada por otra insaturada reduce el riesgo, e instituciones como la OMS aconsejan limitar la grasa saturada a no más de 10-11 % de las calorías diarias. La mayoría de los expertos creen que para reducir el riesgo de sufrir alguna enfermedad coronaria es más importante seguir una dieta saludable que centrarse en la grasa saturada. La clave está en comer menos alimentos ricos en grasa saturada y sustituirla por grasas más saludables procedentes del pescado y las plantas, sin azúcares añadidos ni hidratos de carbono refinados.

¿Qué grasa es más sana?

Los aceites y las grasas contienen distintas combinaciones de ácidos grasos insaturados y saturados por cada 100 g, por lo que unos son más sanos que otros. Su versatilidad para cocinar depende de su punto de humo, es decir, de la temperatura a la que se degradan, y a la que pueden liberar componentes potencialmente perjudiciales.

ACEITE DE OLIVA VIRGEN EXTRA

GRASA SATURADA: **15,5 g**
GRASA POLIINSATURADA: **10,7 g**
GRASA MONOINSATURADA: **65 g**
PUNTO DE HUMO: **190-207 ºC**

Este aceite, que es bueno para la salud coronaria, es más indicado para cocinar a bajas temperaturas, para aliñar o para marinar.

ACEITE DE COLZA

GRASA SATURADA: **6 g**
GRASA POLIINSATURADA: **27 g**
GRASA MONOINSATURADA: **54 g**
PUNTO DE HUMO: **204-230 ºC**

Su combinación de grasas insaturadas hace que sea una buena elección para la salud como aceite para cocinar a diario; puede usarse para freír y para asar.

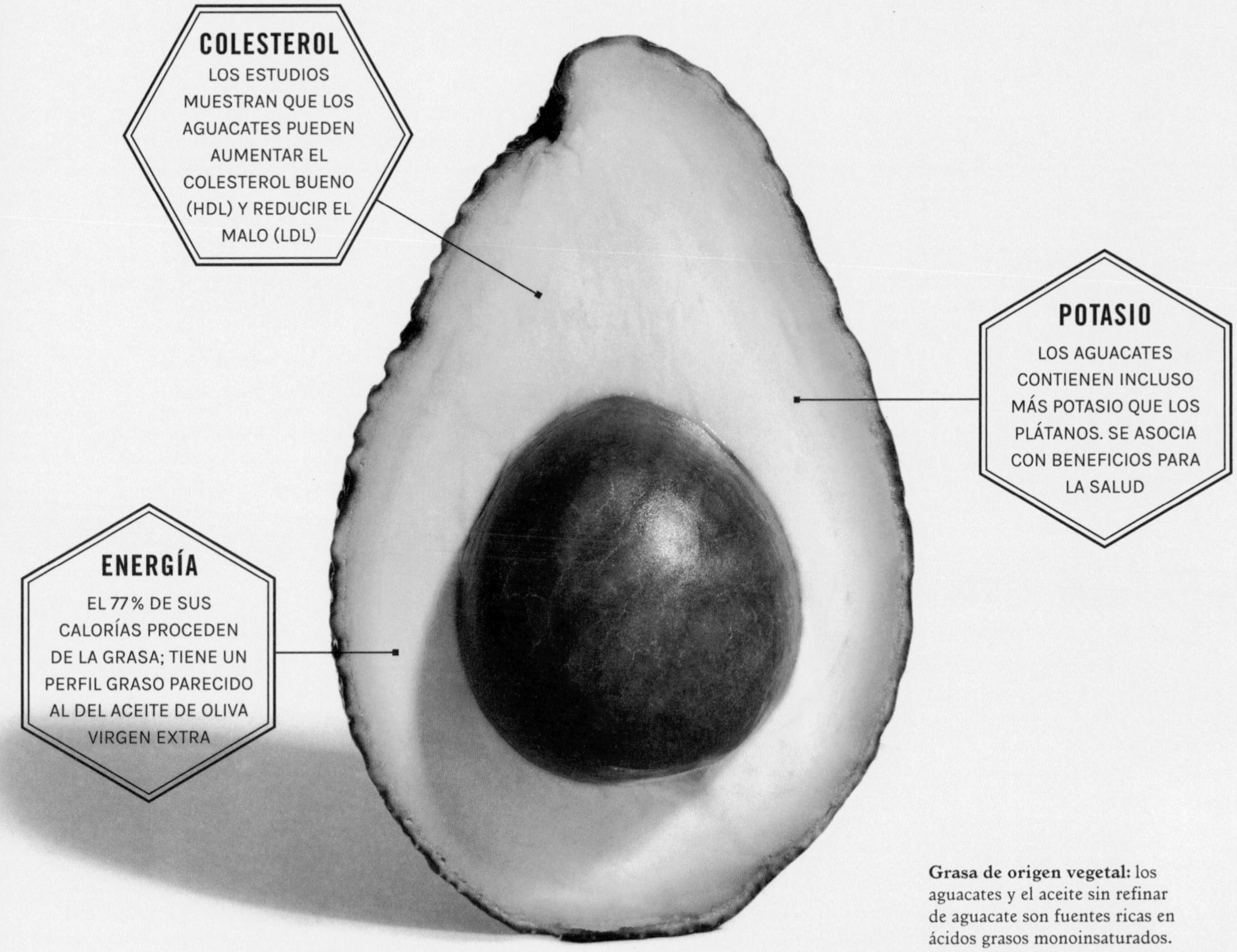

COLESTEROL
LOS ESTUDIOS MUESTRAN QUE LOS AGUACATES PUEDEN AUMENTAR EL COLESTEROL BUENO (HDL) Y REDUCIR EL MALO (LDL)

POTASIO
LOS AGUACATES CONTIENEN INCLUSO MÁS POTASIO QUE LOS PLÁTANOS. SE ASOCIA CON BENEFICIOS PARA LA SALUD

ENERGÍA
EL 77 % DE SUS CALORÍAS PROCEDEN DE LA GRASA; TIENE UN PERFIL GRASO PARECIDO AL DEL ACEITE DE OLIVA VIRGEN EXTRA

Grasa de origen vegetal: los aguacates y el aceite sin refinar de aguacate son fuentes ricas en ácidos grasos monoinsaturados.

ACEITE DE GIRASOL

GRASA SATURADA: **10 g**
GRASA POLIINSATURADA: **56 g**
GRASA MONOINSATURADA: **25,8 g**
PUNTO DE HUMO: **230 ºC**

Se usa mucho para cocinar y tiene gran cantidad de ácidos grasos omega-6, que ayudan a reducir el colesterol, aunque se han asociado con la inflamación.

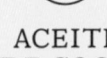

ACEITE DE COCO

GRASA SATURADA: **86,5 g**
GRASA POLIINSATURADA: **1,8 g**
GRASA MONOINSATURADA: **5,8 g**
PUNTO DE HUMO: **175-196 ºC**

Este aceite vegetal contiene sobre todo ácidos grasos saturados y se sabe que aumenta el colesterol LDL, así que es mejor usarlo solo de vez en cuando.

MANTEQUILLA

GRASA SATURADA: **67 g**
GRASA POLIINSATURADA: **5 g**
GRASA MONOINSATURADA: **28 g**
PUNTO DE HUMO: **149-175 ºC**

La mantequilla es esencialmente una grasa saturada, pero también es una fuente de vitaminas A y D, y contiene calcio.

¿DEBERÍA EVITAR LAS CARNES ROJAS?

Sabemos que consumir distintos tipos de proteínas —de plantas, pescados y aves— es un paso sensato hacia una alimentación saludable. Pero si te gustan mucho los filetes y los perritos calientes, considera sus repercusiones nutricionales y para la salud.

———————

La carne roja es roja cuando está cruda. Incluye el cordero, la ternera, el venado, el cerdo y la res. Es una fuente rica en proteínas, ideal para la formación de los músculos, y otros micronutrientes importantes, sobre todo vitaminas B3 y B12 (que no pueden obtenerse de las plantas), hierro, zinc y selenio. Es muy nutritiva, pero puede contener mucha grasa saturada, especialmente los cortes más grasos; 100 g de costilla de cerdo contienen unos 34 g de grasa. Según un estudio, la carne orgánica contiene un 50 % más de ácidos grasos omega-3, que son buenos para el corazón y el sistema inmunológico, lo que se debe posiblemente a que el ganado ingiere más hierba.

Las carnes procesadas como el jamón, el beicon y el salami están curadas, saladas, ahumadas o modificadas de algún modo para mejorar su sabor y su durabilidad, y suelen contener mucha sal. Se sabe que las dietas ricas en sal y grasa saturada aumentan la presión arterial y el colesterol LDL, un factor de riesgo de las enfermedades cardiovasculares.

RIESGO DE CÁNCER

El pigmento de la carne roja fresca (hemoglobina) y los nitritos o conservantes de nitrato que se usan al procesarla se asocian con un mayor riesgo de padecer cáncer colorrectal. Los nitritos también están presentes en las verduras verdes, pero el problema es la forma que tiene el cuerpo de digerir los de la carne, ya que puede producir nitrosaminas tóxicas. En 2015 los expertos en cáncer de la OMS determinaron que la carne roja era una causa probable de cáncer y las carnes procesadas, una causa segura (aunque no determinaron el número de casos que causaban). Sin embargo, no todas las carnes procesadas contienen nitritos.

El Fondo Mundial para la Investigación del Cáncer recomienda que los adultos coman poca o nada de carne procesada y unos 350-500 g (peso cocida) de carne roja a la semana, mientras que las autoridades sanitarias de la Unión Europea aconsejan no comer más de 70 g al día en total. Según un estudio reciente, comer 76 g diarios —unas tres lonchas de jamón— podría aumentar el riesgo de padecer cáncer, aunque la dieta y el estilo de vida también son determinantes. Si comes carne roja, opta por cortes magros no procesados y tómalos con muchas verduras.

¿Qué lleva una salchicha?

NO TODAS LAS SALCHICHAS TIENEN EL MISMO VALOR NUTRICIONAL.

En las salchichas la sal puede variar entre 0,75 y 2,3 g por cada 100 g. Las hamburguesas o las salchichas hechas en el momento pueden ser una opción más sana, y pueden no aumentar el riesgo de sufrir cáncer siempre que no presenten otras alteraciones. Pregunta al carnicero qué llevan. Otro estudio señala la relación entre el cáncer colorrectal y el nitrito de sodio, aunque este no suele añadirse a las salchichas no industriales.

Cocinar carne fresca o procesada

Al cocinar pueden producirse unas sustancias llamadas AHC y HAP que son mutagénicas: pueden ser activadas por las enzimas durante la digestión y provocar cambios en el ADN que pueden aumentar el riesgo de padecer cáncer.

CARNE FRESCA

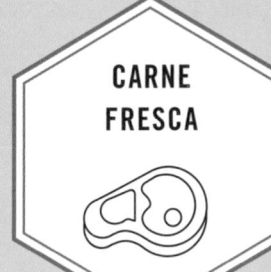

CARNE PROCESADA

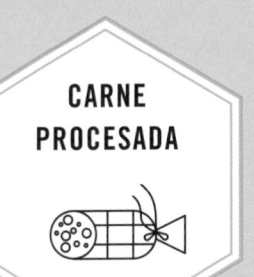

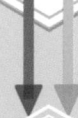

FUEGO FUERTE
200 ⁰C+

FRITO EN SARTÉN, A LA PARRILLA Y ASADO

BARBACOA

AHC
Cuando la carne, el pollo o el pescado se cocina a alta temperatura, especialmente si se cuece demasiado, la creatina de los músculos y los aminoácidos pueden reaccionar y formar AHC (aminas heterocíclicas).

MARINAR LA CARNE
EN ACEITE DE OLIVA, ZUMO DE LIMÓN O VINO TINTO PUEDE REDUCIR LAS AHC HASTA EN UN

90%

HAP
La grasa de la carne asada a fuego fuerte puede gotear sobre las llamas y producir un humo que contiene HAP (hidrocarburos aromáticos policíclicos), que pueden pegarse en la superficie de la carne; tambien puede ocurrir al ahumarla.

CHAMUSCADA:
PUEDE CONTENER HAP; NO TE COMAS LA CARNE O RASPA LAS PARTES QUE ESTÉN QUEMADAS

NITROSAMINAS
Las nitrosaminas son moléculas presentes en algunas carnes procesadas y probablemente sean carcinógenas para los humanos; los estudios han hallado altos niveles en el beicon frito.

CLAVE
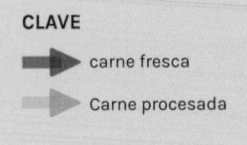
carne fresca

Carne procesada

¿ME CAUSARÁ LA SAL UN ATAQUE AL CORAZÓN?

Si añades sal a la comida y no te fijas en la sal que contienen muchos alimentos, desde las alubias hasta las galletas, puede que tus hábitos no sean saludables.

El cuerpo necesita el sodio de la sal para procesos como la regulación de líquidos y la transmisión de impulsos nerviosos. Pero los estudios estiman que en Europa un adulto ingiere una media de 8,4 g de sal al día, un 47 % más que el límite fijado por las autoridades sanitarias, que son 6 g (una cucharadita).

Expertos y organizaciones sanitarias, como la OMS, coinciden en que ingerir un exceso de sodio puede provocar presión arterial alta, un factor de riesgo de la embolia, las enfermedades hepáticas y las cardiovasculares, que pueden acabar en un ataque al corazón.

En 2018 se hizo un estudio internacional que saltó a los titulares al concluir que para que eso sucediera la ingesta de sal

debía ser bastante mayor que la de la mayoría de la gente (a excepción de China), pero esa investigación fue cuestionada. La OMS sigue recomendando a los adultos limitar la ingesta de sal a 5 g al día.

¿SON MÁS SANAS LAS SALES PRÉMIUM?

Los cristales y las escamas de sal marina, y la sal gorda de roca, como la sal rosa del Himalaya, son menos refinadas que la sal de mesa; al molerse finamente y añadirle agentes antiaglomerantes la sal de mesa pierde minerales. Según un estudio, dos terceras partes de los encuestados pensaban que la sal marina contenía menos sodio. Sin embargo, la Asociación Estadounidense del

Cerebro ———

Corazón ———

Riñones ———

Sal e hipertensión

La presión arterial alta (hipertensión) causada por una dieta prolongada alta en sal puede dañar el corazón, el cerebro y otros órganos.

PRESIÓN ARTERIAL NORMAL

Cuando el corazón bombea la sangre para que circule, las paredes de la arteria se expanden y se contraen.

Corazón afirma que la sal de mesa y la mayoría de las sales marinas contienen alrededor de un 40 % de sodio en peso y que no hay ninguna razón sanitaria para preferir la sal marina.

SAL «OCULTA»

Muchas personas no son conscientes de que ingieren demasiada sal. Esto es porque el 75 % de la sal procede de alimentos procesados y preparados. No nos sorprende que alimentos como la salsa de soja, las carnes procesadas y muchos aperitivos y comidas preparadas contengan exceso de sal, pero la sal está presente también en alimentos que no imaginas, como las galletas y la bollería, y en otros que comes habitualmente, como el pan y los cereales. Incluso las verduras pueden contener mucha sal si están conservadas en salmuera. Si no puedes comprar verduras frescas es mejor que las compres congeladas, porque no llevan sal añadida.

El contenido en sal puede variar entre dos productos parecidos, así que mira las etiquetas. Puede aparecer como sal o como sodio; multiplica el sodio por 2,5 para obtener el contenido en sal.

REDUCIR LA SAL:

● Intenta reducir la sal de forma gradual; nuestras papilas gustativas se acostumbran a la cantidad de sal, así que con el tiempo te será más fácil. Comprueba las etiquetas de los alimentos y cuando sea posible escoge aquellos productos que contengan menos sal.

● Experimenta con hierbas y especias para dar sabor; ten a mano abundantes opciones secas.

● En los restaurantes, pide que no añadan sal a tus platos.

¿CUÁNTA SAL?

LAS AUTORIDADES SANITARIAS RECOMIENDAN LAS SIGUIENTES CANTIDADES MÁXIMAS DIARIAS:

<1 AÑO	< **1 g**
1-3 AÑOS	< **2 g**
4-6 AÑOS	< **3 g**
7-10 AÑOS	< **5 g**
11+ AÑOS Y ADULTOS	< **6 g**

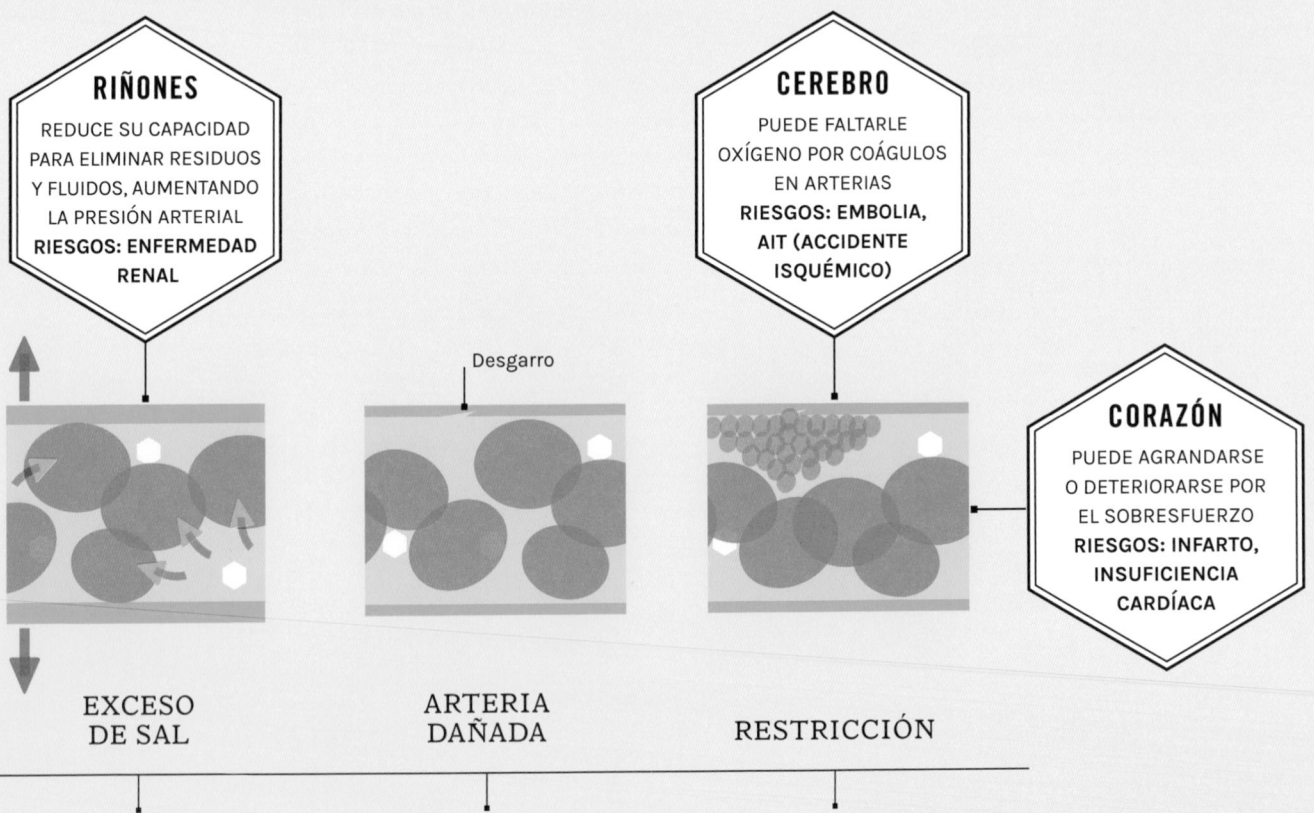

RIÑONES
REDUCE SU CAPACIDAD PARA ELIMINAR RESIDUOS Y FLUIDOS, AUMENTANDO LA PRESIÓN ARTERIAL
RIESGOS: ENFERMEDAD RENAL

CEREBRO
PUEDE FALTARLE OXÍGENO POR COÁGULOS EN ARTERIAS
RIESGOS: EMBOLIA, AIT (ACCIDENTE ISQUÉMICO)

CORAZÓN
PUEDE AGRANDARSE O DETERIORARSE POR EL SOBRESFUERZO
RIESGOS: INFARTO, INSUFICIENCIA CARDÍACA

Desgarro

EXCESO DE SAL

ARTERIA DAÑADA

RESTRICCIÓN

El cuerpo reacciona reteniendo agua en la sangre, lo que aumenta su volumen y la presión en las arterias.

A la larga la presión puede estrechar, desgarrar o endurecer las paredes de la arteria, lo que reduce el flujo sanguíneo.

El colesterol se acumula más fácilmente en las arterias dañadas y provoca bloqueos que restringen el oxígeno.

¿SEGURO QUE LA CAFEÍNA NO ES BUENA PARA MÍ?

La cafeína es la sustancia psicoactiva más consumida en el mundo. ¿Está bien consumir toda la que queramos?

La cafeína está presente en el café, el cacao y el té, y se añade a algunas bebidas, alimentos y medicamentos. Favorece el estado de alerta porque estimula el sistema nervioso central y bloquea la adenosina, molécula que disminuye el ritmo cardíaco y favorece el sueño.

Su ingesta moderada (300-400 mg al día, o tres o cuatro tazas de café) puede tener efectos positivos, como reducir el riesgo de enfermedades cardíacas y mejorar la concentración.

Mejora el rendimiento deportivo, aumentando la tasa metabólica y las reservas de glucógeno (combustible) si se toma antes de un entrenamiento en intervalos de alta intensidad. También puede ayudar a aliviar el dolor de cabeza y la migraña. La mayoría de los estudios se han hecho con café, que también contiene antioxidantes y potasio,

un mineral que se sabe que ayuda a diminuir la presión arterial.

¿PUEDE QUE TOME DEMASIADO?

Más de 600 mg de cafeína al día puede provocar ansiedad, malestar estomacal y presión arterial elevada, y su consumo frecuente puede empeorar el síndrome de colon irritable. Menos de seis horas antes de ir a la cama, puede alterar el sueño. También puede aumentar la necesidad de orinar. Las embarazadas deben limitar la ingesta a 200 mg diarios, porque se asocia con bajo peso del feto al nacer y con aborto. Pese a que hay debate sobre el tema, la OMS reconoce que la adicción a la cafeína es un trastorno clínico. La reacción a la cafeína varía entre personas, pero la mayoría pueden tomar una cantidad moderada sin problema.

Subidón de adrenalina
El consumo de cafeína aumenta la actividad cerebral, haciendo que se libere adrenalina y provocando una serie de efectos «lucha-o-huida».

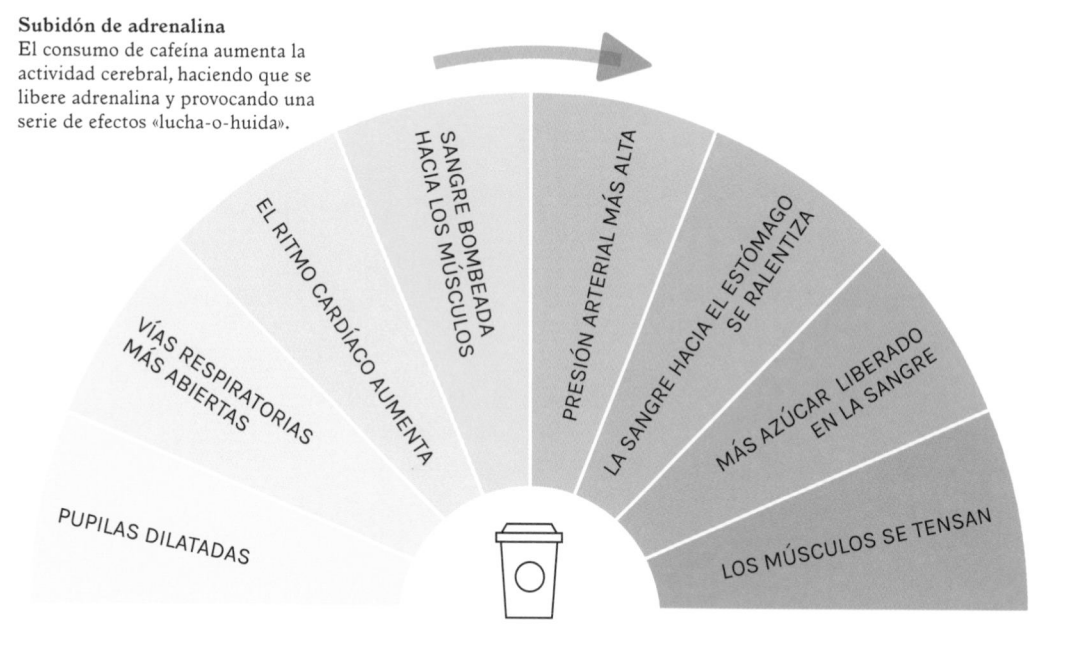

- PUPILAS DILATADAS
- VÍAS RESPIRATORIAS MÁS ABIERTAS
- EL RITMO CARDÍACO AUMENTA
- SANGRE BOMBEADA HACIA LOS MÚSCULOS
- PRESIÓN ARTERIAL MÁS ALTA
- LA SANGRE HACIA EL ESTÓMAGO SE RALENTIZA
- MÁS AZÚCAR LIBERADO EN LA SANGRE
- LOS MÚSCULOS SE TENSAN

FUENTES DE CAFEÍNA

ENCONTRAMOS CAFEÍNA EN MUCHOS PRODUCTOS. ESTAS SON LAS CANTIDADES HABITUALES EN MILIGRAMOS (mg).

95 – 125
Café
240 ml

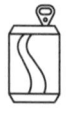

91
Bebida energética
240 ml

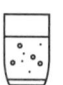

42
Cola zero
330 ml

26
Té negro
240 ml

16
Chocolate negro
20 g

EL ALCOHOL
¿TIENE ALGÚN BENEFICIO?

El consumo moderado de alcohol puede tener algún efecto positivo sobre la salud,
pero los riesgos de beber en exceso son bien conocidos.

El alcohol no tiene beneficios nutricionales que justifiquen su consumo. Varios estudios asocian su consumo moderado con un menor riesgo de enfermedades coronarias; pero la definición de moderado varía de un tipo de alcohol a otro.

El vino tinto contiene unos componentes orgánicos llamados polifenoles; sus propiedades antioxidantes y antiinflamatorias pueden tener efectos preventivos y/o terapéuticos frente a las enfermedades cardiovasculares, los trastornos neurodegenerativos, el cáncer y la obesidad. El vino tinto contiene alrededor de diez veces más polifenoles que el blanco. La estadística muestra una menor incidencia de enfermedades cardíacas en los países donde se bebe vino, como Francia o España, que en los que beben cerveza y licores, como Alemania y Rusia (aunque los países donde se bebe vino también suelen tener mejores dietas, y el consumo tiene que ser moderado).

Calorías en el alcohol
Los licores suelen tener
menos calorías por unidad,
sin mezclar.

CANTIDADES MÁXIMAS

En la Unión Europea, el consumo semanal máximo recomendado de alcohol es de 14 unidades. Una copa de licor de 25 ml equivale a 1 unidad, una de vino de 125 ml equivale a 1,5, y una pinta de cerveza tipo lager o de más graduación a 3. El licor, el vino y la cerveza contienen respectivamente un 35-40 %, un 12 % y un 5 % de alcohol.

El consumo prolongado y elevado de alcohol puede provocar problemas de salud: presión arterial alta, enfermedades cardíacas y hepáticas y depresión. El alcohol, además, estimula el apetito. Muchas personas no son conscientes de las calorías que tiene una copa de vino.

Las pautas de consumo también cuentan. Según un estudio, entre aquellos que consumían alrededor de una bebida al día cuatro o más días a la semana la tasa de mortalidad era menor que entre aquellos que bebían dicha cantidad en 1-2 días. Para reducir el consumo, intenta no tomar alcohol varios días a la semana.

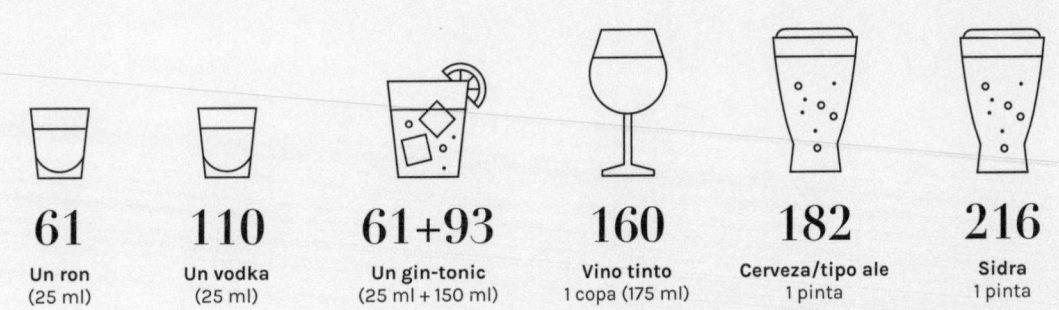

61	110	61+93	160	182	216
Un ron (25 ml)	Un vodka (25 ml)	Un gin-tonic (25 ml + 150 ml)	Vino tinto 1 copa (175 ml)	Cerveza/tipo ale 1 pinta	Sidra 1 pinta

¿EXISTEN LOS SUPERALIMENTOS?

Los llamados «superalimentos» están en todas partes y siempre aparece alguno nuevo.
¿Son solo propaganda o merece la pena pagar lo que cuestan?

—————

Ningún alimento por sí solo compensa una dieta poco saludable o previene enfermedades. Supuestamente, los superalimentos ofrecen beneficios específicos o favorecen el bienestar, pero, de hecho, es un término comercial para incitarnos a comprar más alimentos aparentemente exóticos. Y parece que funciona: solo en 2015, el número de productos en los que aparecía la palabra «superalimento», o el prefijo «super-» se había multiplicado por tres.

Estos alimentos, como la espirulina y las bayas de goji, suelen tener un gran valor nutricional: 100 g de bayas de goji secas contienen 4 mg de vitamina A, frente a los 2,5 mg de las zanahorias frescas. Los estudios sugieren que su mezcla de fitoquímicos y su elevado valor nutritivo pueden ayudar a mejorar la salud en general, reforzar el sistema inmunitario, regular el estado de ánimo aumentando los niveles de serotonina y otras muchas cosas. Pero mucha de esta información procede de estudios poco fiables.

Hay que tener presente que solo podemos absorber cierta cantidad de nutrientes. Incluso los considerados superalimentos solo son beneficiosos si se consumen con moderación y como parte de una dieta equilibrada. Consulta a tu médico antes de consumirlos: la

cúrcuma y la curcumina, por ejemplo, pueden aumentar la secreción de bilis.

PRECIO DE LOS SUPERALIMENTOS

Estos alimentos suelen ser más caros que las verduras y las frutas corrientes con beneficios nutricionales parecidos. Por ejemplo, 100 g de papaya contienen 61 mg de vitamina C y los pimientos morrones, 77,6 mg; un vaso de leche entera tiene una cantidad significativamente mayor de calcio que 100 g de espirulina. Las bayas de goji tienen más vitamina A que las zanahorias peso por peso, pero a lo largo de la semana es más fácil que comas más zanahorias, así que al final ingieres la misma cantidad, si no más, de vitamina A y a un coste mucho más bajo. Cuando escribía esto, en un supermercado del Reino Unido 100 g de bayas de goji eran cuarenta veces más caras que 100 g de zanahorias.

Además de caros, los alimentos como las bayas de goji, el açai, la espirulina y la chía pueden ser difíciles de encontrar. Comprar alternativas más fáciles de conseguir puede ayudar a neutralizar algunos de los problemas ambientales relacionados con la importación de alimentos por todo el planeta.

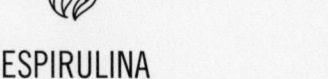

SEMILLAS DE CHÍA

En la cantidad adecuada y como parte de una dieta saludable, son una buena fuente de fibra, calcio y fósforo.

ALTERNATIVA
SEMILLAS DE LINO
SEMILLAS DE SÉSAMO

ESPIRULINA

Se cree que esta alga, con ácidos grasos omega-3 y 6 y hierro, tiene propiedades antioxidantes y antiinflamatorias.

ALTERNATIVA
LECHE ENTERA

AÇAI

Estas bayas, que suelen venderse congeladas o en polvo porque aguantan poco, contienen antioxidantes y fibra.

ALTERNATIVA
ARÁNDANO ROJO
ARÁNDANO AZUL

JENGIBRE

Se cree que el jengibre tiene un efecto antiinflamatorio y antioxidante, aunque los estudios de esto son limitados.

ALTERNATIVA
NO HAY

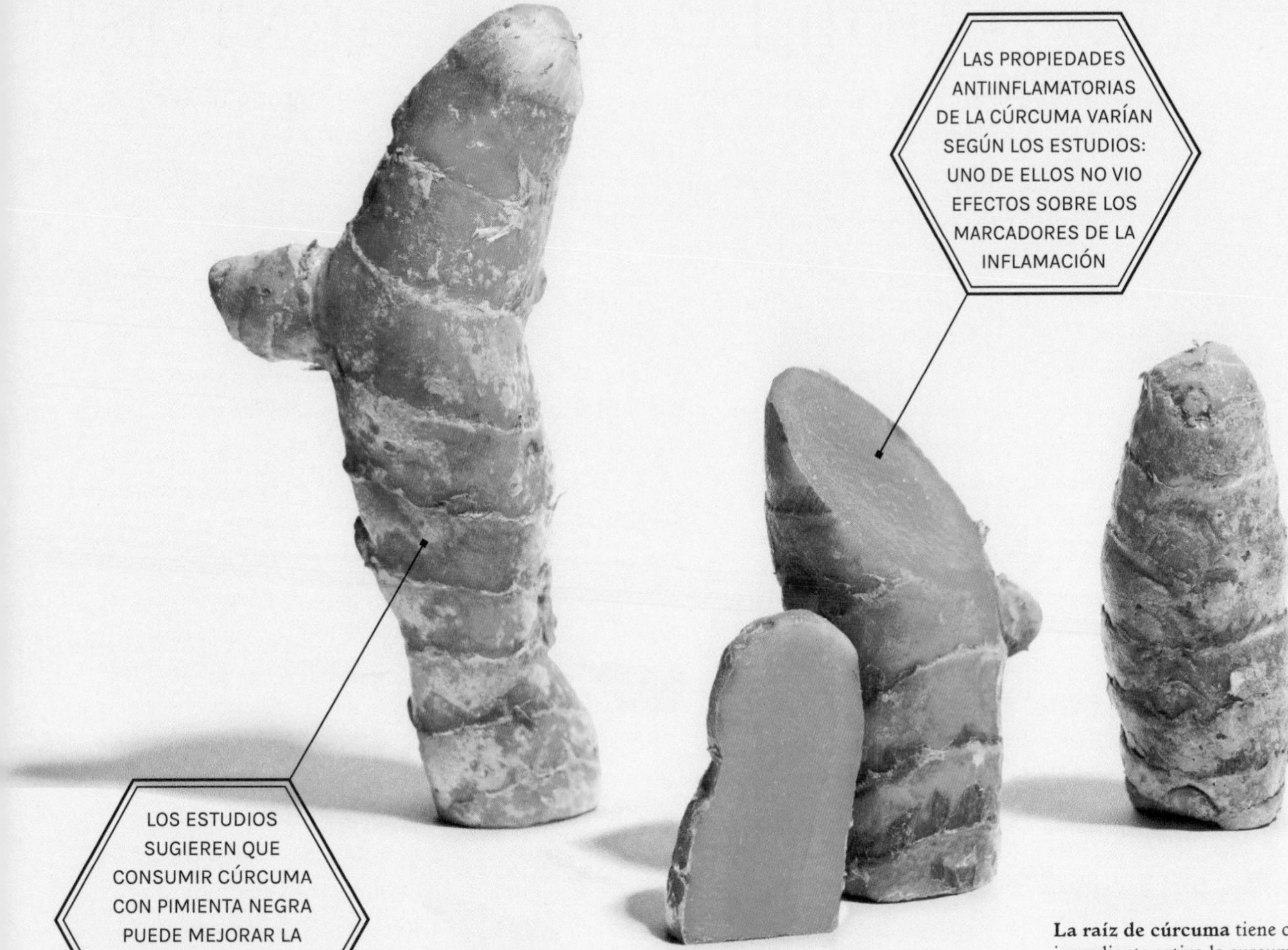

> LAS PROPIEDADES
> ANTIINFLAMATORIAS
> DE LA CÚRCUMA VARÍAN
> SEGÚN LOS ESTUDIOS:
> UNO DE ELLOS NO VIO
> EFECTOS SOBRE LOS
> MARCADORES DE LA
> INFLAMACIÓN

> LOS ESTUDIOS
> SUGIEREN QUE
> CONSUMIR CÚRCUMA
> CON PIMIENTA NEGRA
> PUEDE MEJORAR LA
> ABSORCIÓN DEL
> POLIFENOL LLAMADO
> CURCUMINA

La raíz de cúrcuma tiene como
ingrediente activo la curcumina,
que tiene poca biodisponibilidad,
lo que puede limitar su eficacia.

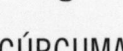

BAYAS DE GOJI

Son ricas en carotenoides, que
funcionan como antioxidantes,
y son beneficiosas para la vista
y la degeneración macular.

ALTERNATIVA
BONIATO
ZANAHORIAS

AGUACATE

Esta fruta contiene ácidos
grasos monoinsaturados
(beneficiosos para el colesterol
sanguíneo), vitamina E y fibra.

ALTERNATIVA
PLÁTANOS

PAPAYA

Los estudios sugieren que sus
carotenoides antioxidantes,
en particular el licopeno, se
absorben especialmente bien.

ALTERNATIVA
PIMIENTO MORRÓN

CÚRCUMA

Suele consumirse en polvo y
contiene el polifenol llamado
curcumina, que puede tener
un efecto antiinflamatorio.

ALTERNATIVA
NO HAY

¿ES MEJOR LO ORGÁNICO?

Mucha gente piensa que los alimentos orgánicos son más seguros, más sanos y más sabrosos que los corrientes. También hay quien dice que son mejores para el entorno y que mejoran el bienestar de los animales. Pero puedes llegar a pagar un 200 % más por un producto orgánico. ¿Es todo una mera estrategia de márketing?

La producción orgánica suele centrarse en la sostenibilidad medioambiental y el bienestar del ser humano. Es fácil ver que lo orgánico es percibido como más sano; la idea de una vida salvaje y de una naturaleza no modificada por el hombre puede sugerir una imagen muy vívida en nuestra imaginación, de cómo nos gustaría ver los alimentos que comemos en armonía con el mundo.

La gente está dispuesta a pagar más por ese ideal. Pero la comida orgánica es muy cara, así que si los más privilegiados pueden permitírselo, para muchos sencillamente no es una opción.

PRUEBAS SOBRE LO ORGÁNICO

Existen estudios acreditados que han hallado más nutrientes en los alimentos orgánicos, pero también existen numerosos estudios que no han encontrado pruebas suficientes de que sean más sanos y seguros. Un análisis de 233 estudios llegó a la conclusión de que no existen pruebas concluyentes de que los alimentos orgánicos sean significativamente más nutritivos que los productos convencionales. Esa fue también la conclusión de la Agencia de Seguridad Alimentaria Británica (FSA), aunque en su análisis solo se tuvieron en cuenta once estudios. (La FSA respalda la libre elección del consumidor y no está ni a favor ni en contra de la comida orgánica.)

Existen pequeñas diferencias nutricionales en los alimentos orgánicos, pero son marginales y no suponen una diferencia significativa para la salud general. Se sabe que algunos productos orgánicos contienen un poco más de fósforo, pero menos proteínas. La leche de vaca orgánica puede contener niveles más altos de ácidos grasos omega-3, hierro y vitamina E que la no orgánica, pero de nuevo contiene menos cantidad de otros nutrientes como el selenio y el yodo.

Las investigaciones agrícolas son conocidas por sus resultados contradictorios. El contenido nutritivo de los alimentos depende de muchos factores, entre ellos la calidad del suelo, las condiciones climatológicas y el momento elegido para recolectar las cosechas (que no es el mismo en todo el mundo). La composición de los productos lácteos y la carne también puede verse afectada por diferencias

Certificación de orgánico

LA AGRICULTURA ORGÁNICA ESTÁ SOMETIDA A NORMAS QUE LIMITAN EL USO DE SUSTANCIAS QUÍMICAS ARTIFICIALES, HORMONAS, ANTIBIÓTICOS, ADITIVOS Y ORGANISMOS GENÉTICAMENTE MODIFICADOS (OGM). Solo se permiten los pesticidas orgánicos. El logo orgánico de la Unión Europea, por ejemplo, solo puede usarse si el 95 % de los ingredientes del producto cumple estos estándares. Los productos deben cumplir los estándares de la Unión Europea, que incluyen también un conjunto de medidas que protegen a los animales, los humanos y el entorno.

genéticas y por la alimentación de los animales. Incluso las variaciones naturales que se producen en la producción y manipulación de los alimentos hacen que las comparaciones resulten complicadas. Así que los resultados de estos estudios deben interpretarse con precaución.

En definitiva, no hay pruebas concluyentes que demuestren que comer alimentos orgánicos aporte beneficios adicionales para la salud frente a comer alimentos convencionales.

PESTICIDAS

La agricultura convencional depende del uso de pesticidas químicos. Aunque en general son seguros, se recomienda lavar los productos antes de comerlos para eliminar los posibles restos de pesticida. Algunos estudios sugieren que una exposición prolongada a los pesticidas en los primeros años de vida puede perjudicar el desarrollo cognitivo, pero no hay resultados claros.

HOJAS DE REMOLACHA

CONTIENEN CALCIO, MAGNESIO Y HIERRO

REMOLACHA

LA RAÍZ CONTIENE ÁCIDO FÓLICO Y CAROTENOIDES

Llenos de nutrientes
Los alimentos no procesados están repletos de nutrientes, tanto si se han producido con métodos convencionales como de forma orgánica.

¿DEBO CAMBIAR LA DIETA SI HAGO EJERCICIO?

Cuando se hace ejercicio físico regular es importante ingerir la cantidad adecuada de los distintos grupos de alimentos para conseguir los objetivos de entrenamiento.

———————

Los hidratos de carbono son la principal fuente de energía para cualquier ejercicio físico: potencian la fuerza y la resistencia, retrasan la fatiga muscular y aceleran la recuperación, lo que se traduce en menos lesiones. Se transforman en glucosa y el exceso se almacena en forma de glucógeno en el hígado y los músculos, para que puedan aportar energía al instante. Cuanto más largo y/o más intenso es el entrenamiento, más rápido se agota el glucógeno y antes aparece el cansancio. La suma de entrenamiento de resistencia y proteínas desarrolla la musculatura, pero si no tienes hidratos de carbono suficientes tendrás que usar las proteínas para obtener energía. Si intensificas el entrenamiento, puede que tu apetito aumente, y es fácil que comas más de lo que necesitas.

GRASA

La grasa dietética debe transformarse en ácidos grasos para que los músculos puedan aprovecharla; funciona como combustible de apoyo cuando hacemos ejercicio de resistencia y baja intensidad, como cuando corremos una distancia larga y el glucógeno está bajo mínimos. Al menos el 20 % de la ingesta calórica total debe proceder de grasas saludables.

PROTEÍNA

Su función principal es formar y desarrollar la musculatura. Intenta comer entre 1,2 y 2 g por kilo de peso corporal al día, la mínima si vas a entrenar la resistencia y la máxima si quieres entrenar la fuerza. Escoge alimentos magros o bajos en grasa, como pollo sin piel y yogur; se absorben mejor las proteínas de los alimentos que las de los suplementos.

EQUILIBRIO ENERGÉTICO

Entre los signos que indican que la dieta no satisface tus necesidades energéticas están el cansancio, la mala calidad del sueño y las deposiciones irregulares.

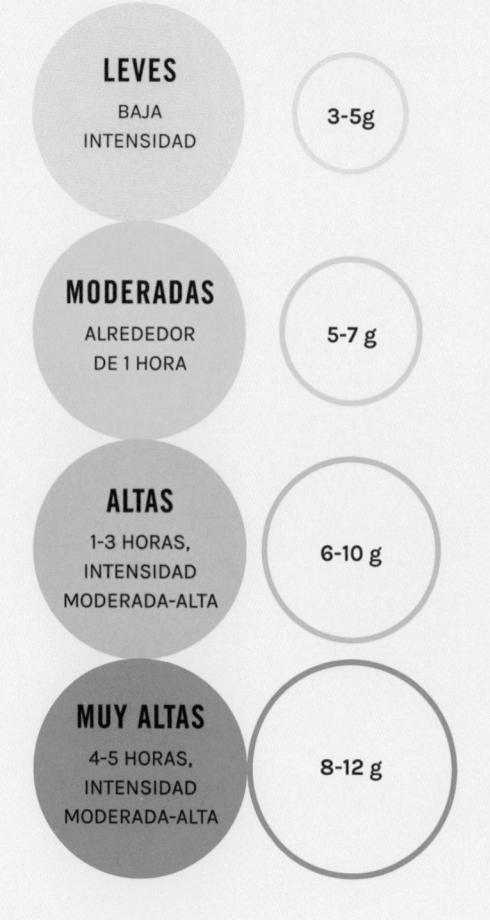

LEVES
BAJA INTENSIDAD — 3-5g

MODERADAS
ALREDEDOR DE 1 HORA — 5-7 g

ALTAS
1-3 HORAS, INTENSIDAD MODERADA-ALTA — 6-10 g

MUY ALTAS
4-5 HORAS, INTENSIDAD MODERADA-ALTA — 8-12 g

Necesidades diarias de carbohidratos
Se miden en gramos por kilo de peso corporal, y de acuerdo con el nivel de actividad individual.

¿ES IMPORTANTE HIDRATARSE?

Es esencial hidratarse correctamente antes, durante y después de hacer ejercicio para que el rendimiento físico y mental no se vean afectados.

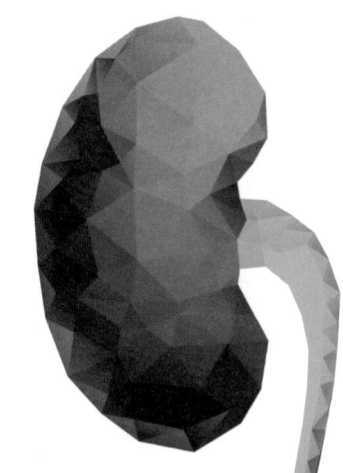

RIÑONES

Hidratación y riñones
Si estás bien hidratado, a la sangre le es más fácil transportar los nutrientes hasta los riñones y a estos, expulsar los residuos en forma de orina.

Si el cuerpo no tiene líquido suficiente la sangre se espesa y el corazón funciona de forma menos eficiente, aumentando el ritmo cardíaco. Podemos sudar un poco sin que ello afecte al entrenamiento, pero a partir de cierto punto la pérdida de líquido y sodio repercutirá en el rendimiento hasta en un 20 %. Puede que te sientas cansado y que todo te resulte más duro.

ZONA DE HIDRATACIÓN

Los estudios muestran que estar bien hidratado al empezar el entrenamiento es la mejor manera de conseguir un rendimiento óptimo. Si bebes 400-600 ml unas dos horas antes, tu cuerpo tendrá el tiempo necesario para expulsar lo que no necesita y reponer lo que le falta.

Los hombres deben beber unos 2 litros de agua al día y las mujeres alrededor de 1,6 litros. Pero durante el entrenamiento puedes perder 1,5-4 litros. Pésate antes y después para ver cuánto has bajado; incluye el líquido que hayas tomado mientras hacías ejercicio. Intenta permanecer dentro del 2 % de tu peso corporal; si pesabas 65 kg al empezar el entrenamiento, no deberías pesar menos de 63,7 kg al terminarlo. Esta es tu «zona de hidratación».

Al terminar el ejercicio, por cada kilo perdido, bebe 1,2-1,5 litros de agua; hazlo de forma gradual en la hora siguiente (la cantidad adicional compensa el incremento de orina). Los alimentos o bebidas que contienen un poco de sodio (sal) ayudan a retener el líquido.

Beber en exceso puede causar hiponatremia, una cantidad anormalmente baja de sodio en sangre, lo que puede provocar desmayos y ataques. Ten en cuenta que los síntomas (letargo, mareo y náuseas) se parecen a los de la deshidratación; si persisten, pide atención médica.

La hidratación y la sangre

El agua de la sangre se mueve entre las células sanguíneas y el plasma en un proceso llamado ósmosis; se mueve hacia la zona con más concentración de sodio para equilibrar los niveles de sodio entre ambas.

Sodio

El agua en el plasma

Células sanguíneas

SODIO NORMAL

Si estamos bien hidratados, el nivel de sodio en el plasma y las células está equilibrado, lo que garantiza una presión uniforme entre ellos, y un volumen y suministro sanguíneo normal.

HIPERNATREMIA

Si no tomamos suficiente sodio suben los niveles en el plasma y el agua se desplaza de las células al plasma, haciendo que las células se encojan. Los síntomas son exceso de sed y cansancio.

HIPONATREMIA

Si bebemos en exceso muy rápido, el nivel de sodio en sangre disminuye y la presión osmótica desplaza el agua del plasma a las células. Estas se hinchan provocando una «intoxicación por agua».

VEJIGA

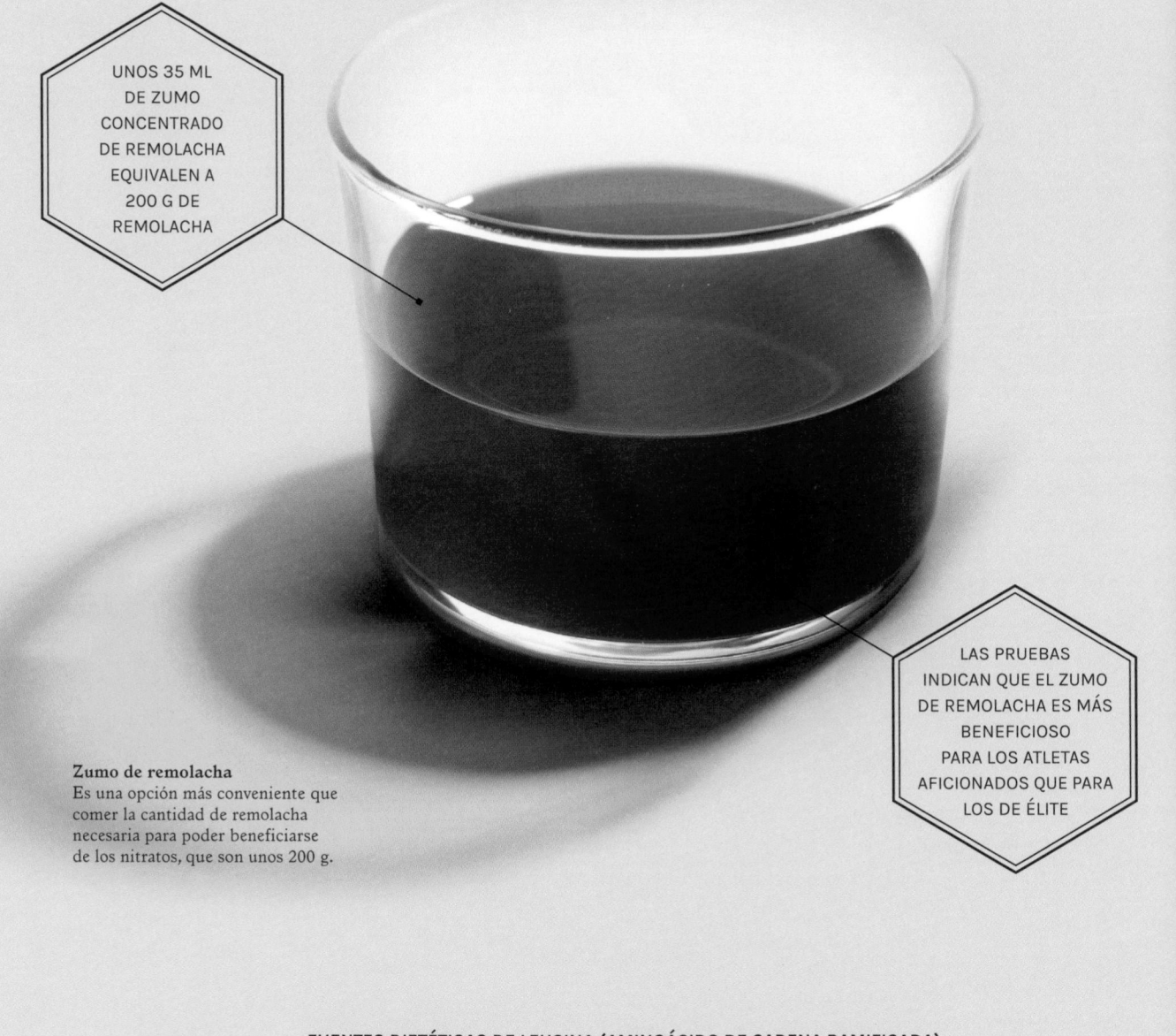

UNOS 35 ML DE ZUMO CONCENTRADO DE REMOLACHA EQUIVALEN A 200 G DE REMOLACHA

LAS PRUEBAS INDICAN QUE EL ZUMO DE REMOLACHA ES MÁS BENEFICIOSO PARA LOS ATLETAS AFICIONADOS QUE PARA LOS DE ÉLITE

Zumo de remolacha
Es una opción más conveniente que comer la cantidad de remolacha necesaria para poder beneficiarse de los nitratos, que son unos 200 g.

FUENTES DIETÉTICAS DE LEUCINA (AMINOÁCIDO DE CADENA RAMIFICADA)

Desarrollo muscular
Esta gráfica muestra el porcentaje de leucina en el total de proteínas. Tendrás que aumentar las calorías totales para obtenerla de alimentos con menos cantidad.

Eje vertical: 0, 5, 10, 15

Categorías: SUERO, LECHE, TERNERA, HUEVOS, PESCADO, MAÍZ, ARROZ, AVENA, TRIGO, LENTEJAS

CLAVE
Leucina de origen animal
Leucina de origen vegetal

¿NECESITO TOMAR SUPLEMENTOS DEPORTIVOS?

Si sueles correr o pedalear grandes distancias, fortalecer la musculatura en el gimnasio, o entrenar duro y seguir una dieta saludable y equilibrada, pueden ayudarte a llenar los vacíos nutricionales y mejorar el rendimiento.

———

Para la mayoría de las personas que van al gimnasio o practican algún deporte, los suplementos no son necesarios; solo son aconsejables si sigues una dieta baja en calorías o no eres capaz de satisfacer tus necesidades nutricionales. Si practicas un ejercicio más intenso, tu cuerpo necesitará mayor cantidad de determinados nutrientes, pero según el Comité Olímpico Internacional, incluso los atletas de élite deberían satisfacer la mayor parte de sus necesidades a través de una dieta equilibrada. Los suplementos pueden ser un complemento útil para mejorar el rendimiento, pero un exceso puede provocar dolores estomacales, náuseas y estreñimiento.

ZUMO DE REMOLACHA

La remolacha aumenta el nivel de nitrato en sangre, lo que a su vez dilata los vasos sanguíneos y regula la presión arterial. Eso permite que durante el ejercicio lleguen más nutrientes y más oxígeno a los músculos, con lo que mantendrás un mayor nivel de potencia más tiempo. Debe tomarse dos o tres horas antes de entrenar. El nitrato también está presente en verduras como la espinaca, la rúcula, el brócoli y la col.

AMINOÁCIDOS DE CADENA RAMIFICADA (AACR)

Se encuentran en las proteínas. La leucina y la isoleucina favorecen el desarrollo y la reparación de los músculos, y la absorción de la glucosa por parte de las células, lo que estimula el funcionamiento del cuerpo y el cerebro. Las personas activas necesitan 1,2-2 g de proteínas por kilo de peso corporal al día; existen muchas fuentes de AACR, entre ellas la carne y los huevos; las fuentes de origen vegetal deben ser variadas (pp. 128-129). El cuerpo puede usar 1-3 g de leucina, o alrededor de 20-40 g de proteínas, por comida para la síntesis muscular (entre 0,25 y 0,4 g de proteínas por kilo de peso corporal, de acuerdo con el nivel de actividad). Los suplementos favorecen el desarrollo muscular, pero a la larga es más barato ingerir más proteínas.

PROTEÍNA EN POLVO

Solo las personas con unas necesidades energéticas elevadas necesitan tomar suplementos de proteínas. La proteína de suero procede de la leche de vaca; parece la forma de proteína más aconsejable tras el ejercicio físico, ya que el cuerpo la absorbe más rápidamente que otras, como la caseína o la soja. (Los suplementos de origen vegetal contienen soja, guisantes y arroz.) La proteína de suero es también una buena fuente de leucina, pero los estudios no demuestran que a las veinticuatro horas de tomarla haya un mayor crecimiento muscular que con una dieta equilibrada normal.

CREATINA

La creatina está presente en las células musculares. Los suplementos de creatina han demostrado ser eficaces para aumentar la fuerza y la potencia, especialmente en actividades que implican movimientos explosivos. La carne roja, el pescado y el pollo contienen pequeñas cantidades de creatina, así que los suplementos pueden ser una opción para mejorar el rendimiento, y en el caso de vegetarianos y veganos. De entre los muchos tipos que existen, la creatina monohidrato parece ser la más eficaz.

¿CONVIENE COMER ANTES DE HACER EJERCICIO?

Igual que antes de un viaje en coche llenas el depósito de combustible, también debes llenar tu depósito antes de entrenar para rendir al máximo.

Lo ideal es tener suficiente glucógeno almacenado al empezar el ejercicio para poder entrenar a pleno rendimiento. Si entrenas nada más levantarte, el glucógeno del hígado se habrá agotado por la noche, aunque seguirá en los músculos si tu alimentación contiene suficientes hidratos de carbono (pp. 78-79). Entrenar con el estómago lleno puede ser molesto, ya que al hacerlo la sangre se aleja del aparato digestivo.

ANTES DE HACER EJERCICIO

Se recomienda comer entre dos y cuatro horas antes de hacer el ejercicio físico. La comida ideal debe contener muchos hidratos de carbono, algo de proteína y un poco de grasa; por ejemplo, salmón, arroz blanco y verduras asadas con aceite de oliva. Si entrenas pronto y no tienes tiempo o apetito, prueba con una comida más rica en hidratos de carbono la noche antes. Si entrenas aún más pronto o necesitas un complemento, un tentempié (una tostada de pan blanco con miel o una macedonia) una o dos horas antes te dará un subidón de energía. Cuando falte menos de una hora, toma solo líquidos, batidos o bebidas energéticas.

MIENTRAS HACES EJERCICIO

Para una sesión de 45-75 minutos, el agua debería ser suficiente. Pasada la hora, puedes tomar unos 30 g de hidratos de carbono por hora durante dos horas; auméntalos a 60 g por hora durante las dos o dos horas y media siguientes. Los geles y las bebidas energéticas pueden ayudar a mantener los niveles de azúcar en sangre, pero también pueden contribuir a provocar molestias estomacales durante las actividades que requieren resistencia, como correr largas distancias; haz lo que mejor te funcione.

30g CARBO-HIDRATOS =

1 PLÁTANO GRANDE

1 BARRITA DE CEREALES

1 GEL DE CARBOHIDRATOS

500 ML DE UNA BEBIDA ISOTÓNICA

PLÁTANO
RICO EN POTASIO, QUE AYUDA AL CUERPO A ALMACENAR HIDRATOS DE CARBONO, PERO QUE SE PIERDE CON EL SUDOR

¿CONVIENE COMER JUSTO DESPUÉS DEL EJERCICIO FÍSICO?

Cuanto más a menudo y más intensamente entrenes, más importante será que repongas el líquido y los nutrientes; así evitarás dolores musculares, cansancio y bajo rendimiento.

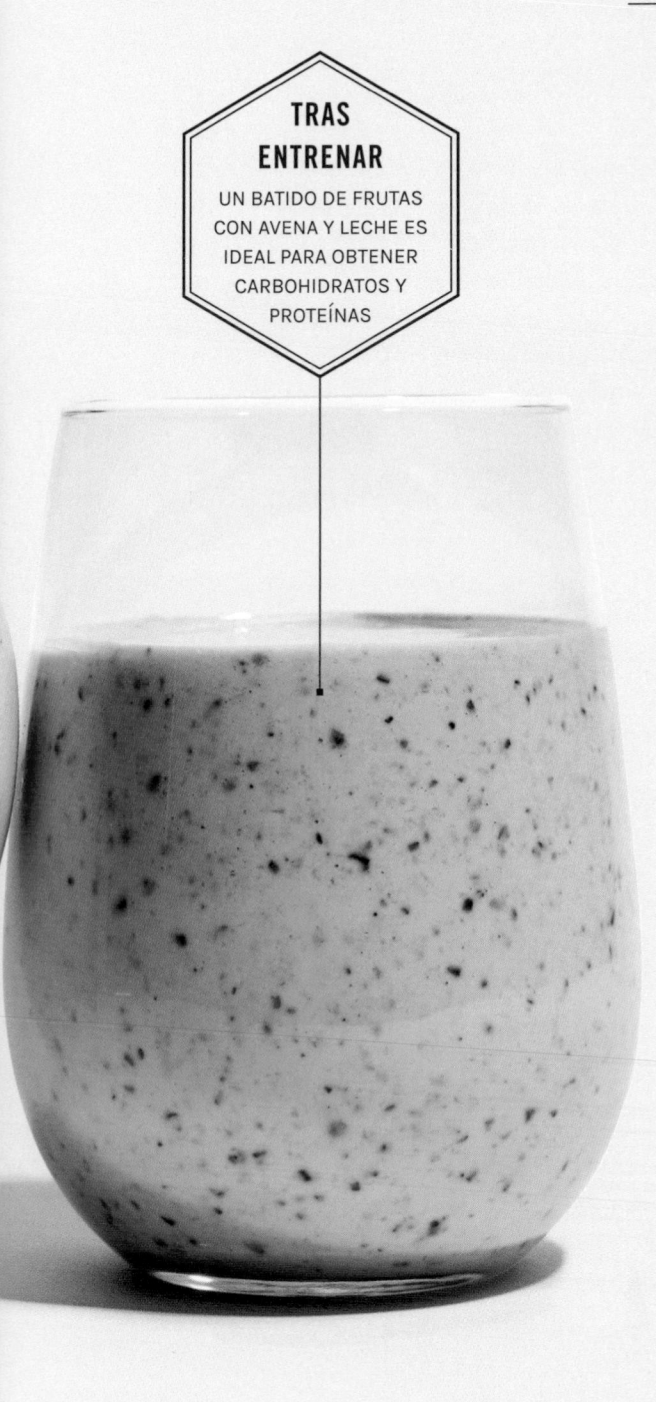

TRAS ENTRENAR

UN BATIDO DE FRUTAS CON AVENA Y LECHE ES IDEAL PARA OBTENER CARBOHIDRATOS Y PROTEÍNAS

Los expertos ya no creen que haya que reabastecerse durante los treinta primeros minutos de la «ventana anabólica», pero en el caso de los atletas aficionados es aconsejable hacerlo durante las dos horas siguientes al ejercicio. Durante ese tiempo el nivel de glucógeno se repone al 150 % del nivel normal, y las membranas celulares de los músculos son más permeables, de modo que pueden absorber más glucosa y así reponer los niveles de glucógeno más rápidamente.

CARBOHIDRATOS Y PROTEÍNAS

Los alimentos para recuperarnos deben contener hidratos de carbono de calidad para reponer el glucógeno, y líquido y electrolitos para rehidratarnos. Si tras el ejercicio se combinan hidratos de carbono con una pequeña cantidad de proteínas, el glucógeno se recupera mejor que si se toman los hidratos de carbono solos. Puedes usar leche de sabores, batidos y yogures de fruta. Escoge el contenido de grasa y azúcar de acuerdo con tu estructura corporal y tus necesidades energéticas.

Si el entrenamiento es sobre todo de fuerza, o si entrenas a gran intensidad, añadir 15-25 g de proteínas a la comida o tentempié tras el entreno puede reducir el dolor muscular y favorecer la reparación muscular.

Si lo prefieres, puedes ceñirte a tus preferencias alimentarias, tu apetito y lo que te sienta bien tras el ejercicio, y comer cuando tengas hambre. La prioridad es la ingesta diaria total de calorías y macronutrientes. Siempre que consumas suficientes calorías, hidratos de carbono y proteínas durante un período de veinticuatro horas, tus músculos deberían recuperarse antes de que vuelvas a hacer ejercicio (ver pp. 78-79).

¿PERDERÉ PESO MÁS RÁPIDO SI HAGO EJERCICIO FÍSICO?

Perder peso rápidamente es una práctica muy popular, pero lo cierto es que cuanto más rápido se pierde, más difícil es mantenerlo luego. Si ya estás limitando la ingesta calórica, ¿es el ejercicio físico lo que te falta para perder peso y no recuperarlo?

Al hacer ejercicio quemamos calorías; si gastamos más energía de la que consumimos se produce un déficit de energía y perdemos peso. En la práctica, el ejercicio no garantiza menos grasa corporal. A menudo se tienen expectativas poco realistas; según un estudio, la gente suele pensar que quema dos o tres veces más calorías de las que realmente quema haciendo ejercicio.

EJERCICIO Y METABOLISMO

La respuesta de las personas frente al ejercicio puede variar mucho. Esto se debe a que su efecto sobre el apetito depende de las hormonas, los niveles de grasa corporal y el metabolismo. La proporción mayor de la ingesta calórica se usa para funciones fisiológicas básicas que se producen mientras no hacemos nada: es tu tasa metabólica en reposo (TMR). La actividad física, incluido el ejercicio físico, utiliza un 10-30 %, así que su impacto es limitado.

Perder peso rápidamente puede provocar pérdida de masa muscular y ralentizar tu tasa metabólica

(pp. 92-93). Hacer algo de ejercicio con pesas para desarrollar la musculatura puede contrarrestar ese efecto, ya que los músculos usan más energía (siempre que no comas más). La calidad del sueño y el estrés también influyen en el apetito y el nivel de actividad.

¿PUEDO LIMITARME A HACER EJERCICIO?

Los estudios indican que aunque el ejercicio aeróbico (cardio) sirve para quemar la grasa, la alimentación influye más en la pérdida de peso que el ejercicio físico. Combinar el ejercicio y la alimentación parece ser lo más eficaz tanto a corto como a largo plazo. Sin embargo, el ejercicio ayuda a mantener un peso más bajo y es beneficioso para la salud. Disminuye de forma significativa el riesgo de sufrir enfermedades coronarias, embolias, cáncer de colon, depresión y muerte prematura.

Un estudio afirma que para que la pérdida de peso se considere un éxito, la persona debe perder como mínimo un 10 % del peso corporal inicial y no

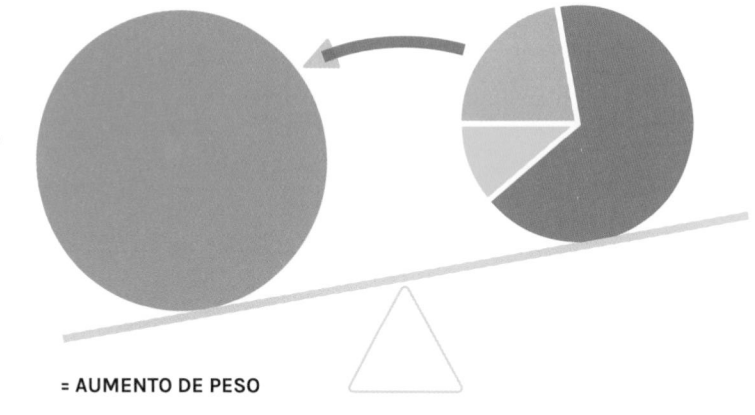

Equilibrio energético
Para perder peso el equilibrio energético tiene que ser negativo, es decir, hemos de ingerir menos calorías de las usadas por la tasa metabólica en reposo, el ejercicio físico y otras actividades sin ejercicio (NEAT), y el efecto térmico de los alimentos (ETA), o la energía utilizada para digerirlos.

= AUMENTO DE PESO

NEUTRO
(CONTROL DE PESO)

Calcula tus necesidades calóricas

Para hacerte una idea aproximada de las necesidades calóricas diarias de tu cuerpo, primero calcula la tasa metabólica en reposo y luego multiplícala por el factor de actividad apropiado.

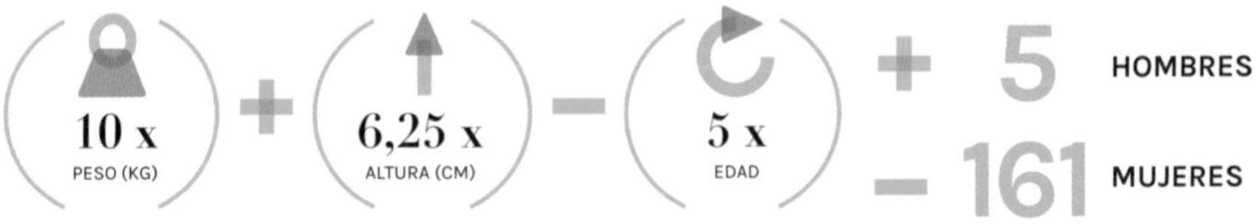

$$\left(10 \times \text{PESO (KG)} \right) + \left(6{,}25 \times \text{ALTURA (CM)} \right) - \left(5 \times \text{EDAD} \right) + 5 \quad \text{HOMBRES}$$
$$- 161 \quad \text{MUJERES}$$

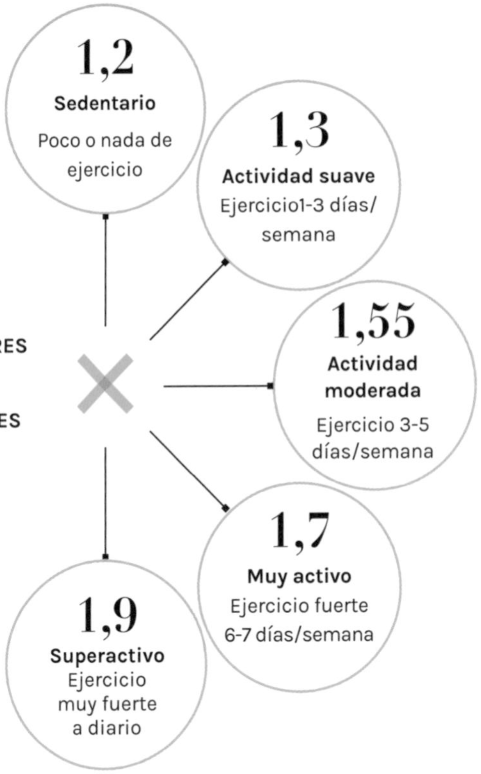

Ejemplo: hombre de 75 kg, 188 cm, 40 años, moderadamente activo:
(10 x 75) + (6,25 x 183) - (5 x 40) + 5 = 1680 kcal
1680 kcal x 1,55 = **2604 cal**

* Basado en la ecuación de Harris-Benedict

$\times$

1,2
Sedentario
Poco o nada de ejercicio

1,3
Actividad suave
Ejercicio1-3 días/ semana

1,55
Actividad moderada
Ejercicio 3-5 días/semana

1,7
Muy activo
Ejercicio fuerte 6-7 días/semana

1,9
Superactivo
Ejercicio muy fuerte a diario

recuperarlo durante un año. Eso sugiere que lo mejor es aumentar poco a poco la cantidad y la intensidad del ejercicio físico, de modo que se convierta en un hábito placentero y para que tu cuerpo tenga tiempo de adaptarse.

VIDA ACTIVA

La termogénesis por actividad sin ejercicio (NEAT) es la energía que gastamos cuando no estamos durmiendo, comiendo o haciendo ejercicio. Introducir pequeños cambios diarios en nuestro modo de actuar, como leer de pie o subir por las escaleras, pueden potenciar la NEAT. Según un estudio, con actividades NEAT de mayor intensidad (como limpiar las ventanas) podemos llegar a quemar hasta 2000 kcal adicionales al día. Pero el cansancio consecuencia del ejercicio físico puede a su vez reducir la NEAT.

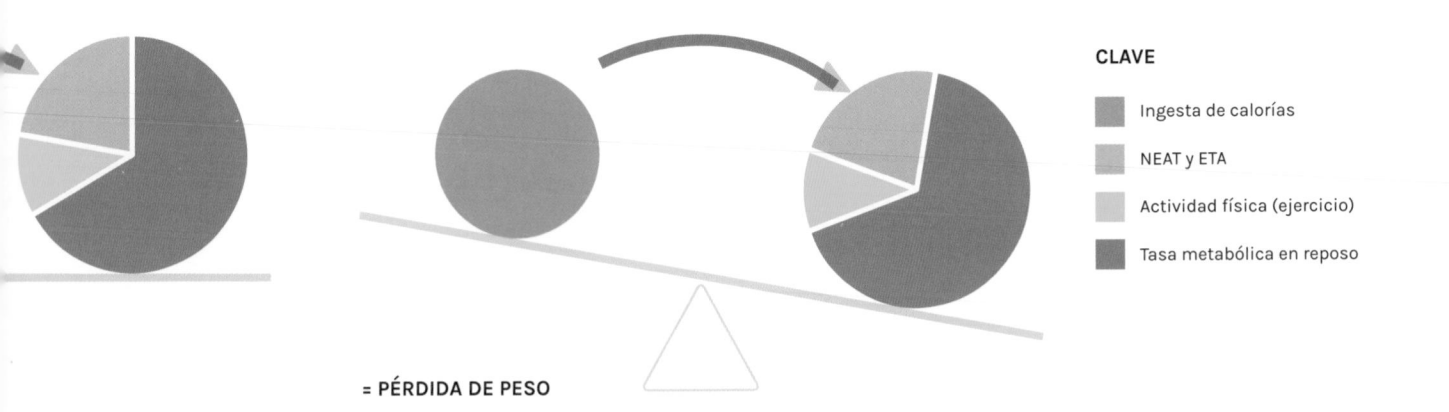

= PÉRDIDA DE PESO

CLAVE

Ingesta de calorías

NEAT y ETA

Actividad física (ejercicio)

Tasa metabólica en reposo

¿QUÉ EJERCICIO FÍSICO ES MEJOR PARA QUEMAR GRASAS?

La grasa corporal se distribuye por los músculos, alrededor de los órganos y bajo la piel, lo que significa que no puedes abordar zonas específicas del cuerpo. Habrás oído que ciertos tipos de ejercicio son mejores para quemar grasas. ¿Hay soluciones mágicas?

En el ejercicio de baja intensidad (pasear o correr a ritmo constante), tu cuerpo saca energía básicamente de la quema de grasas. En el gimnasio, la zona de «quema de grasas» suele indicarse en una tabla de frecuencia cardíaca que está en las máquinas. Si te mantienes en esa zona, la frecuencia cardíaca y la intensidad se mantienen bajos. Este tipo de ejercicio quema más calorías de la grasa almacenada que del glucógeno de los músculos y el hígado y de la glucosa de la sangre. En conjunto, no obstante, quemarás más calorías y perderás más peso si trabajas a más intensidad todo el tiempo que puedas y tan a menudo como te sea posible (y con una dieta que garantice un déficit energético; ver pp. 84-85).

CARDIO EN AYUNAS

El ejercicio cardiovascular, como la bicicleta, la marcha rápida, la carrera y el aeróbic, aumenta tu ritmo cardíaco. Según algunos estudios, hacer ejercicio cardio con el estómago vacío aumenta la quema de grasas, porque las reservas de glucógeno se agotan y el cuerpo tiene que obtener la energía de la grasa. Ello, sin embargo, puede causar la rotura del tejido muscular y aumentar el apetito.

ENTRENAMIENTO POR INTERVALOS

Suele decirse que combinar actividades de una gran intensidad, como esprintar, con intervalos de una actividad menos intensa es más efectivo para quemar

Frecuencia cardíaca deseada

Para asegurarte de que trabajas a la intensidad que te has fijado, coloca los dedos índice y corazón sobre la muñeca y cuenta los latidos durante treinta segundos; multiplica la cifra por dos y tendrás la frecuencia cardíaca en LPM (latidos por minuto).

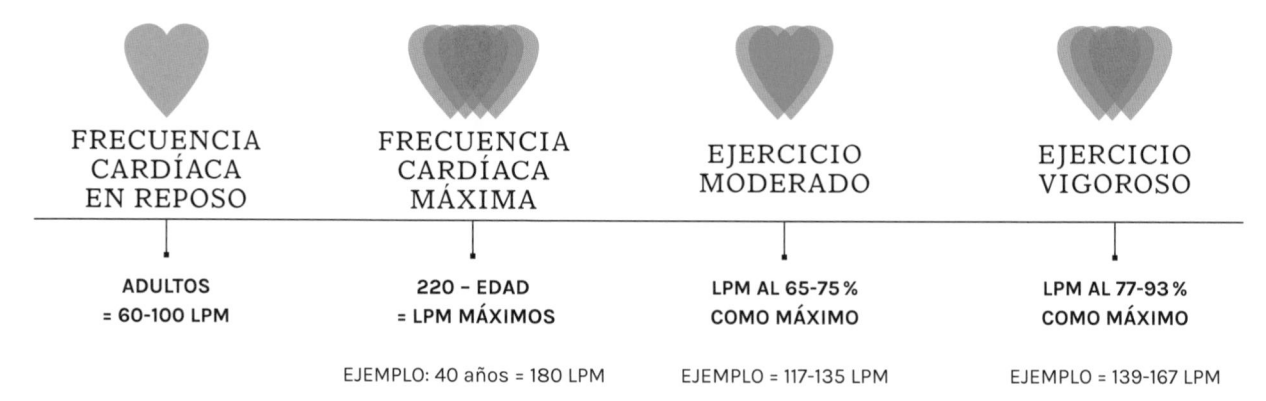

FRECUENCIA CARDÍACA EN REPOSO	FRECUENCIA CARDÍACA MÁXIMA	EJERCICIO MODERADO	EJERCICIO VIGOROSO
ADULTOS = 60-100 LPM	220 – EDAD = LPM MÁXIMOS	LPM AL 65-75 % COMO MÁXIMO	LPM AL 77-93 % COMO MÁXIMO
	EJEMPLO: 40 años = 180 LPM	EJEMPLO = 117-135 LPM	EJEMPLO = 139-167 LPM

grasas que un ejercicio continuo más moderado, por ejemplo el *footing*. En 2017, no obstante, se analizaron 31 estudios y se vio que los entrenamientos por intervalos de alta intensidad disminuían la grasa corporal de modo parecido al entrenamiento continuo y moderado; y que tener un ritmo moderado más tiempo era mejor que un período más corto de entrenamiento por intervalos.

Así pues, parece que el entrenamiento por intervalos es preferible para el estado físico general y la salud respiratoria y cardiovascular que para quemar grasas, a menos que seas capaz de mantenerlo el tiempo suficiente.

CAMBIO DE INTENSIDAD

Es buena idea ir variando la intensidad en el entrenamiento, para que sea más interesante y para evitar las lesiones. El entrenamiento con pesas se usa para desarrollar musculatura, y no para quemar grasas, pero tener más músculo hace que las grasas se quemen mejor cuando no haces ejercicio (ver pp. 84-85).

Grasa vs. glucógeno
El uso real depende de la intensidad del ejercicio, y del estado físico individual, pero algunas actividades tienden a quemar más combustible procedente de las reservas de grasa que del glucógeno de los músculos.

CLAVE

■ Glucógeno/glucosa

▨ Grasa

(Gráfico: % DE SUMINISTRO DE COMBUSTIBLE por actividad: MARCHA ENÉRGICA, ENTRENAMIENTO CON PESAS, CARRERA DE FONDO, BICICLETA INTENSA 1 HORA, 100 m EN ESPRINT)

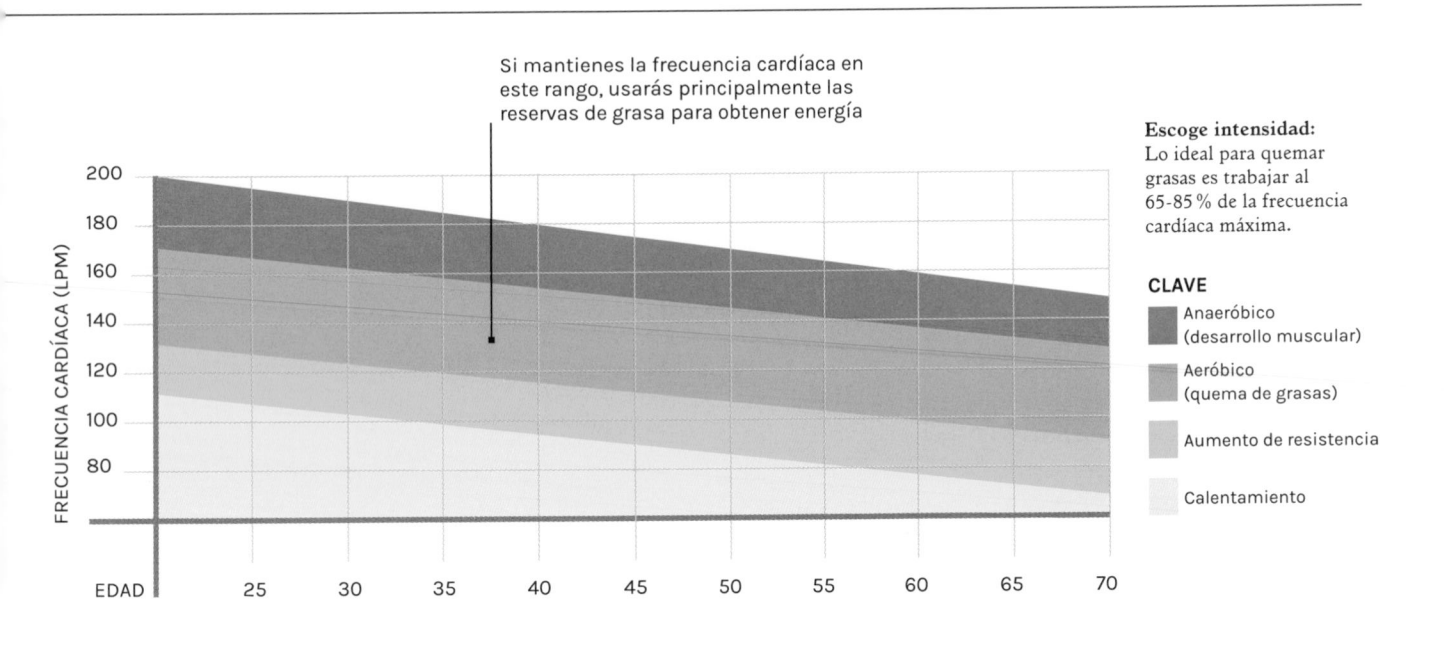

Si mantienes la frecuencia cardíaca en este rango, usarás principalmente las reservas de grasa para obtener energía

Escoge intensidad:
Lo ideal para quemar grasas es trabajar al 65-85 % de la frecuencia cardíaca máxima.

CLAVE

■ Anaeróbico (desarrollo muscular)

▨ Aeróbico (quema de grasas)

▨ Aumento de resistencia

▨ Calentamiento

(Gráfico: FRECUENCIA CARDÍACA (LPM) vs EDAD, de 25 a 70)

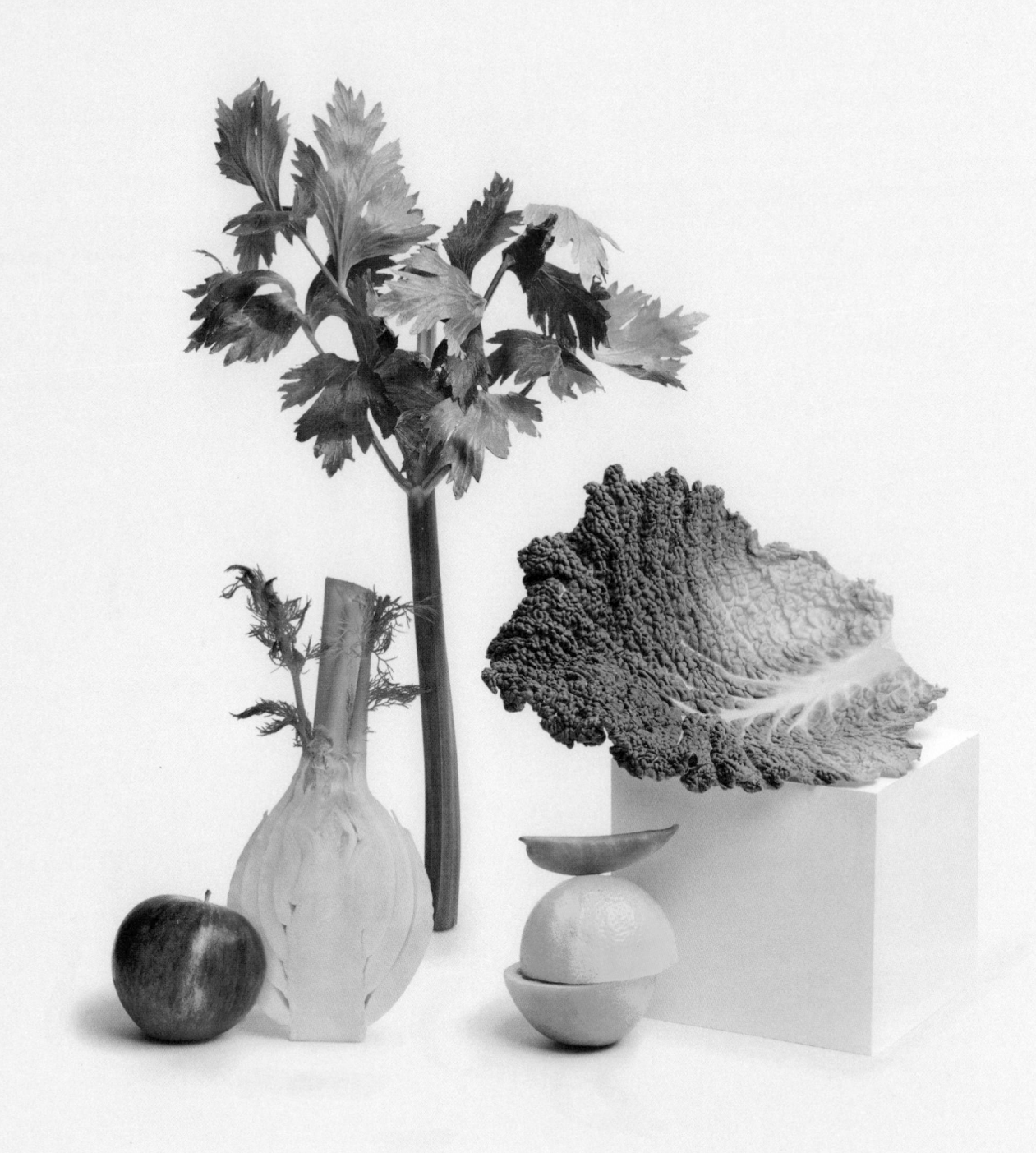

¿DEBERÍA HACER DIETA?

¿HAY QUE ESTAR DELGADO?

La «delgadez» es uno de los muchos estereotipos culturales sobre el aspecto que debería tener nuestro cuerpo. Pero conseguir ese ideal y tener un peso saludable no siempre van de la mano.

El tamaño y la complexión corporal no son siempre los mejores indicadores de salud. Alguien que sigue una dieta poco saludable y no hace ejercicio puede estar genéticamente predeterminado a tener menos grasa que alguien con un cuerpo más grande que lleva en cambio un estilo de vida más saludable. Los científicos han identificado variantes de ADN que son comunes entre la gente con obesidad y en 2019 descubrieron que la gente obesa tiene una puntuación de riesgo genético más alta que las personas con un peso «normal».

Hay muchas pruebas de que si no tienes exceso de grasa con respecto a tu altura y complexión, es menos probable que tengas mala salud a largo plazo. Por ejemplo, tener sobrepeso multiplica por tres la probabilidad de desarrollar diabetes de tipo 2 (por siete si se es obeso); las personas de mediana edad con sobrepeso tienen un 35 % más de posibilidades de padecer alzhéimer. La obesidad es un factor de riesgo de la mala calidad de sueño, los problemas de articulaciones y huesos, las enfermedades crónicas no transmisibles como el cáncer y

La grasa visceral
que rodea los órganos internos es un marcador de riesgo de muchas enfermedades crónicas

La grasa subcutánea
se encuentra justo bajo la piel y es visible

«Delgado» por fuera
El exceso de grasa abdominal puede acumularse debido a la genética, el estilo de vida y la alimentación, incluso en personas que parecen tener un peso saludable.

Calcular el IMC

El IMC mide el peso en relación con la altura. Sin embargo, personas que están muy en forma como los jugadores profesionales de rugby pueden tener un IMC aparentemente poco saludable debido a la proporción de músculo-grasa que presentan. Para calcular el IMC, divide tu peso en kilos por tu altura en metros al cuadrado: por ejemplo, 96 kg : (1,85 m x 1,85 m) = 28.

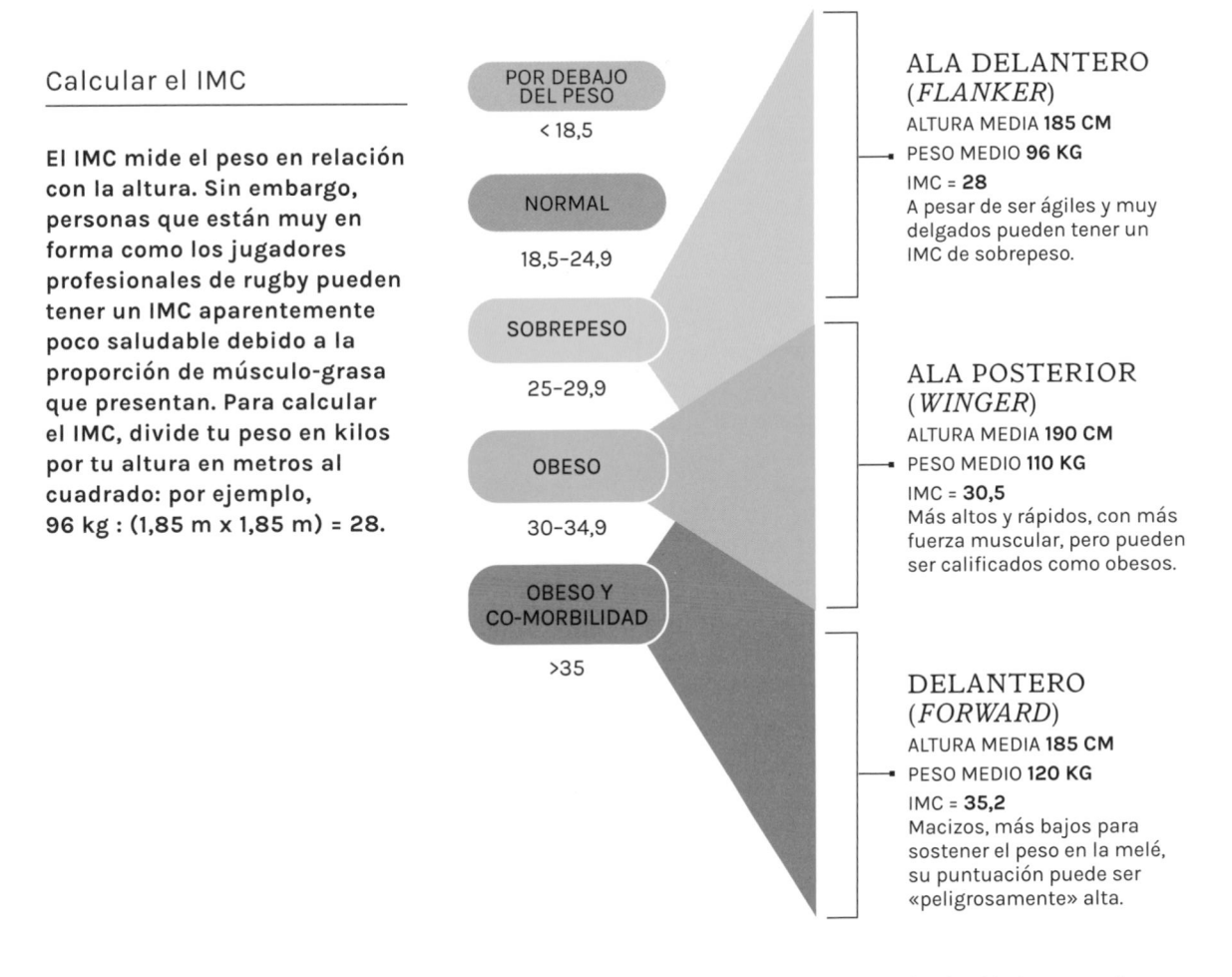

POR DEBAJO DEL PESO
< 18,5

NORMAL
18,5-24,9

SOBREPESO
25-29,9

OBESO
30-34,9

OBESO Y CO-MORBILIDAD
>35

ALA DELANTERO (*FLANKER*)
ALTURA MEDIA 185 CM
PESO MEDIO 96 KG
IMC = **28**
A pesar de ser ágiles y muy delgados pueden tener un IMC de sobrepeso.

ALA POSTERIOR (*WINGER*)
ALTURA MEDIA 190 CM
PESO MEDIO 110 KG
IMC = **30,5**
Más altos y rápidos, con más fuerza muscular, pero pueden ser calificados como obesos.

DELANTERO (*FORWARD*)
ALTURA MEDIA 185 CM
PESO MEDIO 120 KG
IMC = **35,2**
Macizos, más bajos para sostener el peso en la melé, su puntuación puede ser «peligrosamente» alta.

las enfermedades coronarias, y los trastornos mentales. Por el contrario, los individuos con un peso saludable mejoran su fertilidad y tienen más probabilidades de concebir (ver p.182).

PESO «SALUDABLE»

Hay varias formas de medir «saludable» y «sobrepeso». El IMC (índice de masa corporal) es el más usado por los profesionales de la salud y puede vincularse con varias enfermedades y dolencias crónicas. Sin embargo, no tiene en cuenta la cantidad de grasa o musculatura del cuerpo, el peso de los huesos, los factores culturales, la edad y el género (las mujeres suelen tener más grasa). El perímetro de la cintura es otra medición que suele utilizarse, porque el exceso de grasa abdominal aumenta el riesgo de desarrollar trastornos relacionados con la obesidad: es excesivo si tiene más 100 cm en los hombres y 90 cm en las mujeres. Ambas mediciones se usan para identificar posibles riesgos, pero no son herramientas de diagnóstico.

En lugar de usar el peso o el IMC, podemos usar el planteamiento de «salud para cualquier tamaño», que se centra en establecer hábitos sostenibles y beneficiosos para la salud, al margen del tamaño del cuerpo. Sus defensores sostienen que un enfoque neutral con el peso es más sano, porque evita los efectos potencialmente perjudiciales de ponerse a dieta una y otra vez, como son un mayor riesgo de muerte prematura y de tener traumas psicológicos. Nutrición y salud son cuestiones socioeconómicas que requieren comprensión y empatía.

¿HAY UN LÍMITE EN EL PESO QUE PUEDO PERDER?

Muchos estudios han observado que al tratar de perder peso, a veces el cuerpo retiene la grasa, de manera que no se consigue alcanzar el peso deseado o no se logra conservarlo mucho tiempo. Los científicos no saben aún a qué se debe exactamente.

———————

Mucha gente consigue perder peso al principio, pero luego se estanca y deja de perderlo, o pierde los kilos que quería pero luego los recupera y aumenta de peso. El análisis llevado a cabo con 29 estudios sobre la pérdida de peso a largo plazo llegó a la conclusión de que más de la mitad de los kilos perdidos se recuperaban durante los dos años siguientes, y más del 80 %, durante los cinco siguientes.

PUNTO FIJO

La teoría del punto fijo dice que esto ocurre porque nuestro peso solo puede variar dentro de unos márgenes que están determinados genéticamente; además, nuestro cuerpo está programado para protegerlo. Cuando el cerebro detecta que el nivel de grasa disminuye por debajo de un nivel determinado, hace algunos ajustes en ciertas hormonas para que la energía se queme más lentamente y aumente la ingesta calórica. (Entre ellas la leptina, una hormona presente en las células adiposas que contribuye a reprimir el apetito, y la ghrelina, que lo estimula.) Al recuperar los kilos, se fijan unos márgenes de variación de peso más altos para proteger las reservas de grasa. Los científicos creen que este mecanismo de compensación puede seguir funcionando durante un año. Algunos estudios sugieren que ponerse a dieta de forma reiterada puede desarrollar una resistencia a hormonas clave que hace que cueste más perder peso.

El concepto del punto fijo está respaldado por estudios observacionales significativos. Pero no explica la relativa rapidez con la que han aumentado el peso corporal y la adiposidad (exceso de grasa) en las poblaciones occidentales desde la década de los ochenta del siglo XX, ni tampoco por qué los índices de obesidad varían según la condición socioeconómica.

PUNTO ESTABLECIDO

Esta teoría es más nueva y afirma que el peso corporal poco a poco se establece a un nivel que refleja nuestra genética, pero también cualquier cambio significativo en nuestra dieta, actividad, entorno, estilo de vida y nivel de estrés. Ambas teorías disponen de estudios que las respaldan; si se consideran conjuntamente, sugieren que tenemos un rango de peso predeterminado, pero que otros factores pueden influir en él y cambiarlo.

¿PUEDO RESETEARME?

Basándonos en las evidencias actuales, es posible perder unos kilos y no recuperarlos, pero es más eficaz perderlos de forma gradual. Si pierdes 0,5 o 1 kg a la semana, tu cuerpo tiene tiempo de adaptarse y le será más fácil mantener el cambio a largo plazo. Eso implica ingerir menos calorías de las que gastas, pero de forma realista: por ejemplo, puedes añadir más verduras a tu dieta e ir andando al trabajo, en lugar de pasarte varias horas en el gimnasio todos los días. Los estudios demuestran que aumentar la actividad física influye de forma positiva en la composición corporal, pero la pérdida de peso varía de un individuo a otro y tu cuerpo puede reaccionar de manera distinta al de otros.

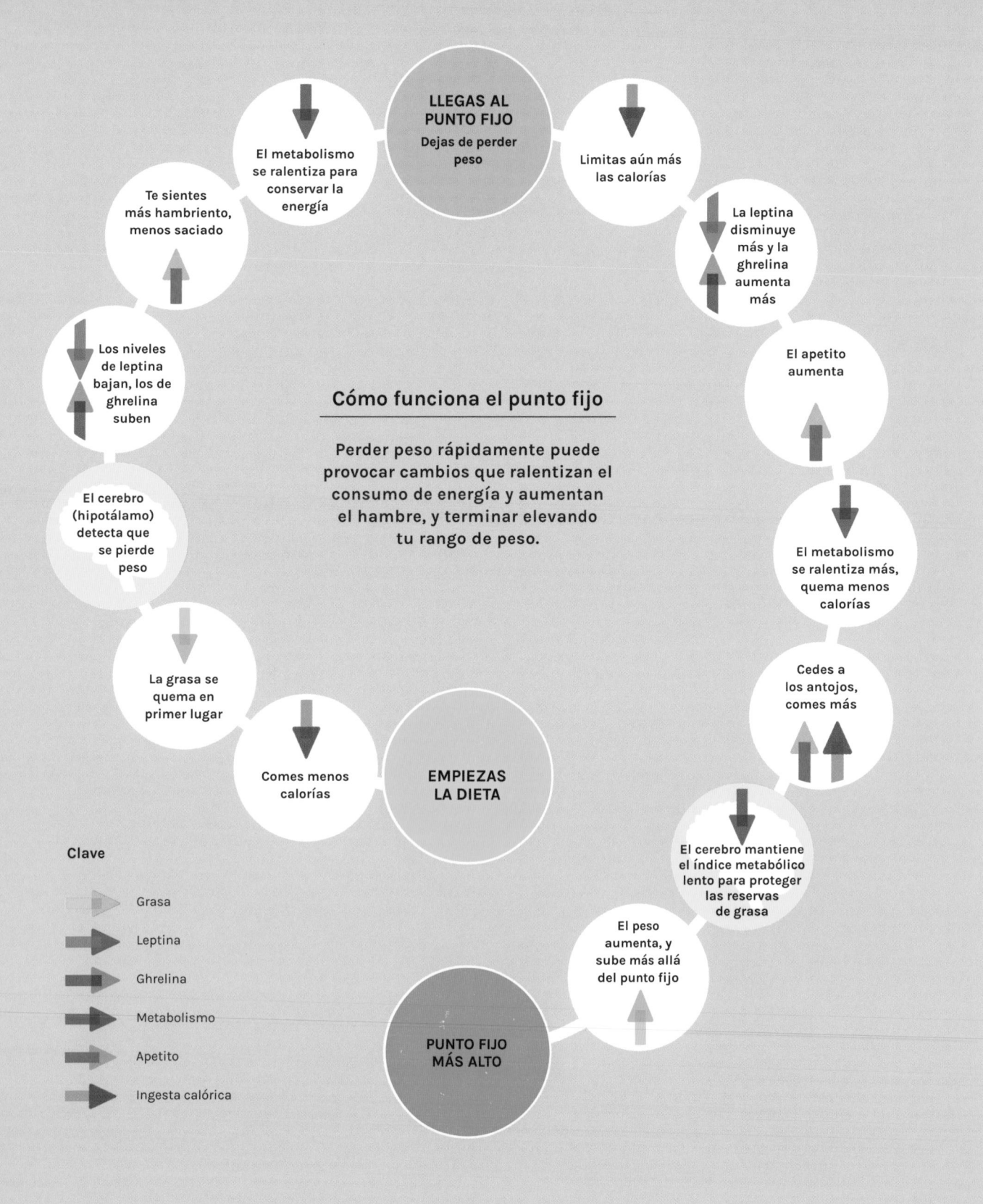

Cómo funciona el punto fijo

Perder peso rápidamente puede provocar cambios que ralentizan el consumo de energía y aumentan el hambre, y terminar elevando tu rango de peso.

LLEGAS AL PUNTO FIJO
Dejas de perder peso

El metabolismo se ralentiza para conservar la energía

Te sientes más hambriento, menos saciado

Los niveles de leptina bajan, los de ghrelina suben

El cerebro (hipotálamo) detecta que se pierde peso

La grasa se quema en primer lugar

Comes menos calorías

EMPIEZAS LA DIETA

Limitas aún más las calorías

La leptina disminuye más y la ghrelina aumenta más

El apetito aumenta

El metabolismo se ralentiza más, quema menos calorías

Cedes a los antojos, comes más

El cerebro mantiene el índice metabólico lento para proteger las reservas de grasa

El peso aumenta, y sube más allá del punto fijo

PUNTO FIJO MÁS ALTO

Clave

- Grasa
- Leptina
- Ghrelina
- Metabolismo
- Apetito
- Ingesta calórica

SI LA DIETA NO FUNCIONA, ¿QUÉ FUNCIONA?

Las dietas no suelen funcionar bien. El análisis de catorce dietas populares muestra que a los doce meses la mayoría había recuperado los kilos perdidos. Si sabemos cómo influye en nuestra forma de pensar, podremos encontrar enfoques más eficaces.

De bebés, estamos en sintonía con las señales de hambre que nos manda el cuerpo y solo comemos lo que necesitamos, pero a medida que crecemos, los mensajes y las presiones sociales en torno a la comida hacen que perdamos esa capacidad innata. La complejidad psicológica de nuestra relación con la comida sin duda tiene mucho que ver con el hecho de que las dietas no funcionen y puede constituir el principal obstáculo para perder peso. Los estudios demuestran que las personas que se refrenan experimentan más antojos, emociones más intensas y una mayor preocupación con respecto a la comida. Asimismo, clasificar los alimentos en «buenos» o «malos» provoca una actitud más restrictiva que aumenta los antojos y, a su vez, el riesgo de comer dichos alimentos en exceso. Considerar los alimentos como un premio implica que solo pueden comerse cuando uno se los gana, lo que aumenta el deseo. Fijarse una meta también puede tener un efecto psicológico perjudicial, ya que «salirse del plan» pueden propiciar sentimientos de fracaso y de culpa, y provocar una sobreingesta.

LENTO PERO CONSTANTE

Los estudios demuestran que perder peso de forma lenta pero constante durante un período de tiempo largo es la forma más eficaz de disminuir la grasa corporal. Según un estudio, seguir unas pautas alimentarias de forma continuada, en vez de seguir un régimen determinado, es la clave para lograr controlar el peso. En lugar de saltarte comidas y arriesgarte a sentir cansancio y antojos, intenta controlar el tamaño de las raciones en cada comida, y escoge tentempiés más sanos entre horas. Comer de manera más variada también ayuda a perder peso; prueba cada día un plato nuevo o una verdura distinta.

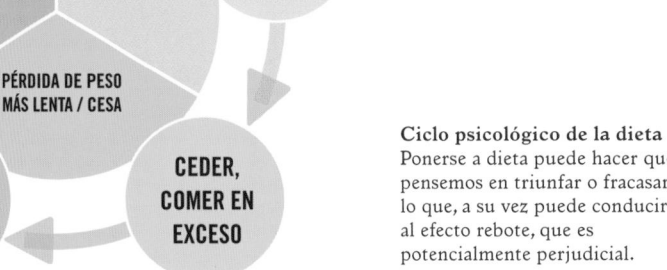

Ciclo psicológico de la dieta
Ponerse a dieta puede hacer que pensemos en triunfar o fracasar, lo que, a su vez puede conducir al efecto rebote, que es potencialmente perjudicial.

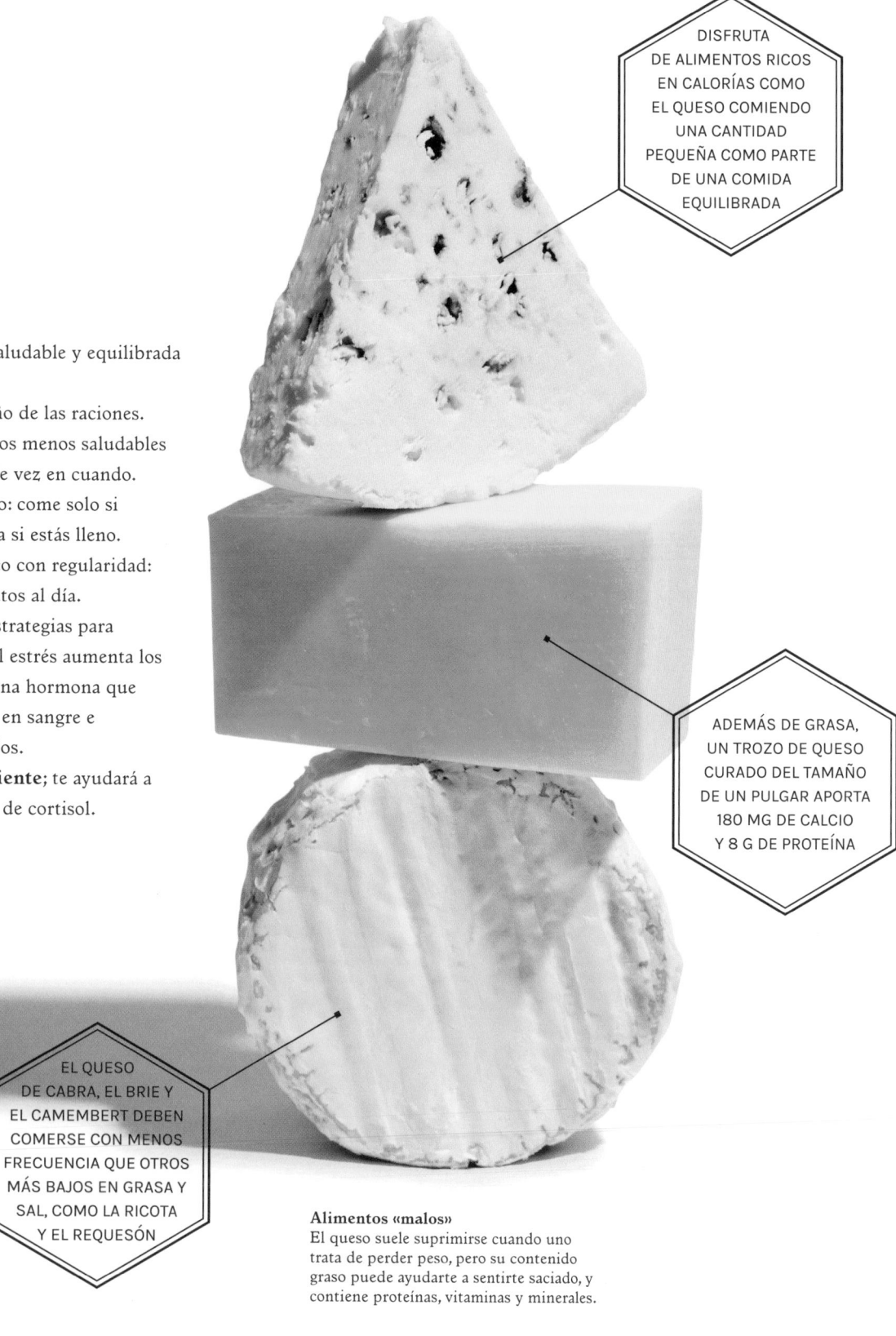

DISFRUTA DE ALIMENTOS RICOS EN CALORÍAS COMO EL QUESO COMIENDO UNA CANTIDAD PEQUEÑA COMO PARTE DE UNA COMIDA EQUILIBRADA

QUÉ FUNCIONA

● Sigue una dieta saludable y equilibrada (ver pp. 40-41).

● Controla el tamaño de las raciones.

● Come los alimentos menos saludables que te gustan solo de vez en cuando.

● Escucha tu cuerpo: come solo si tienes hambre y para si estás lleno.

● Haz ejercicio físico con regularidad: lo ideal son 30 minutos al día.

● Prueba algunas estrategias para controlar el estrés; el estrés aumenta los niveles de cortisol, una hormona que disminuye el azúcar en sangre e incrementa los antojos.

● **Duerme lo suficiente**; te ayudará a controlar los niveles de cortisol.

ADEMÁS DE GRASA, UN TROZO DE QUESO CURADO DEL TAMAÑO DE UN PULGAR APORTA 180 MG DE CALCIO Y 8 G DE PROTEÍNA

EL QUESO DE CABRA, EL BRIE Y EL CAMEMBERT DEBEN COMERSE CON MENOS FRECUENCIA QUE OTROS MÁS BAJOS EN GRASA Y SAL, COMO LA RICOTA Y EL REQUESÓN

Alimentos «malos»
El queso suele suprimirse cuando uno trata de perder peso, pero su contenido graso puede ayudarte a sentirte saciado, y contiene proteínas, vitaminas y minerales.

¿CÓMO ENCONTRAR UN PLAN DE ADELGAZAMIENTO QUE ME FUNCIONE?

En lugar de seguir un plan de adelgazamiento que se centre en las calorías o evite ciertos alimentos, para alcanzar y mantener un peso saludable debes encontrar una forma de comer que se adapte a tus necesidades, tal vez con ayuda de un profesional.

Hay muchos planes de adelgazamiento entre los que escoger, pero no todos respondemos igual a las dietas genéricas. En 2020 se llevó a cabo un estudio sobre los tres tipos de programas más populares (bajo en hidratos de carbono, rico en proteínas, bajo en grasas) y se llegó a la conclusión de que ninguno era más eficaz y que el resultado variaba entre personas. Según otro estudio, la calidad de los alimentos que comemos es importante para conseguir y mantener un peso saludable. No todo se explica diciendo que «una caloría es una caloría»: debemos considerar la información nutricional de cada alimento y nuestros hábitos a lo largo del tiempo.

ALIMENTACIÓN PERSONALIZADA

Hay pocos estudios de nutrición personalizada. En un estudio a gran escala y a largo plazo llamado Proyecto 10K se observó cómo respondían los participantes ante distintos alimentos, la composición de sus bacterias intestinales y si deberían comer de acuerdo con su ADN. Los resultados podrían llevar a hacer nuevos estudios sobre nutrición personalizada y sobre cómo conseguir mejores resultados para la salud. Mientras tanto, el plan nutricional ideal debe ser flexible y dejar espacio para la sociabilización, abordar las necesidades emocionales y físicas, y hacer que te sientas bien. Deberá tener en cuenta:

- Qué significa «saludable» para ti: ¿tal vez comer más verdura o simplemente menos azúcar?
- Lo activo que eres y la frecuencia con la que haces ejercicio.
- Tus preferencias alimentarias, tus conocimientos y tus inquietudes.
- Tu salud física y mental, incluidos la calidad del sueño, el funcionamiento hormonal y los niveles de ansiedad.
- Tus influencias sociales, culturales y familiares.
- Apoyo y metas realistas.

Lleva un diario de alimentación

Te ayudará a saber más de tus hábitos alimentarios y a comprender cómo influyen en tu ingesta la gente, los eventos y tu estado de ánimo.

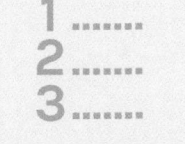

¿QUÉ ALIMENTOS?

Sé concreto
Anota lo que comas con detalle: «Una taza de té: 1 cucharadita de azúcar, 10 ml de leche desnatada».

¿TE SACIAS?

¿Lleno y satisfecho?
Puntúa sobre 10 tu disfrute y el hambre que tenías antes y después de comer.

¿A QUÉ HORA?

Momentos claves
¿Ha sido una comida planeada, un tentempié habitual o un impulso?

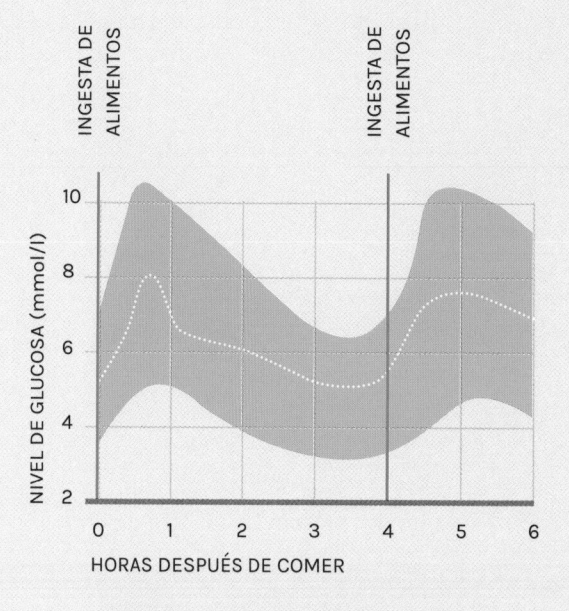

INGESTA DE ALIMENTOS

INGESTA DE ALIMENTOS

NIVEL DE GLUCOSA (mmol/l)

HORAS DESPUÉS DE COMER

EFECTO DE LA COMIDA SOBRE LA GLUCOSA EN SANGRE DE DISTINTAS PERSONAS

Distintas respuestas ante la comida
Se realizó un estudio con un millar de personas; a pesar de ingerir lo mismo, algunos individuos mostraban un máximo de azúcar en sangre mucho más pronunciado, lo que demuestra que el plan nutricional ideal debe tener en cuenta la biología individual para ser eficaz a largo plazo.

CLAVE

Nivel de glucosa en sangre

Media

Comidas ingeridas

CONSEJO DE UN ESPECIALISTA

Un dietista o nutricionista cualificado y colegiado puede orientarte para que pierdas peso de forma eficaz, además de ayudarte con otras cuestiones sobre la salud y el estado físico. Te preguntará sobre tu estado de salud y tu relación con la comida, y sobre tus metas, y es posible que te pida que anotes en un diario lo que comes o las cosas que haces. Antes de ir a verle, anota todas las preguntas y las dudas que tengas, ya que al principio hablar de tu vida y de tus hábitos alimentarios puede resultar abrumador. Deberías salir de la sesión con varias indicaciones, algunos consejos sobre los siguientes pasos que seguir y en la mayoría de los casos con fecha para la siguiente cita. El asesoramiento profesional puede ser un poco caro; también puedes probar con los programas de autoayuda o los grupos de apoyo, y buscar herramientas de planificación en internet.

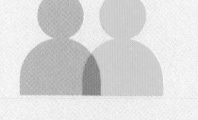

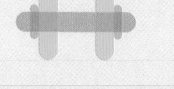

¿DÓNDE?

Lugar donde comes
Solemos comer en determinados sitios.

¿CON QUIÉN ESTABAS?

¿Estás siendo educado?
Comer más o menos puede estar ligado a personas, eventos o costumbres sociales.

¿QUÉ HACÍAS?

¿Comida o combustible?
¿Estás repostando en el gimnasio u ocupado en el trabajo?

¿CÓMO TE SIENTES?

Comida y estado de ánimo
Toma nota de cómo te sentías antes de consumir y si ha influido en tu estado de ánimo.

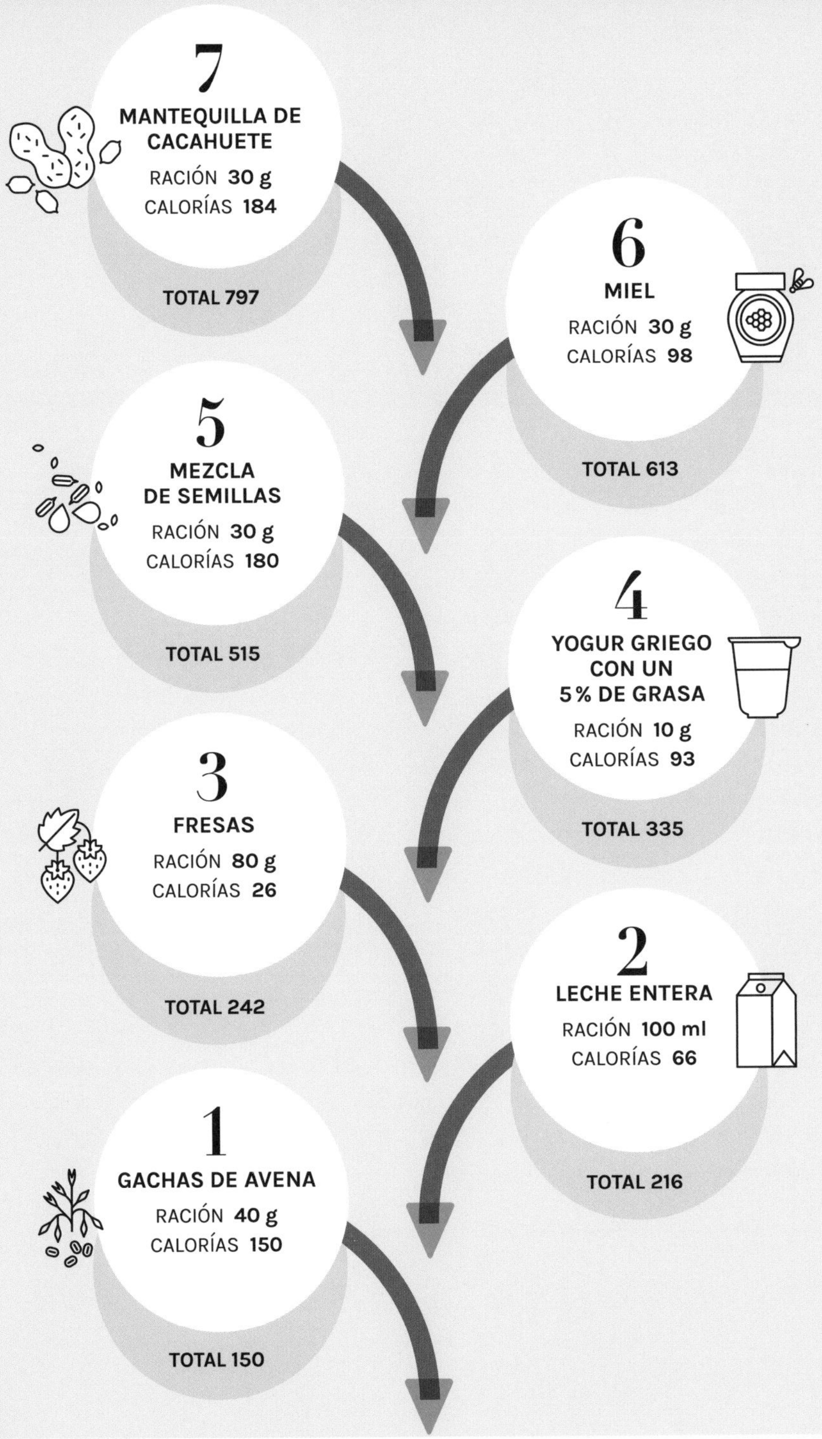

7
MANTEQUILLA DE CACAHUETE
RACIÓN **30 g**
CALORÍAS **184**

TOTAL 797

6
MIEL
RACIÓN **30 g**
CALORÍAS **98**

TOTAL 613

5
MEZCLA DE SEMILLAS
RACIÓN **30 g**
CALORÍAS **180**

TOTAL 515

4
YOGUR GRIEGO CON UN 5% DE GRASA
RACIÓN **10 g**
CALORÍAS **93**

TOTAL 335

3
FRESAS
RACIÓN **80 g**
CALORÍAS **26**

TOTAL 242

2
LECHE ENTERA
RACIÓN **100 ml**
CALORÍAS **66**

TOTAL 216

1
GACHAS DE AVENA
RACIÓN **40 g**
CALORÍAS **150**

TOTAL 150

Prepárate un buen tazón

Puedes aumentar tu ingesta calórica sin tener que comer mucho: añade cantidades relativamente pequeñas de alimentos ricos en nutrientes a tus comidas, en este caso el desayuno.

¿DEBO AUMENTAR DE PESO?

Etiquetas como «demasiado delgado» y «flacucho» pueden ser tan tóxicas como las que se usan con la gente de más peso. En cualquier caso, para añadir grasa o musculatura a tu cuerpo no basta con aumentar el tamaño de las raciones.

Aumentar de peso no es fácil. El IMC (índice de masa corporal) es una medida estándar que indica si se tiene sobrepeso, un peso saludable o si se está por debajo del peso (si la cifra es inferior a 18,5). En un estudio de 2019 con dos mil sujetos con un IMC inferior a 18, resultó que el 75 % de ellos estaban genéticamente predispuestos a estar por debajo de su peso y eran ejemplos de «delgadez saludable». Así que puede que no tengas que aumentar de peso, aunque tu IMC indique lo contrario. (De todas maneras, alguien con un IMC bajo aparentemente sano puede ser que necesite igualmente aumentar de peso para gozar de una salud óptima.)

EL PAPEL DE LA GENÉTICA

Hay personas que por naturaleza están por debajo de su peso o son más pequeñas porque su cuerpo no es capaz de almacenar tejido adiposo, allí donde los lípidos (grasas) se acumulan. Los genes también determinan nuestra capacidad para desarrollar la musculatura, lo que a su vez influye en la velocidad a la que quemamos la energía. Suele decirse que las personas de cuerpo pequeño tienen un metabolismo fantástico; cuanto más grande y musculoso seas, más trabaja tu metabolismo y más calorías quemas. En la gente pequeña, la capacidad para aumentar de peso depende en parte de su masa muscular. Si tiene mucha, le costará más aumentar de peso.

REPERCUSIÓN SOBRE LA SALUD

También puedes estar por debajo de tu peso por otras razones, como el estrés, la enfermedad o algún trastorno alimentario (ver pp. 32-33). Un peso excesivamente bajo puede provocar cansancio y problemas de salud, como un sistema inmunitario debilitado, huesos frágiles y falta de menstruación. Estos problemas pueden deberse a que no ingieres suficientes nutrientes clave, como por ejemplo calcio. Algunas personas ni siquiera son conscientes de que están por debajo de su peso óptimo. Entre los signos que deben preocuparte están:

- Falta de apetito.
- Deposiciones irregulares, sobre todo si van a menos.
- Cabello debilitado, caída del cabello o piel seca.
- Encontrarse mal con regularidad.

AUMENTA DE PESO DE FORMA SEGURA

Limitarse a comer más no funciona: también debes reajustar el tipo de alimentos que ingieres y los niveles de actividad. Cuéntale a tu médico o a un dietista colegiado que quieres aumentar de peso de forma segura y no volver a perderlo. Lo ideal es que ganes 0,5-1 kg a la semana y que hagas algo de ejercicio de baja intensidad. Comer más para aumentar de peso puede ser todo un reto; para que las raciones no sean tan grandes, incorpora alimentos ricos en nutrientes y que contengan muchas calorías, grasas o azúcar, como:

- Hidratos de carbono feculentos (lo ideal es que sean integrales), como patatas, pan, pasta y arroz
- Leche entera (hasta que empieces a subir de peso)
- Cremas de untar y aceites insaturados
- Frutos secos, semillas y aguacates para obtener grasas saludables
- Legumbres, huevos, leguminosas, carne y pescado para obtener proteínas
- Yogures, batidos caseros y púdines de leche para obtener proteínas y calorías.

¿DEBERÍA CONTAR LAS CALORÍAS?

Contar las calorías te ayudará a ser consciente de tu ingesta calórica diaria. Pero los alimentos son algo más que calorías, y si los reduces a una cifra corres el riesgo de simplificar en exceso tu alimentación y su valor nutritivo.

Controlar las calorías puede ayudarte a alcanzar el déficit energético que necesitas para perder peso. Pero no todas las calorías son iguales desde un punto de vista nutricional. Además, el cuerpo no metaboliza todos los alimentos de la misma forma. Por ejemplo, puede absorber más calorías de un nacho que de la cantidad equivalente de maíz. Asimismo, una persona puede obtener más calorías que otra.

VICIOS AL CONTARLAS

Contar las calorías, además de quitarte tiempo, puede llevar a comportamientos restrictivos o a hábitos poco saludables. Puede ser tentador comer alimentos altamente procesados porque en ellos se especifican claramente las calorías, así que es más fácil contarlas; o a lo mejor suprimes alimentos muy nutritivos, como los frutos secos o el pescado azul, basándote únicamente en su contenido calórico.

HERRAMIENTAS DE SEGUIMIENTO

Muchas personas las cuentan con una pulsera de actividad. Es cierto que animan a hacer ejercicio con regularidad, pero las marcas más populares pueden llegar a exagerar el número de calorías quemadas al andar en más de un 50 %. Basarse solo en estas herramientas, en vez de usarlas como un mero indicador de la ingesta calórica y el gasto energético, puede llevar a un consumo excesivo. Algunas apps están diseñadas para tenerte siempre enganchado, lo que puede llevarte a estar pendiente de forma compulsiva. Si decides contarlas, hazlo como parte de una dieta saludable y equilibrada, y escucha las señales de hambre de tu cuerpo.

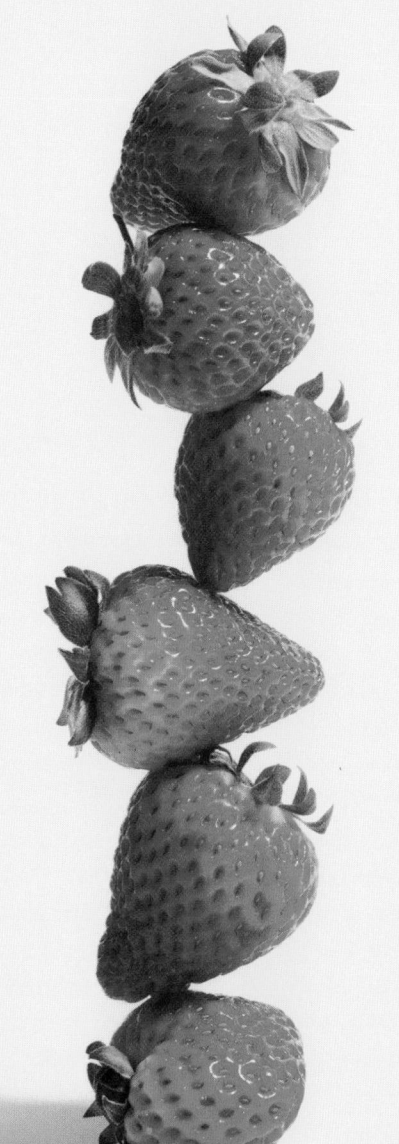

Calorías distintas
Una chuche tiene un contenido calórico parecido al de seis fresas, pero está hecha básicamente de azúcar.

¿PUEDO FIARME DE LA BÁSCULA?

Si estás intentando perder peso, subirte a la báscula es como enfrentarte
al momento de la verdad. Pero los datos que aparecen allí no muestran lo
que está ocurriendo realmente en tu cuerpo.

———————

Pesarte es una forma sencilla de controlar el progreso para hacer ajustes que mejoren el equilibrio energético (ver pp. 84-85). Según un estudio, las personas que se pesan a diario muestran una mayor pérdida de peso que las que solo lo hacen de vez en cuando. Pero hay razones por las que es mejor no usar la báscula para medir la pérdida de peso.

VARIABLES DEL PESO

Tu peso puede fluctuar tras una comida, y entre 1 y 3 kg a lo largo del día. Solemos pesar más por la tarde, tras comer y beber. La sal, el alcohol, la medicación y la menstruación pueden provocar retención de líquidos. Pesamos más tras el fin de semana y el momento ideal para pesarnos es el miércoles por la mañana antes de tomar nada.
Si quieres establecer un peso base, usa siempre la misma báscula, a la misma hora y pésate sin ropa.

Ten en cuenta además que fiarse en exceso de la báscula puede contribuir a que tengas una imagen corporal y una relación con la comida poco saludables.

¿QUÉ ES LO QUE NO ME DICE LA BÁSCULA?

La lectura del peso no refleja la grasa corporal que tienes, tu complexión general o lo sano que estás. Puede que estés perdiendo grasa corporal, ganando músculo, durmiendo mejor y mejorando tu salud intestinal (ver pp. 48-51), y que la cifra que aparece en la báscula no sea más baja. Las llamadas básculas inteligentes se supone que miden la grasa corporal enviando una corriente eléctrica diminuta por el cuerpo, pero, por desgracia, es un poco más complicado que eso: por ejemplo, si estás deshidratado, puede aparecer una cantidad de grasa corporal mayor. La mayoría de los estudios han llegado a la conclusión de que no son precisas.

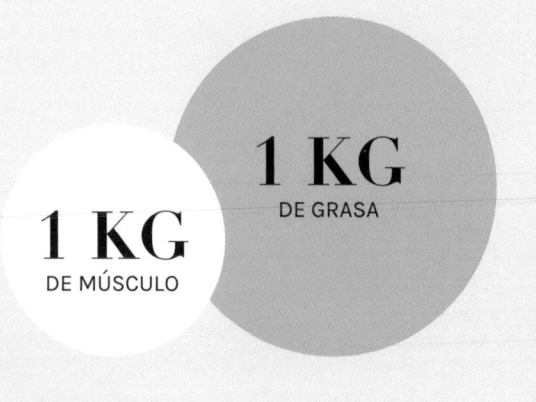

1 KG
DE GRASA

1 KG
DE MÚSCULO

Grasa vs. músculo
El músculo es más denso y ocupa menos espacio que la grasa; con más músculo pesas más, pero pareces más esbelto.

¿IMPORTA EL HORARIO DE LAS COMIDAS?

Los estudios sugieren que cuándo y cómo comemos influye tanto en nuestra salud física como mental, así que es importante sentarse a desayunar por la mañana o reunirse con la familia para cenar por la noche.

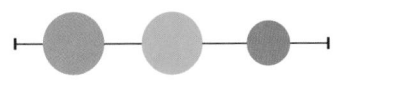

OPCIÓN 1

COMIDA NORMAL PARA DESAYUNAR
COMIDA NORMAL AL MEDIODÍA
COMIDA LIGERA PARA CENAR

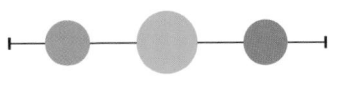

OPCIÓN 2

COMIDA LIGERA PARA DESAYUNAR
COMIDA NORMAL AL MEDIODÍA
COMIDA LIGERA PARA CENAR

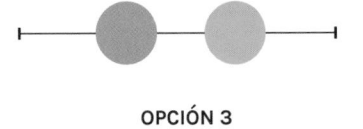

OPCIÓN 3

COMIDA NORMAL POR LA MAÑANA
COMIDA NORMAL POR LA TARDE

Es más saludable comer siempre a la misma hora. Seguir un patrón regular de comidas que incluya desayuno, dos o tres comidas al día, y una mayor proporción de la ingesta calórica diaria por la mañana, puede tener beneficios psicológicos, como una menor inflamación y una mejor resistencia al estrés. Seguir un horario regular para las comidas aporta sensación de ritmo y familiaridad, lo que es muy beneficioso desde un punto de vista psicológico.

Desayuno

SEGÚN UN ESTUDIO RECIENTE SOBRE LOS HÁBITOS EN EL DESAYUNO, LOS JÓVENES DE ENTRE 13 Y 18 AÑOS ERAN LOS QUE MÁS SOLÍAN SALTARSE ESTA COMIDA

Un 22 % de los participantes de este grupo de edad se tomaban el desayuno dos días o menos de cada cuatro. Según estudios anteriores, las diferencias en la estructura familiar, la etnia, la posición socioeconómica, la falta de tiempo y el no disfrutar con la comida influían en este hecho.

El apetito y el gasto energético siguen los ritmos circadianos, el «reloj biológico» natural que regula cuándo estamos despiertos, cuándo dormimos y otras muchas cosas. Pero el horario de las comidas puede alterarlo. Personalizar el horario de las comidas para adaptarlo a tu ciclo de sueño puede mejorar tu salud y limitar el aumento de peso. Eso no significa restringir la comida: escucha tu cuerpo para decidir el horario de las comidas y el tamaño de las raciones.

APROVECHA AL MÁXIMO LAS COMIDAS

Intenta comer sentado en una silla con la espalda recta delante de la mesa: en esta postura el estómago puede vaciarse, lo que facilita la digestión. También nos ayuda a comer de forma consciente y a percibir la sensación de saciedad (ver pp. 104, 206-207). Es incluso mejor comer con amigos o familiares: conversar mientras se come disminuye la velocidad a la que ingieres, lo que te permite sentir que estás lleno y evita que comas de más. En cambio, comer ante el televisor hace que no nos fijemos en lo que comemos, lo que podría hacer que ingiramos más cantidad de la que necesitamos.

¿ES MALO PICAR ENTRE HORAS?

Picar entre horas es un hábito que suele ser vilipendiado, pero puede hacerse de modo que contribuya a una buena alimentación.

―――――――――

Picar entre horas es algo muy habitual. No es algo malo en sí mismo: puede ayudar a mantener los niveles de energía, especialmente en días ajetreados, y evitar que te sientas tan hambriento que acabes comiendo en exceso.

Pero picar entre horas puede convertirse en un hábito e incluso acabar reemplazando comidas, lo que nunca es bueno, ya que el cuerpo no puede obtener todos los nutrientes que necesita de pequeños tentempiés. Muchas personas pican algo por aburrimiento, una forma de hambre hedónica (ver p. 104). Comer por puro placer no es malo necesariamente; después de todo, la comida es algo más que un combustible. Pero si escoges alimentos como galletas, dulces y bollería, que contienen mucho azúcar y grasa, o picas a menudo entre horas, puede que consumas más de lo que tu cuerpo necesita. Además, la industria de los aperitivos suele usar propaganda engañosa. Las barritas envueltas individualmente son prácticas, sobre todo cuando estás fuera de casa, pero la mayoría contienen gran cantidad de azúcar, a pesar de que se anuncian como una opción «saludable» (ver pp. 62-63).

Hay tentempiés que no hay por qué evitar, pero la mejor política es la de «todo con moderación». Es aconsejable tener cuidado con lo que picas entre horas (ver pp. 206-207) y escoger opciones saludables y equilibradas, porque así evitarás las subidas de azúcar en sangre (ver pp. 202-203) y te sentirás saciado durante más tiempo.

Una tendencia actual

SEGÚN UN ESTUDIO, LOS *MILLENNIALS* (QUIENES TIENEN 21-38 AÑOS) SUELEN PICAR MÁS ENTRE HORAS QUE LAS GENERACIONES ANTERIORES.
Casi una cuarta parte de este grupo de edad pica algo al menos cuatro veces al día, y una parte significativa de las veces es para hacer frente al aburrimiento o el estrés.

APERITIVOS SALUDABLES:

- Crudités de zanahoria y hummus
- Manzana troceada con 1 cucharadita de mantequilla de cacahuete
- Un puñado pequeño de frutos secos
- Un plátano con yogur
- Bolitas energéticas caseras
- Pastelitos de arroz con aguacate

DELICIOSO

LA MANTEQUILLA DE CACAHUETE TIENE GRASAS SALUDABLES Y ES MUY NUTRITIVA; LA MANZANA, FIBRA E HIDRATOS DE CARBONO

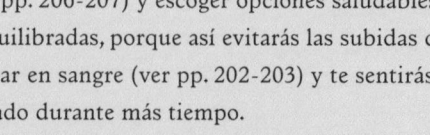

¿POR QUÉ TENGO HAMBRE A TODAS HORAS?

¡Puede ser simplemente porque necesitas comer más! O tal vez
estás malinterpretando las señales que te manda tu cuerpo.
El hambre es un fenómeno muy poco comprendido.

Todos tenemos hambre de vez en cuando: es lo que siente tu cuerpo cuando necesitas comer. La saciedad se refiere a sentirse lleno, mientras que la satisfacción tiene que ver con sentirse satisfecho.

Unas hormonas se encargan de controlar el equilibrio entre hambre y saciedad, y lo que comes altera el equilibrio de esas hormonas. La comida modifica los niveles de hormonas intestinales, lo que a su vez influye en los metabolitos presentes en la sangre y en las señales que transmiten por el cuerpo.

CLASES DE HAMBRE

El hambre homeostática es la sensación de querer comer, provocada por la necesidad de energía (ver página opuesta). El hambre hedónica describe el deseo de comer por placer. Cuando olemos o probamos algo sabroso, el cerebro segrega hormonas de placer como la dopamina. Como resultado lo asociamos con la sensación de placer, lo que hace que queramos volver a comerlo o que comamos de más.

Algunos factores psicológicos y emocionales pueden alterar el equilibrio entre las hormonas del hambre. El cansancio también puede influir (ver pp. 142-143). Tenemos un complejo sistema de hormonas que interactúan entre sí de muchas formas. Por ejemplo, el cortisol, la hormona del estrés, inhibe el apetito, pero en casos de estrés crónico puede aumentarlo.

CONTROLAR EL HAMBRE PERSISTENTE

Parece que a medida que nos hacemos mayores, perdemos la conexión con las señales de hambre innatas. Por ejemplo, confundimos la sed con el hambre. Combatir la sensación de hambre puede hacer más mal que bien, pero es bueno reconocer si tu cuerpo necesita alimento, o si el hambre que sientes es por el placer asociado a la comida.

Si estás cansado y tu estómago se queja, es posible que a tu cuerpo le falte energía y necesites comer para saciarlo. Si te pasa a menudo, come un poco más en las comidas, considera la posibilidad de aumentar la ingesta de hidratos de carbono o llévate un tentempié cuando salgas de casa.

Si lo que sientes es hambre hedónica, es posible que necesites algo que te satisfaga. Los estudios sugieren que algunos alimentos pueden ser más satisfactorios que otros. Una dieta rica en fibra o alta en proteínas suprime la ghrelina (la hormona del hambre) de forma efectiva.

EVITA LA MENTALIDAD NEGATIVA

Cuando te dejas llevar y comes pese a sentirte lleno aparece la actitud destructiva, que surge de una mezcla de sentimientos contradictorios, como el deseo, el sentimiento de culpa, la frustración y la satisfacción. Si estás tratando de desentrañar tus señales internas, intenta ser intuitivo y fíjate en lo que comes (ver pp. 208-211). Mientras comes, minimiza las distracciones. Por ejemplo, apaga el televisor y otras pantallas.

No pasa nada por tomar una onza de chocolate después de comer, pero si ves que estás comiendo en exceso o por aburrimiento, escucha lo que te dice tu cuerpo y pregúntate si es hambre real. Normalmente, el antojo se pasa. Concéntrate en otra cosa para dejar de pensar en ello. Si masticas más te será más fácil comer menos en las comidas y te sentirás más saciado.

Hormonas del hambre

El apetito es regulado por el equilibrio entre distintas hormonas, sobre todo la ghrelina y la leptina. Unos receptores que hay en el hipotálamo del cerebro reaccionan ante su presencia y activan procesos corporales que causan la sensación de hambre o de saciedad.

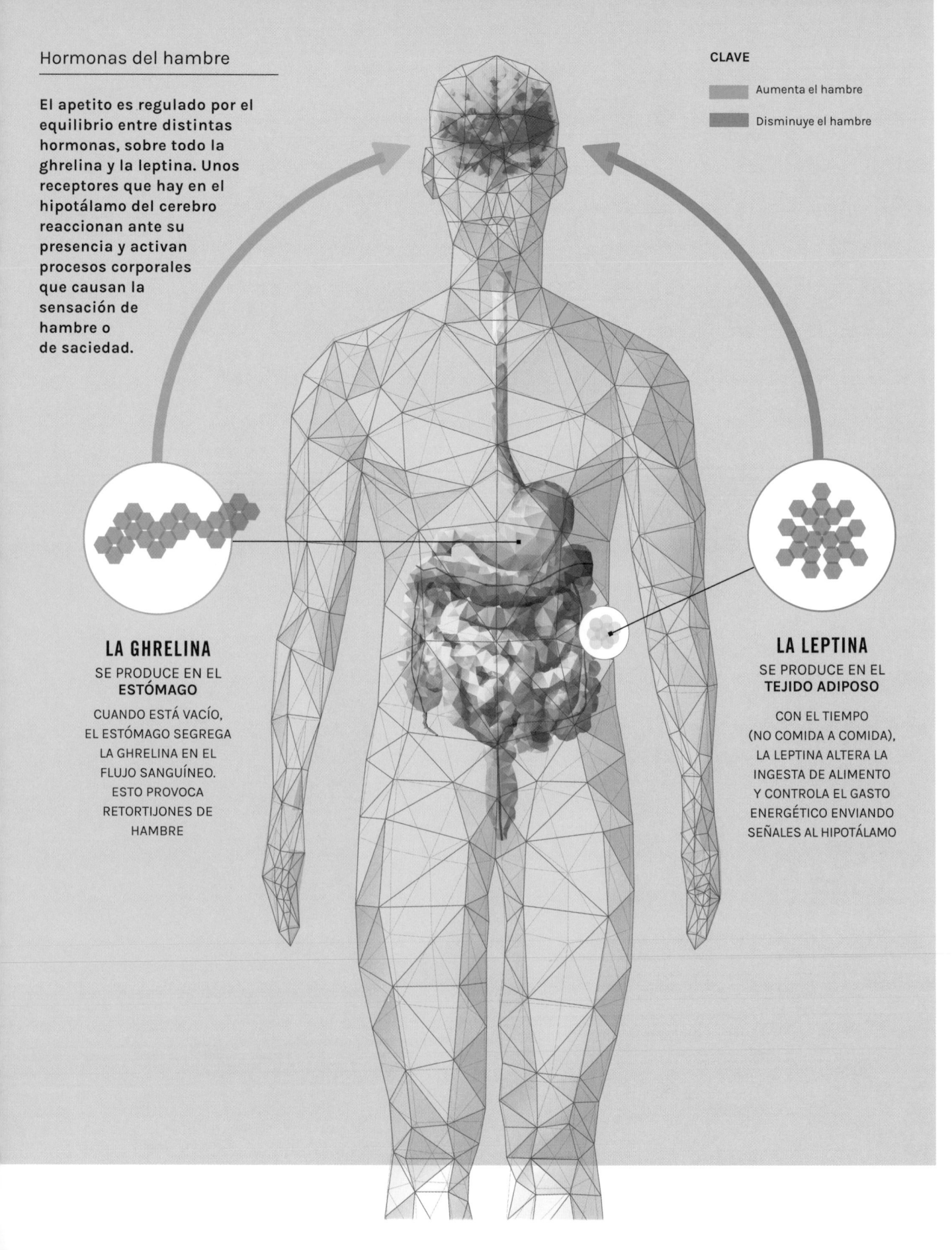

CLAVE

Aumenta el hambre

Disminuye el hambre

LA GHRELINA
SE PRODUCE EN EL
ESTÓMAGO

CUANDO ESTÁ VACÍO,
EL ESTÓMAGO SEGREGA
LA GHRELINA EN EL
FLUJO SANGUÍNEO.
ESTO PROVOCA
RETORTIJONES DE
HAMBRE

LA LEPTINA
SE PRODUCE EN EL
TEJIDO ADIPOSO

CON EL TIEMPO
(NO COMIDA A COMIDA),
LA LEPTINA ALTERA LA
INGESTA DE ALIMENTO
Y CONTROLA EL GASTO
ENERGÉTICO ENVIANDO
SEÑALES AL HIPOTÁLAMO

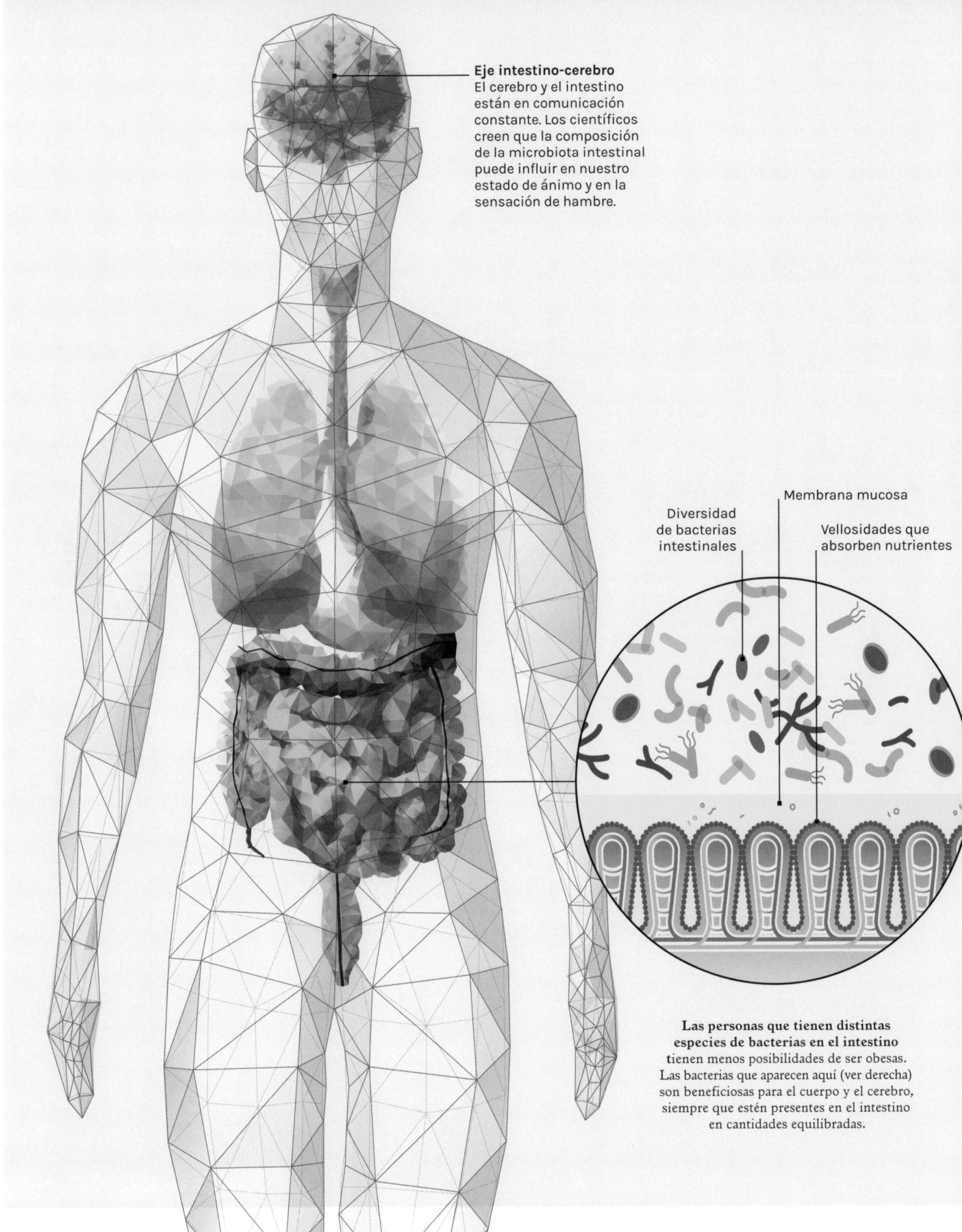

Eje intestino-cerebro
El cerebro y el intestino están en comunicación constante. Los científicos creen que la composición de la microbiota intestinal puede influir en nuestro estado de ánimo y en la sensación de hambre.

Diversidad de bacterias intestinales

Membrana mucosa

Vellosidades que absorben nutrientes

Las personas que tienen distintas especies de bacterias en el intestino tienen menos posibilidades de ser obesas. Las bacterias que aparecen aquí (ver derecha) son beneficiosas para el cuerpo y el cerebro, siempre que estén presentes en el intestino en cantidades equilibradas.

¿PUEDEN AYUDAR A PERDER PESO LAS BACTERIAS INTESTINALES?

Los estudios sugieren que la microbiota intestinal, es decir, los miles de millones de bacterias del intestino, puede influir en nuestra capacidad de perder peso.

———————

En los últimos años la fascinación por la microbiota intestinal ha aumentado notablemente, ya que se ha descubierto lo importante que es su diversidad para la salud física y mental. Las bacterias intestinales intervienen en muchos sistemas corporales, entre ellos el sistema inmunitario, el digestivo y el que regula el hambre (ver pp. 48-53 y 140-141). No hay dos personas con la misma combinación de bacterias intestinales y se ha encontrado un vínculo entre la variación de la microbiota y la composición corporal.

IMPACTO DE LA DIVERSIDAD

En un estudio se invitó a 26 participantes a seguir una dieta baja en calorías y rica en frutas y verduras; resultó que algunas personas perdían más peso que otras. Al analizar los datos vieron que posiblemente se debía a que tenían distintas bacterias intestinales, lo que podía influir en la eficacia con la que los alimentos eran descompuestos y consecuentemente en la cantidad de kilos que perdían. En otro estudio, los investigadores analizaron las bacterias intestinales de 169 adultos obesos y 123 no obesos; descubrieron que el 23 % de los que tenían menos diversidad de bacterias tenían más posibilidades de ser obesos, y presentaban más marcadores inflamatorios, mayor

resistencia a la insulina y mayores niveles de lípidos, todo lo cual aumenta el riesgo de padecer diabetes y enfermedades cardiovasculares.

Dichos efectos se producen porque la diversidad de bacterias de nuestra microbiota puede influir en nuestra forma de procesar la comida, así como en otras reacciones bioquímicas, y de este modo influir en la pérdida de peso. Estas diferencias se deben probablemente a una combinación de factores genéticos y medioambientales. Por ejemplo, la especie de bacterias que más se hereda, la *Christensenellaceae*, está presente sobre todo en las personas delgadas, y se sabe que impide el aumento de peso en las ratas. Podemos aumentar la diversidad de nuestra microbiota intestinal consumiendo alimentos variados básicamente de origen vegetal, ricos en fibra, e incorporando alimentos fermentados probióticos, así como limitando el uso de medicamentos y antibióticos innecesarios. Pero eso es solo un factor y hacen falta más estudios para poder confirmar hasta qué punto influyen las bacterias intestinales en la pérdida de peso. Hasta la fecha no hay una definición de cómo debe ser una microbiota intestinal saludable, más allá de que tiene que ser variada.

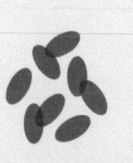
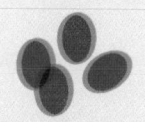
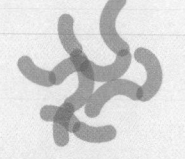
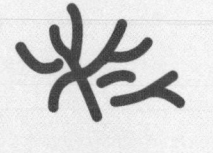
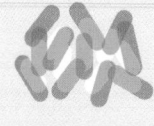
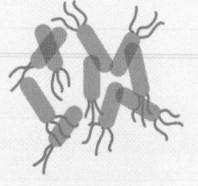

ENTEROCOCCUS FAECALIS

AKKERMANSIA MUCINIPHILA

CHRISTENSENELLA MINUTA

BIFIDO- BACTERIUM

LACTOBACILLUS

ESCHERICHIA COLI (cepas inocuas)

¿ME AYUDARÁN A PERDER PESO LOS ALIMENTOS LÍQUIDOS?

Las sopas y los batidos sustitutivos son bebidas con las calorías controladas que se consumen en lugar de una comida o un tentempié en dietas para perder peso. Suelen anunciarse como métodos para perder peso rápidamente. ¿Es cierto?

A algunas personas, las comidas líquidas les ayudan a empezar a perder peso, pero los estudios sugieren que solo son eficaces a corto plazo. Su uso prolongado no es aconsejable. De hecho, al volver a los alimentos sólidos, hay muchas posibilidades de ganar peso.

LOS PROS

Algunos estudios sobre las comidas líquidas muestran resultados positivos. Los participantes de un estudio que limitaron la ingesta oral a unas 800 calorías al día de dieta líquida, a los doce meses mostraron pérdida significativa de peso. Entre tres y cinco meses más tarde empezaron a reintroducir alimentos sólidos y aun así mantuvieron los kilos perdidos. Así pues, aunque las dietas líquidas a la larga son insostenibles, pueden facilitar cambios de conducta, ya que la gente se anima al ver que es capaz de perder peso y que eso es beneficioso para su bienestar físico y mental.

Los productos sustitutivos pueden ser útiles para las personas que están muy ocupadas o no quieren tener que tomar decisiones a la hora de comer. Además, suelen estar enriquecidos con micronutrientes. ¡Algunas marcas (caras) incluso afirman que son más nutritivos que una comida corriente!

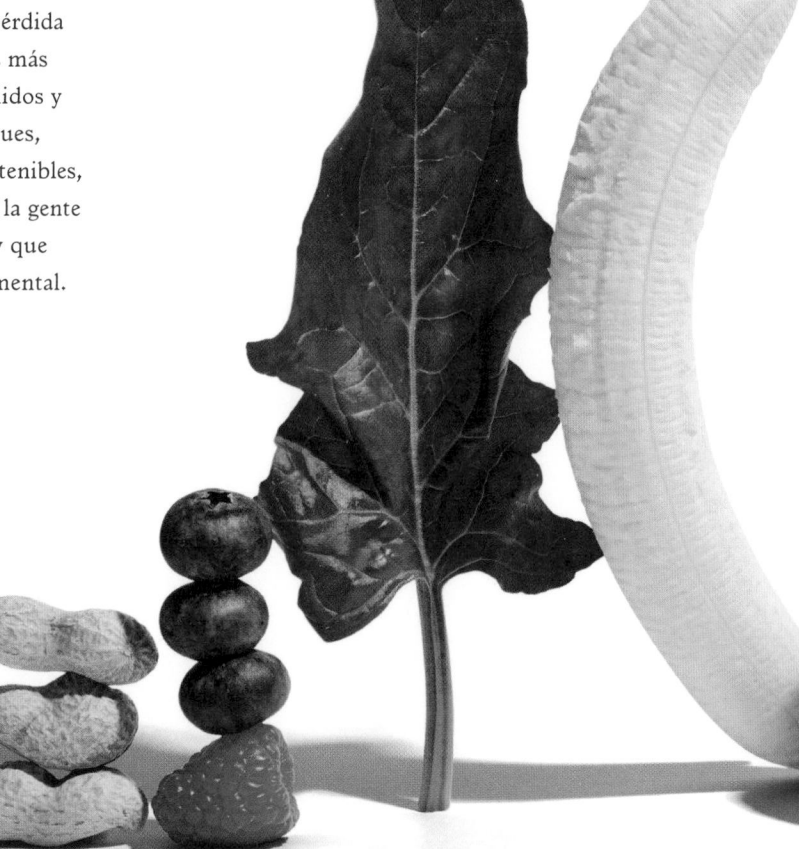

Los batidos son una gran opción para tomar fuera de casa. Tomar algún batido de vez en cuando para desayunar o comer puede ser cómodo y es nutritivo.

LOS CONTRAS

La masticación mejora la absorción de nutrientes. Según un estudio, masticar las almendras entre veinticinco y cuarenta veces suprime la sensación de hambre y hace que el cuerpo absorba mejor sus nutrientes. Las personas que no mastican bien pueden tener problemas digestivos y acabar picando más entre horas. Lo mismo ocurre con aquellos que toman comidas líquidas.

Tras pasar un tiempo tomando comidas líquidas y lograr perder unos cuantos kilos, al volver a los alimentos sólidos pueden aparecer problemas. Es muy fácil volver a los viejos hábitos y recuperar esos kilos. Esto puede agravarse por cambios hormonales consecuencia de las restricciones dietéticas y de la disminución del índice metabólico (ver pp. 92-93).

Las comidas líquidas pueden desarrollar una mala relación con la comida (ver pp. 210-211). Asimismo, seguir un plan de alimentación establecido puede disminuir la capacidad del individuo ante las señales internas de hambre y la sensación de saciedad (ver pp. 104-105). Esto puede hacer que la transición a los alimentos sólidos resulte todavía más dura.

Por último, pero no menos importante, las comidas líquidas eliminan el disfrute y la parte social de la comida. Disfrutar de las comidas con la familia y los amigos contribuye enormemente a aumentar tu bienestar.

SOPAS Y BATIDOS CASEROS

Los alimentos líquidos no tienen nada de malo, siempre que formen parte de una dieta equilibrada que incluya alimentos sólidos. Tomar un batido de vez en cuando no es una idea descabellada. Es una forma fácil de obtener muchos nutrientes, especialmente si no te gusta la fruta y la verdura (ver «Incorporaciones nutritivas», abajo), o si has perdido el apetito y te apetece más beber que comer.

Prepara sopas con muchas verduras para añadir cantidad de fibra a tu dieta.

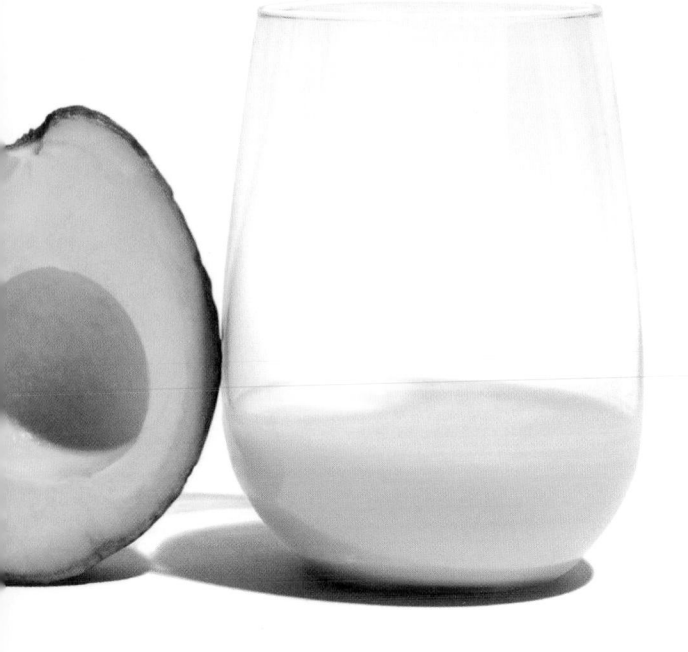

Incorporaciones nutritivas

SI PREPARAS LOS BATIDOS EN CASA, PUEDES LOGRAR QUE SEAN MÁS NUTRITIVOS Y REDUCIR LA INGESTA DE AZÚCAR.

Muchos de los batidos que compras por ahí llevan sobre todo fruta. Los fabricantes saben que los azúcares de la fruta hacen que su producto sea más sabroso (ver p. 64). Si lo preparas tú, podrás aumentar el contenido de verduras. Prueba a añadirle grasas saludables, como semillas de lino y aguacate. También puedes añadirle proteínas en polvo, para que tu bebida nutritiva sea un alimento completo.

¿DEBERÍA SUPRIMIR O REDUCIR LOS HIDRATOS DE CARBONO?

Las dietas bajas en hidratos de carbono, como la keto, la Atkins y la Dukan, han sido muy populares en los últimos años, en parte por la cobertura mediática que afirma que el gran secreto para perder peso son las dietas «bajas en carbohidratos» o «sin carbohidratos». Esto simplemente no es cierto.

La cantidad de hidratos de carbono que necesitamos varía con la edad, el sexo, la complexión y el nivel de actividad. Si crees que consumes más hidratos de carbono de los que necesitas, puedes reducirlos para tener una dieta más equilibrada. Eso no es lo mismo que seguir una dieta baja en hidratos de carbono.

En las redes sociales, y en algunas publicaciones, suelen descartarse los hidratos de carbono porque engordan. Es cierto que la mayoría de la población necesita menos hidratos de carbono porque lleva un estilo de vida sedentario, pero deben formar parte de la dieta. ¡Japón tiene una de las tasas de obesidad más bajas y es uno de los países que consume más!

PÉRDIDA DE FLUIDOS

La energía de los hidratos de carbono (como glucosa) puede transformarse en moléculas de glucógeno y almacenarse con el agua necesaria para reconvertirlo en glucosa en el futuro. En una dieta baja en hidratos de carbono, se tienen menos reservas de glucógeno, y también falta el agua correspondiente. La pérdida de peso repentina suele confundirse con pérdida de grasa.

DIETAS BAJAS EN CARBOHIDRATOS

Estas dietas recomiendan eliminar o reducir mucho carbohidratos como los cereales (pasta, arroz y pan), las frutas y las verduras feculentas, y las legumbres.

El espejismo de pérdida de peso del glucógeno

Cada gramo de glucógeno (glucosa almacenada) se almacena con 3 g de agua. La eliminación de dicha agua cuando las reservas de glucógeno se agotan suele confundirse con una pérdida de peso.

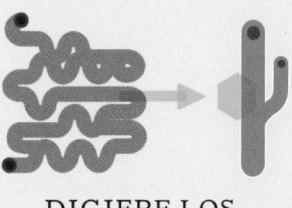

DIGIERE LOS CARBOHIDRATOS

Los carbohidratos se descomponen durante la digestión y segregan glucosa en el flujo sanguíneo.

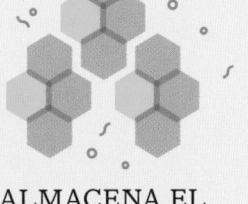

ALMACENA EL GLUCÓGENO

El exceso de glucosa se convierte en glucógeno y se almacena en el hígado y los músculos junto al agua, en una proporción de 1 parte de glucógeno y 3 partes de agua.

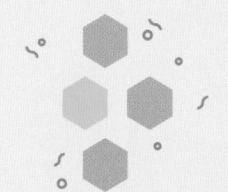

LIBERA LA GLUCOSA

El agua se usa para reconvertir el glucógeno en glucosa cuando se necesita energía. La glucosa se libera en el flujo sanguíneo junto con el agua.

Diabetes tipo 2

EL ÚNICO CASO EN EL QUE UNA DIETA BAJA EN CARBOHIDRATOS ES BENEFICIOSA ES EN PACIENTES CON DIABETES DE TIPO 2.

Una dieta baja en carbohidratos puede ser una solución a corto plazo segura y eficaz en personas con diabetes de tipo 2 que quieren perder peso. Puede ayudar a mejorar el control glucémico y reducir el riesgo de sufrir enfermedades cardiovasculares. Es importante acudir a un profesional de la salud para que introduzca los cambios necesarios en la medicación, y para que controle la glucosa en sangre y el riesgo de hipoglucemia (ver pp. 170-173).

No hay diferencia significativa de pérdida de peso entre las dietas bajas en carbohidratos y las bajas en grasas. Se da una reducción del peso en las dietas cetogénicas, pero no se mantiene en el tiempo. Hay, además, un alto índice de fracaso.

Los hidratos de carbono son beneficiosos para la salud (ver p. 12). Si los limitas, puedes tener dolores de cabeza y estreñimiento. La fibra de los hidratos de carbono es muy beneficiosa: mejora la digestión y mantiene niveles estables de azúcar en sangre, entre otras cosas. La dieta keto, que excluye muchas frutas y verduras, puede causar estreñimiento. Seguir una dieta cetogénica puede limitar los beneficios a largo plazo de nutrir las bacterias intestinales (ver pp. 48-53).

Reducir los hidratos de carbono puede causar fatiga, desánimo y antojos. No se recomienda en quienes se recuperan de un trastorno alimentario o están aprendiendo a comer de forma ordenada (ver pp. 210-211), ni tampoco en los niños.

DESEQUILIBRIO DE MACRONUTRIENTES

Si limitas algún grupo de alimentos puedes sufrir un déficit nutricional. Al suprimir o limitar los carbohidratos, es posible que recurramos a otros macronutrientes para compensar. Las grasas y las proteínas dietéticas pueden aumentar a niveles insanos, lo que puede disminuir la sensación de hambre y ayudarnos a perder peso, pero provoca otros problemas como el aumento de colesterol. Según algunos estudios, los jóvenes sanos que hacían una dieta baja en carbohidratos y rica en grasas tenían un 44 % de posibilidades de tener el colesterol LDL (el «malo», ver p. 17) alto. Las dietas keto potencian los alimentos ricos en grasas, pero si no diferencias entre las grasas saturadas y las insaturadas, tus niveles de colesterol LDL aumentarán, lo que incrementa el riesgo de sufrir una enfermedad cardíaca o una embolia.

INGESTA DE REFERENCIA DE HIDRATOS DE CARBONO

250 g
al día

DIETA BAJA EN CARBOHIDRATOS

< 130 g
al día

DIETA KETO

< 50 g
al día

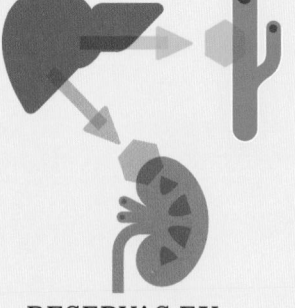

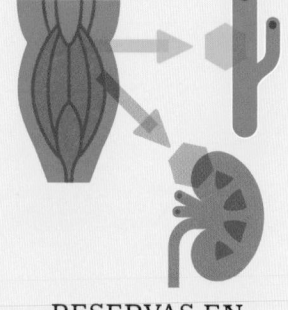

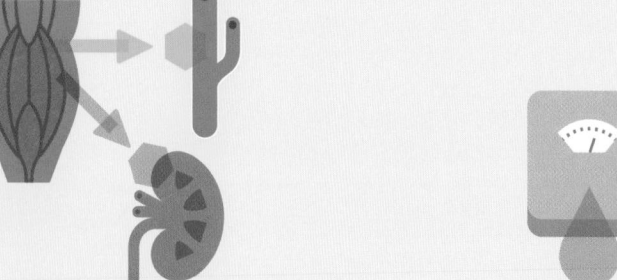

RESERVAS EN EL HÍGADO

Se usa el glucógeno almacenado en el hígado. El agua usada para convertirlo en glucosa va por el flujo sanguíneo hasta los riñones, para ser expulsada como orina.

RESERVAS EN LOS MÚSCULOS

Cuando la reserva de glucógeno del hígado se agota, el cuerpo recurre al glucógeno que está almacenado en los músculos.

PESO DEL AGUA

Si suprimes los carbohidratos, se consume la reserva de glucógeno, y se pierde peso de agua (no de grasa).

¿QUÉ ES UNA DIETA DÉTOX? ¿Y UNA INFUSIÓN DÉTOX?

La palabra «détox» está de moda. Muchos productos y dietas prometen eliminar las toxinas, ayudarte a perder peso o reducir la celulitis. Pero no hace falta que elimines las toxinas, porque el cuerpo dispone de un eficaz sistema de desintoxicación.

No necesitamos «limpiarnos» ni desintoxicarnos, así que seguir estas dietas no tendrá el efecto deseado. La idea de sentirse limpio es lo que lleva a la gente a embarcarse una y otra vez en este tipo de dietas, que son caras y sumamente restrictivas. Todos los días entramos en contacto con toxinas presentes en el aire que respiramos y en los alimentos que comemos. Pero nuestro cuerpo es un organismo maravilloso que, a través del hígado, elimina eficazmente las toxinas y los productos residuales.

Puede que al seguir uno de estos planes détox pierdas algo de peso, pero en su mayor parte se deberá a la pérdida de agua (ver pp. 110-111) y al volver a tu alimentación habitual volverás a ganarlo.

RIESGOS SIN RECOMPENSA

Con el tiempo, las dietas détox pueden provocarte alguna deficiencia nutritiva debido a las restricciones dietéticas que imponen. Estas restricciones pueden hacer que te sientas débil y probablemente que tengas más hambre, lo que puede hacerte comer en exceso.

Lo importante es que estas dietas no son indicadas para perder peso y son muy malas para la nutrición. Ningún profesional de la salud te recomendará una dieta détox, porque no necesitas desintoxicarte.

INFUSIONES DÉTOX

Últimamente, este tipo de infusiones aparecen a menudo en las redes sociales y son muchos los que afirman que son fantásticas para perder peso. A corto plazo es posible que pierdas peso, como ocurre con cualquier régimen, pero no hay pruebas de que tomar infusiones ayude a adelgazar.

Las infusiones détox o «para adelgazar» acaparan los titulares ya que aseguran que pueden ayudarte a perder peso rápidamente sin hacer régimen, porque aceleran el metabolismo. ¡Es normal que fascinen a mucha gente!

Desintoxicación por el hígado

En la digestión, la sangre cargada de nutrientes del intestino delgado pasa al hígado para ser procesada. Unas células presentes en el hígado llamadas hepatocitos criban los nutrientes y los redistribuyen por las zonas del cuerpo donde son necesarios. Al mismo tiempo, los hepatocitos descomponen las toxinas y envían los residuos para que sean eliminados.

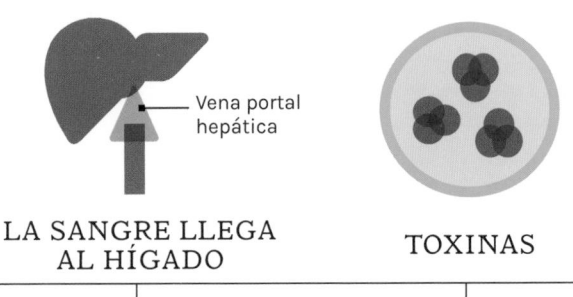

Vena portal hepática

LA SANGRE LLEGA AL HÍGADO

TOXINAS

El hígado recibe la sangre a través de la vena portal hepática.

Las toxinas son eliminadas de la sangre en el hígado.

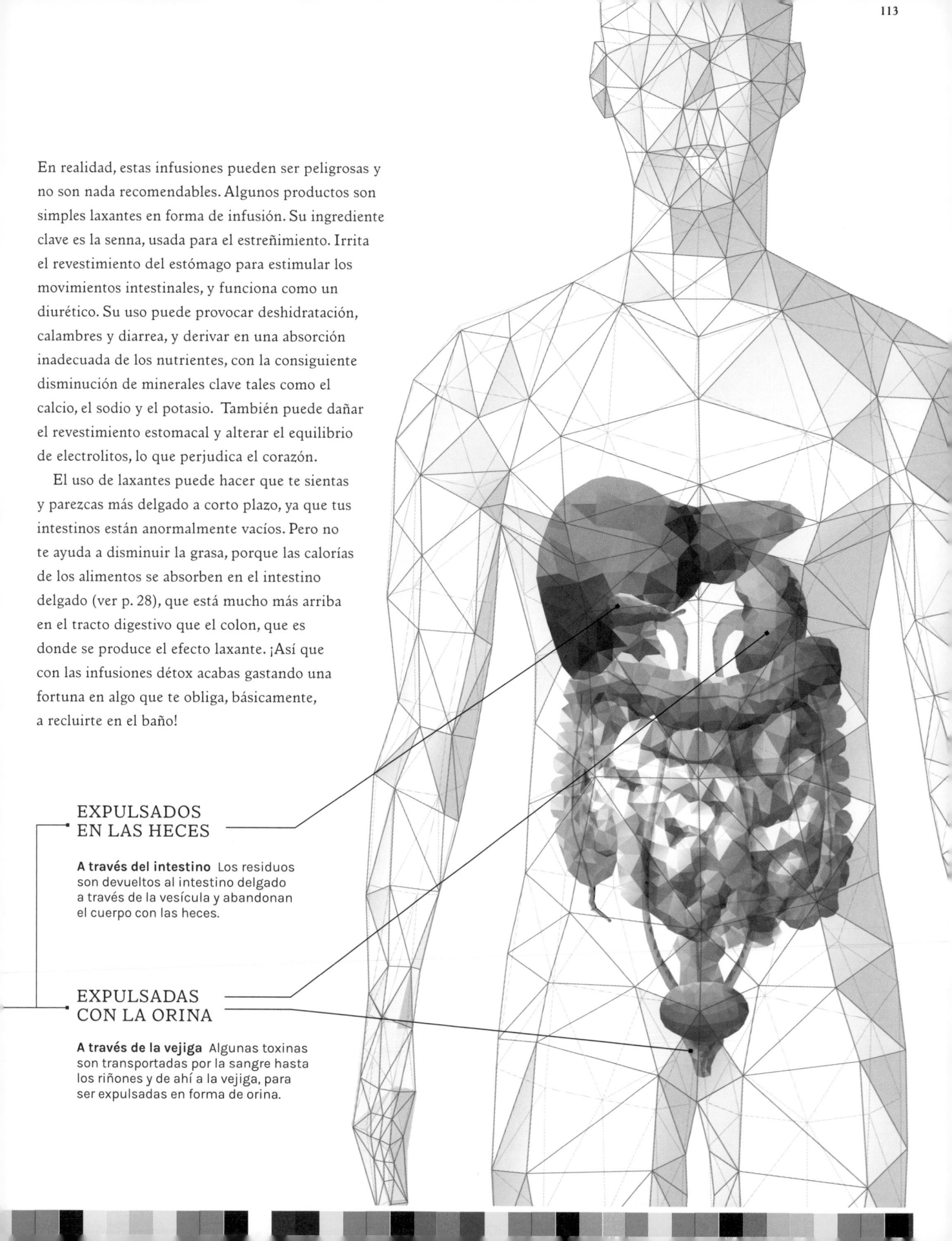

En realidad, estas infusiones pueden ser peligrosas y
no son nada recomendables. Algunos productos son
simples laxantes en forma de infusión. Su ingrediente
clave es la senna, usada para el estreñimiento. Irrita
el revestimiento del estómago para estimular los
movimientos intestinales, y funciona como un
diurético. Su uso puede provocar deshidratación,
calambres y diarrea, y derivar en una absorción
inadecuada de los nutrientes, con la consiguiente
disminución de minerales clave tales como el
calcio, el sodio y el potasio. También puede dañar
el revestimiento estomacal y alterar el equilibrio
de electrolitos, lo que perjudica el corazón.

El uso de laxantes puede hacer que te sientas
y parezcas más delgado a corto plazo, ya que tus
intestinos están anormalmente vacíos. Pero no
te ayuda a disminuir la grasa, porque las calorías
de los alimentos se absorben en el intestino
delgado (ver p. 28), que está mucho más arriba
en el tracto digestivo que el colon, que es
donde se produce el efecto laxante. ¡Así que
con las infusiones détox acabas gastando una
fortuna en algo que te obliga, básicamente,
a recluirte en el baño!

EXPULSADOS
EN LAS HECES

A través del intestino Los residuos
son devueltos al intestino delgado
a través de la vesícula y abandonan
el cuerpo con las heces.

EXPULSADAS
CON LA ORINA

A través de la vejiga Algunas toxinas
son transportadas por la sangre hasta
los riñones y de ahí a la vejiga, para
ser expulsadas en forma de orina.

¿ESTÁ MAL SALTARSE UNA COMIDA?

Parece sencillo: si te saltas alguna comida de vez en cuando, perderás algo de peso sin tener que preocuparte demasiado por lo que comes. ¿Es realmente así de fácil? ¿Podría ser perjudicial?

El ayuno intermitente (AI) es un método para perder peso que últimamente se ha hecho muy popular. Hay tres tipos básicos:

● **Ayuno de día completo**: Incluye la famosa dieta 5:2, en la que dos días a la semana solo se pueden ingerir 400-500 calorías.

● **Ayuno en días alternos**: Los días de ayuno se recomienda que comas tan solo una comida.

● **Período de alimentación restringida**: Un ejemplo sería el plan 16/8, en el que se ingiere la misma cantidad de comida, pero durante un período de ocho horas al día. Quienes lo hacen suelen saltarse el desayuno.

La mayoría de los estudios relacionados con el AI giran en torno a la restricción calórica. Lo más probable es que estas dietas sean populares porque proponen una forma sencilla de reducir la ingesta calórica. Por ejemplo, mucha gente que hace el ayuno del período de alimentación restringida, «ayuna» mientras duerme, y luego ingiere menos calorías de las que se tomaría normalmente porque tiene menos tiempo para tomárselas. Pero no le funciona a todo el mundo: no sirve a quienes tienen tendencia a comer para consolarse o a darse atracones (ver pp. 212-213).

GLUCÓGENO

Período de alimentación restringido

Este método suele aprovechar las horas de sueño, es decir nuestro período de ayuno natural, concentrando las comidas durante la tarde. Aquí tienes un ejemplo de horario basado en el ayuno de dieciséis horas.

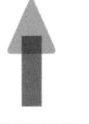

VENTANA DE LA CENA

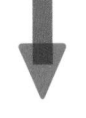

LA VENTANA SE CIERRA

BEBIDAS VESPERTINAS

AYUNO 0-12 HORAS

18:00 h
Se abre la ventana
Come en cualquier momento en las dos horas siguientes.

20:00 h
Punto límite
Intenta no comer demasiado deprisa, aunque se te haga tarde.

A cualquier hora
Mantente hidratado
Bebe agua, infusiones, té o café sin leche; evita el alcohol, el zumo de fruta y las bebidas azucaradas.

Energía procedente del glucógeno
Durante este período el cuerpo quema el glucógeno almacenado en el hígado.

SALTARSE EL DESAYUNO

El desayuno parece ser especialmente importante para mantener un peso saludable. Los estudios sugieren que cuesta menos controlar la ingesta de alimentos durante el día si se llena el estómago por la mañana: la gente que desayuna tiene más probabilidades de mantener los kilos perdidos durante más tiempo. Si estás pensando en hacer algún tipo de AI, saltarte el desayuno podría no ser la mejor opción. Hay pruebas de que saltarse la primera comida del día puede tener resultados positivos entre las personas con obesidad, aunque no está claro por qué, más allá de la restricción calórica. Ten cuidado con saltarte comidas, especialmente si eres de los que se levantan hambrientos.

RIESGOS DEL AYUNO

Lo más preocupante es que la restricción propia del AI puede llevar a comer en exceso, a tener antojos o incluso a trastornos alimentarios. Además, la práctica de saltarse comidas es difícil de mantener en el tiempo. De hecho existen pruebas de que el AI puede reducir los factores de riesgo de la diabetes y las enfermedades cardíacas, pero los estudios realizados en este campo todavía están en pañales. En la pérdida de peso saludable y sostenible intervienen muchos factores, entre ellos que la dieta sea equilibrada, variada y placentera, la buena calidad del sueño, la actividad física y saber gestionar el estrés. Para perder peso no tienes por qué adoptar dietas que alteren tu rutina habitual.

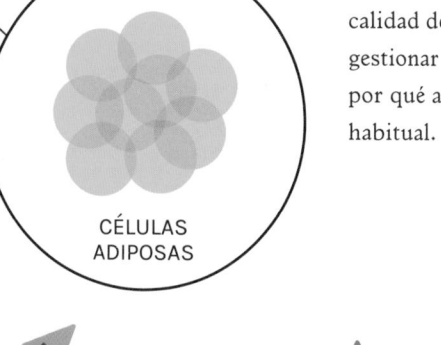

CÉLULAS
ADIPOSAS

AYUNO
12-16 HORAS

DESAYUNO

ALMUERZO

Cambio metabólico
Cuando se agota el glucógeno, el cuerpo empieza a quemar la energía procedente de las células adiposas.

12:00 h
Interrumpe el ayuno
Los cereales ricos en nutrientes y las frutas y verduras ponen en marcha el sistema y limitan las calorías.

16:00 h
Comida o tentempié saludable
Aunque las calorías no están restringidas, come solo hasta que te sientas satisfecho.

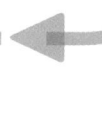

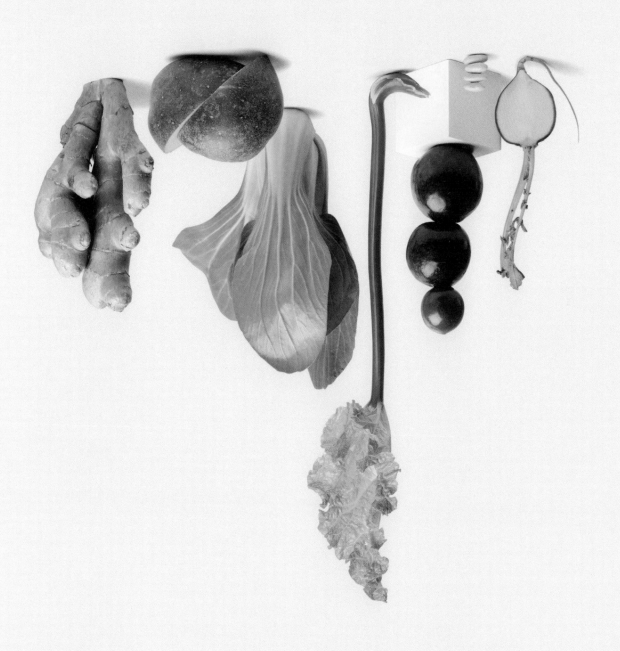

¿DEBERÍA SEGUIR UNA DIETA BASADA EN PLANTAS?

¿QUÉ SIGNIFICA REALMENTE «BASADO EN PLANTAS»?

La expresión «basado de plantas» está de moda, pero no siempre está claro qué significa realmente. ¿Significa comer más vegetales o alimentarse solo de vegetales? ¿Y en qué se diferencia esa forma de alimentarse de la vegana o la vegetariana?

———————

La dieta basada en plantas es cada vez más popular, pero a medida que se extiende la moda, también se distorsiona su significado original. Como cabría esperar, una dieta basada en plantas se centra en alimentos que proceden principalmente de las plantas. Esto incluye no solo frutas y verduras, sino también frutos secos, semillas, aceites, cereales, legumbres y leguminosas. No significa que seas vegetariano o vegano, ni que nunca comas carne o productos lácteos, sino que escoges una proporción mayor de alimentos de origen vegetal.

Una dieta basada en plantas bien planificada puede fomentar una vida saludable a cualquier edad y en cualquier etapa. Si incluye una amplia variedad de alimentos naturales saludables, será equilibrada y sostenible. Sin embargo, si está mal planificada puede provocar deficiencias nutritivas, lo que podría ser perjudicial para tu cuerpo y tu mente.

VEGANISMO

El veganismo, más que una elección dietética, es una forma de entender la vida que evita el maltrato animal. Eso significa que los veganos rechazan los productos animales o de origen animal en la alimentación, la ropa o en cualquier otro ámbito.

Si no sabes qué buscar en la etiqueta, es fácil que acabes usando algún producto o alimento que no sea vegano. Los ingredientes de origen animal están por todas partes, por ejemplo en los aditivos tipo E del pan, las frutas recubiertas de goma laca, algunos zumos de fruta y la vitamina D derivada de la lanolina de los cereales o suplementos (los veganos pueden tomar la vitamina D2 y la vitamina D3 derivada del liquen).

El veganismo suele considerarse una forma de vida saludable, pero es muy fácil ser un vegano poco sano. Puedes seguir una dieta vegana y consumir comida rápida o procesada, usar aceite de coco rico en grasas saturadas para cocinar y tomar alimentos con un alto contenido en azúcar, como el brownie de chocolate vegano. El veganismo no te aporta necesariamente los nutrientes que necesitas para gozar de buena salud y energía suficiente (ver pp. 130-131).

VEGETARIANISMO

El vegetarianismo existe desde hace siglos y cada vez es más popular. Los vegetarianos no comen pescado, carne ni pollo, ni tampoco caldo o grasa de origen animal, insectos y gelatina, ni cuajo animal. Su dieta incluye verduras y frutas, cereales y legumbres, frutos secos y semillas, huevos, productos lácteos y miel. Hay distintos tipos de vegetarianismo:

● **Lacto-ovo vegetarianos:** Comen productos lácteos y huevos, pero no comen carne, ni aves ni alimentos de origen marino.

● **Ovo vegetarianos:** Comen huevos pero no el resto de los alimentos de origen animal, ni tampoco los productos lácteos.

● **Lacto vegetarianos:** Comen productos lácteos, pero no comen huevos, ni carne, ni aves ni alimentos de origen marino.

En resumen, la alimentación basada en plantas tiene que ver con comer más verduras y legumbres, y con sustituir los productos de origen animal por otras alternativas con proteínas vegetales, como por ejemplo las legumbres, las leguminosas y el tofu.

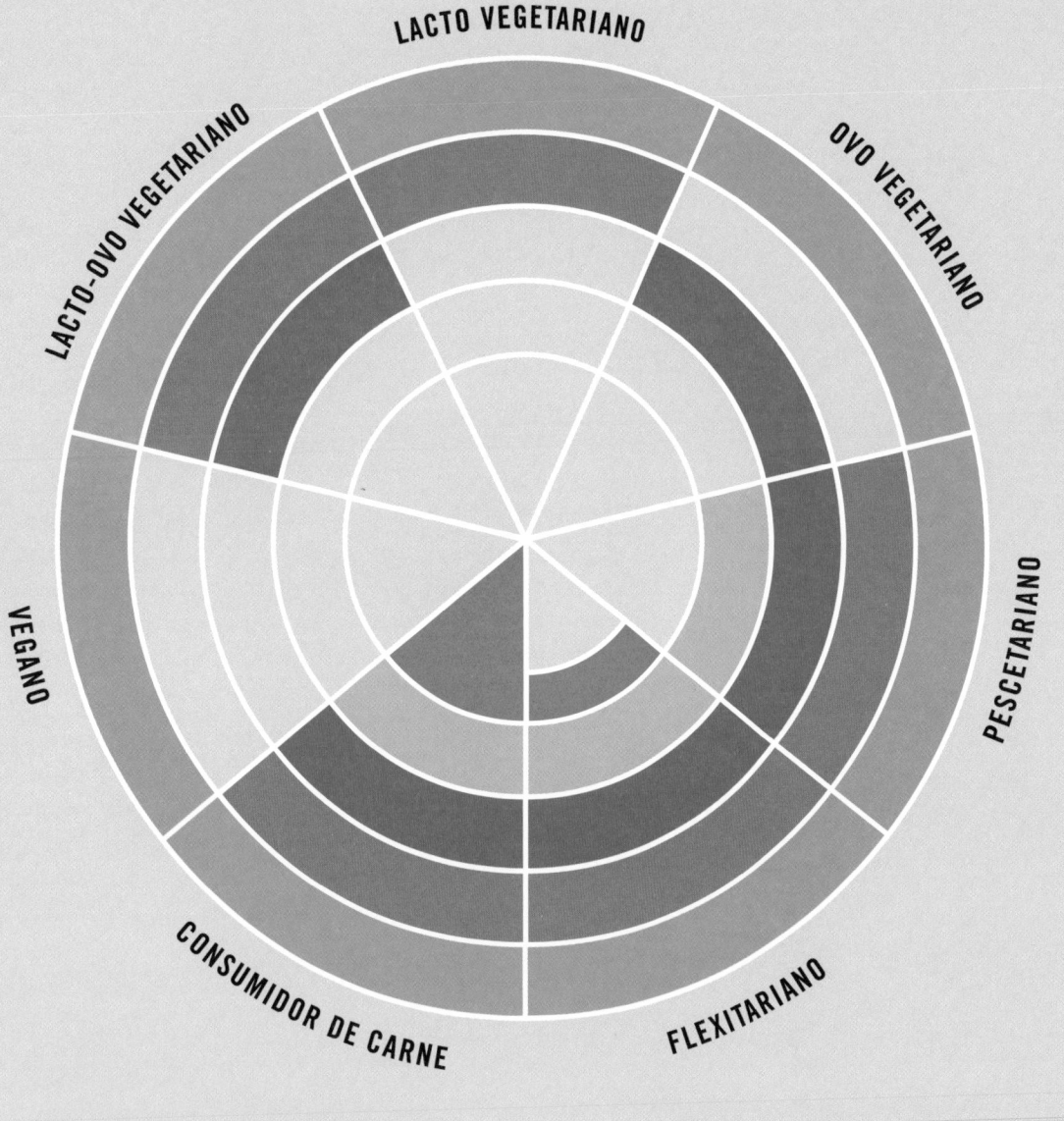

LACTO VEGETARIANO

OVO VEGETARIANO

LACTO-OVO VEGETARIANO

PESCETARIANO

VEGANO

FLEXITARIANO

CONSUMIDOR DE CARNE

Combinaciones basadas en plantas
Una dieta basada en plantas, en vez de marcar
una serie de reglas estrictas, abarca una gran
variedad de combinaciones dietéticas, que
pueden incluir o no productos de origen
animal, pero que utilizan sobre todo alimentos
de origen vegetal.

CLAVE

Plantas

Lácteos

Huevos

Pescado

Carne/aves

¿QUÉ BENEFICIOS TIENE UNA DIETA BASADA EN PLANTAS?

La idea de que los vegetales son buenos para nosotros es uno de los principios más obvios de la nutrición. De hecho, son muchas las razones que indican que aumentar la proporción de plantas de tu dieta es bueno para tu salud.

Una dieta basada en plantas tiene muchos beneficios, entre ellos un menor impacto medioambiental y una disminución de los costes. También puede beneficiar la salud si evitas las deficiencias nutricionales.

TUS NECESIDADES NUTRICIONALES

Las autoridades sanitarias recomiendan una dieta baja en grasas saturadas y rica en cereales integrales, fruta y verdura fresca. Si sigues una dieta vegetariana equilibrada a base de cereales integrales, legumbres, verduras, frutas, frutos secos y semillas, tus comidas serán ricas en fibra y bajas en grasas saturadas.

La cosa se complica un poco cuando hablamos de los minerales y las vitaminas esenciales que tu cuerpo necesita, como el calcio, el hierro, los ácidos grasos omega-3 y el yodo, así como la vitamina B12. Es fácil obtener la cantidad suficiente con una dieta mixta, pero algunos de ellos están menos biodisponibles en los alimentos de origen vegetal, lo que significa que al cuerpo le cuesta más usar dichos nutrientes. Es importante que obtengas la cantidad correcta de proteínas y de micronutrientes de tu dieta (ver pp. 128-131).

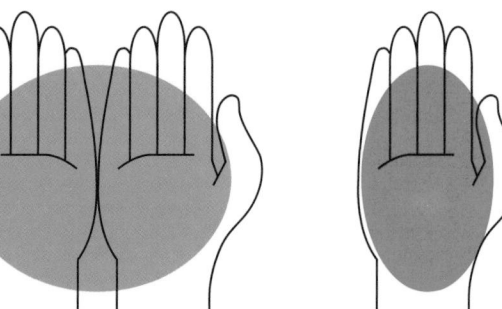

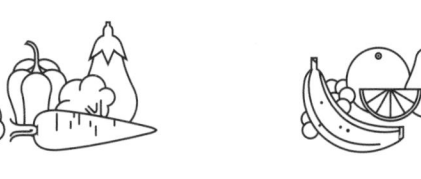

Una dieta vegana equilibrada

La clave de una dieta vegana saludable es asegurarse de que satisface todas tus necesidades nutricionales una vez eliminados los productos animales. Es posible que tengas que ajustar la ingesta de determinados grupos de alimentos para obtener una mezcla equilibrada y variada de proteínas, fibra, vitaminas, minerales y grasas saludables, lo que te hará sentir fuerte y lleno de energía. Intenta cumplir las cantidades diarias recomendadas aquí.

Muchas
VERDURAS

todas las que quieras
Come tantas verduras como puedas, de tantos colores como te sea posible: son una fuente clave de nutrientes esenciales y fibra.

3 – 4
FRUTAS

una ración es…
Una pieza de fruta, como una manzana o un plátano, o unos 80 g. Son una fuente rica en fibra dietética, vitaminas, minerales y antioxidantes.

EL PODER DE LAS PLANTAS

Existen muchos estudios que respaldan la idea de que una dieta a base de plantas aumenta la longevidad y reduce el riesgo de sufrir determinadas enfermedades. Las dietas basadas en plantas, que son bajas en grasas saturadas, pueden ayudarte a mantener el peso y reducir el riesgo de diabetes de tipo 2, enfermedades cardiovasculares y algunos tipos de cáncer. Hay indicios de que la eliminación de productos animales de nuestra dieta parece disminuir la presión arterial.

La fibra es una de las razones por las que la alimentación a base de plantas es beneficiosa para la salud. Si comes una gran variedad de alimentos vegetales te será más fácil obtener los 30 g de fibra al día recomendados, lo que mejorará tu microbiota intestinal. Los alimentos prebióticos (ver pp. 52-53), entre ellos el ajo, el puerro, los plátanos y la avena, son especialmente eficaces a la hora de nutrir tus bacterias intestinales. Los estudios demuestran que una dieta rica en fibra favorece el control de los niveles de azúcar en sangre y de colesterol. Y la fibra procedente de los cereales integrales se ha asociado con un menor riesgo de desarrollar varias enfermedades, entre ellas la diabetes de tipo 2.

Hay personas sanas que comen productos animales y también las hay que solo comen plantas. Si reduces la carne, el pescado y los productos lácteos a cantidades mínimas, y aumentas las alternativas a base de plantas, obtendrás lo mejor de ambos mundos y reducirás tu impacto medioambiental. Este planeamiento no trata las cuestiones éticas que se asocian con los productos de origen animal, pero puede ser un gran paso para alguien que consume carne, pescado y productos lácteos a diario.

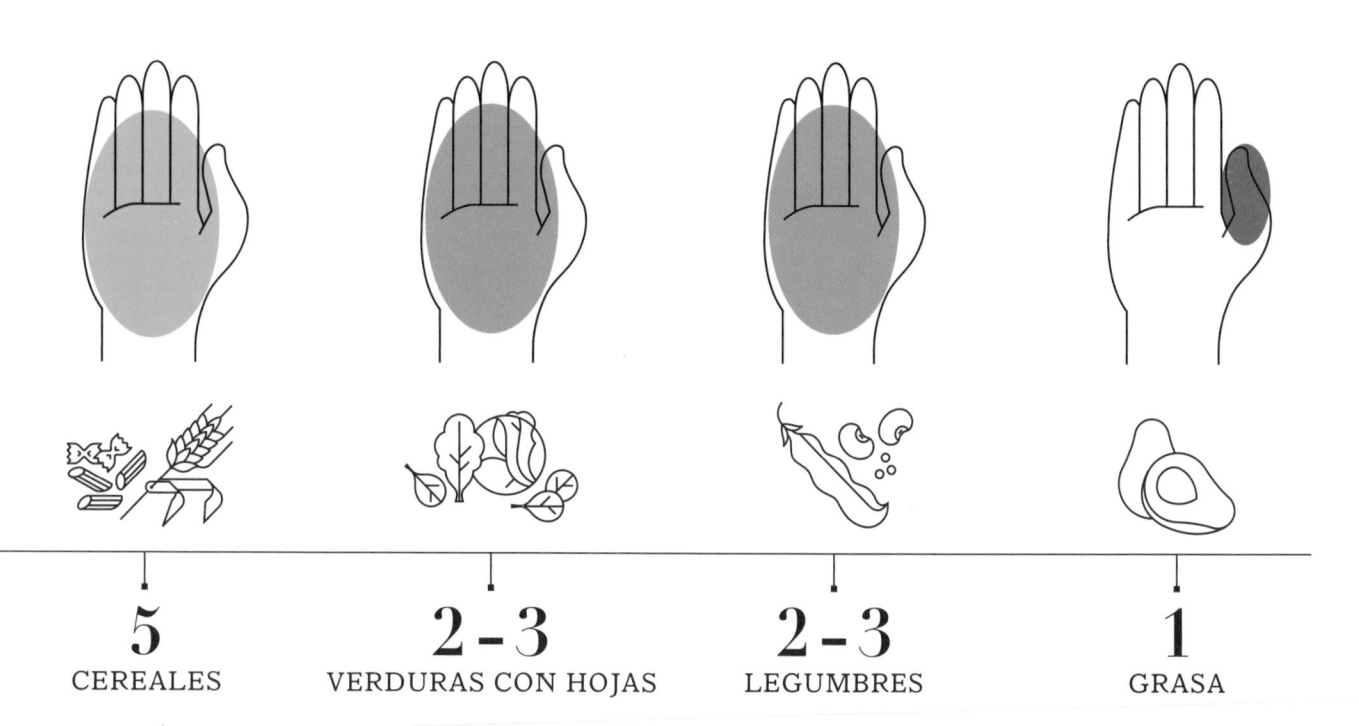

5
CEREALES

una ración es…
Unos 30 g de cereales integrales sin cocer o una rebanada de pan integral. Usa arroz y pasta integrales, quinoa, trigo sarraceno, cebada, farro y brotes germinados para obtener proteínas y fibra.

2 - 3
VERDURAS CON HOJAS

una ración es…
Unos 85 g de verduras verdes con hojas, como el brócoli, la col, el kale y las espinacas, que están repletas de vitaminas, minerales y antioxidantes.

2 - 3
LEGUMBRES

una ración es…
Unos 125 g de alubias, guisantes o lentejas, que contienen muchas proteínas y poca grasa, y no contienen colesterol.

1
GRASA

una ración es…
Unos 30 g de frutos secos o medio aguacate. Alimentos naturales ricos en grasas, y sustitutos de lácteos como la bebida de soja o almendra tienen grasas saludables. Toma solo una ración.

¿ES SIEMPRE MÁS SALUDABLE LO BASADO EN PLANTAS?

Los beneficios de una dieta basada principalmente en plantas dependen de si se sigue para gozar de una salud óptima. Si no escoges los alimentos con cuidado, puedes acabar comiendo productos poco sanos y con alguna deficiencia nutricional.

———————

Las conversaciones sobre la alimentación basada en plantas suelen centrarse en las preferencias personales y en cuestiones ambientales y éticas, pero a menudo nos olvidamos de la ciencia nutricional.

ENCUENTRA EL EQUILIBRIO ADECUADO
Los beneficios nutricionales de ingerir más plantas están respaldados por pruebas sólidas. Consumir una amplia variedad de alimentos de origen vegetal que te aporten 30 g de fibra al día favorece tu salud intestinal, mientras que la fruta y la verdura son fuentes ricas en una serie de vitaminas y minerales.

Sin embargo, algunas dietas basadas en plantas pueden no aportar una ingesta adecuada de proteínas, vitaminas y minerales. Eso puede evitarse escogiendo los alimentos vegetarianos correctos y, cuando sea necesario, tomando suplementos (ver pp. 128-131). Por ejemplo, la soja, la quinoa y los frutos secos son

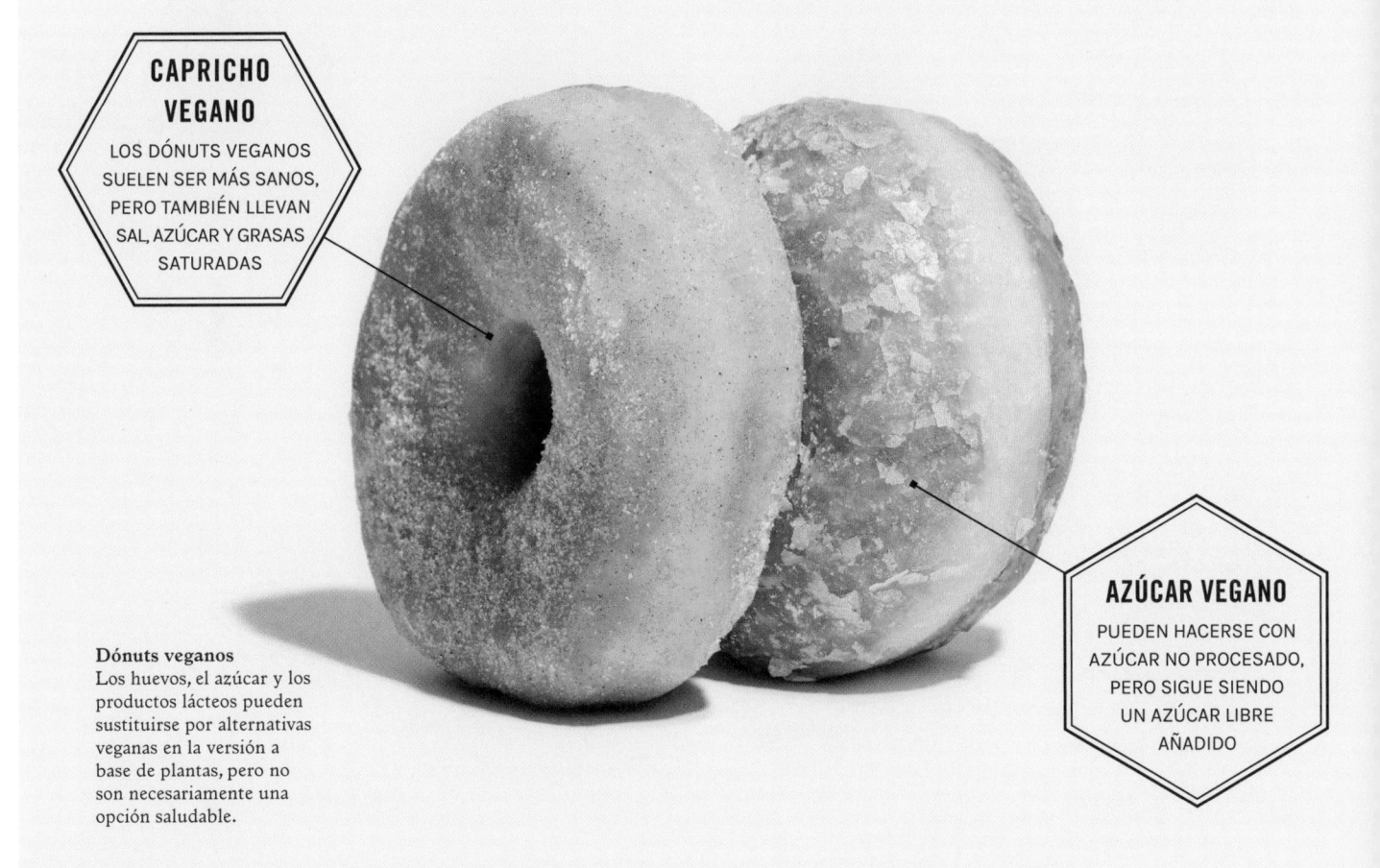

CAPRICHO VEGANO
LOS DÓNUTS VEGANOS SUELEN SER MÁS SANOS, PERO TAMBIÉN LLEVAN SAL, AZÚCAR Y GRASAS SATURADAS

AZÚCAR VEGANO
PUEDEN HACERSE CON AZÚCAR NO PROCESADO, PERO SIGUE SIENDO UN AZÚCAR LIBRE AÑADIDO

Dónuts veganos
Los huevos, el azúcar y los productos lácteos pueden sustituirse por alternativas veganas en la versión a base de plantas, pero no son necesariamente una opción saludable.

buenas fuentes de proteínas, y el tofu, las lentejas y las espinacas, de hierro. Pero algunos nutrientes son más difíciles de obtener. El yodo, por ejemplo, está sobre todo en los productos lácteos y el pescado.

También es relevante la forma de cocinar los vegetales: por ejemplo, al vapor son más nutritivos que fritos. Muchas alternativas a base de plantas no son equilibradas desde un punto de vista nutricional. Por ejemplo, el cerdo desmenuzado suele sustituirse por un fruto llamado yaca, pero este no contiene proteínas. Muchos productos veganos procesados no son saludables: así, los rollitos de salchicha vegetariana pueden contener mucha sal y mucha grasa saturada.

PREGUNTAS QUE PRECISAN RESPUESTA

Al contrario de lo que la mayoría de los estudios sugieren, hay investigaciones que indican que las dietas basadas en plantas pueden contribuir a provocar enfermedades cardiovasculares. En un estudio realizado a lo largo de dos décadas en el que participaron cincuenta mil personas, se analizó el riesgo de embolia y problemas cardíacos relacionados con la dieta. Se observó que, en comparación con los consumidores de carne, el índice de enfermedades cardíacas (angina de pecho o ataque al corazón) eran un 13 % más bajo en los pescatarianos y un 22 % más bajo en los vegetarianos. Pero se vio también que el índice de embolia era un 20 % más alto entre los vegetarianos, en la mayoría de los casos como consecuencia de un accidente cerebrovascular hemorrágico, lo que no se daba en los pescatarianos.

Estudios como este pueden parecer revolucionarios, pero es importante comprobar sus limitaciones. El riesgo general de embolia entre los vegetarianos era pequeño, 3 casos más por cada 1000 personas en diez años. Además, este estudio fue observacional, lo que significa que los investigadores no tuvieron en cuenta otras variables relevantes aparte de la dieta.

Hay que considerar otros muchos factores, pero los estudios más sólidos sugieren que las dietas basadas en plantas, si se aplican bien, constituyen una alimentación saludable; y que las personas que consumen carne no tienen por qué suprimirla para estar más sanas, sino que es suficiente con que reduzcan la cantidad.

El «antinutriente»

EL ÁCIDO FÍTICO ESTÁ EN LAS SEMILLAS DE FRUTOS SECOS, CEREALES Y ALUBIAS.

Dentro del cuerpo, este ácido se une a los minerales y forma filatos, considerados como «antinutrientes» porque limitan la absorción del zinc, el hierro y el calcio, y pueden provocar deficiencias de dichos minerales. Pero también pueden ser beneficiosos para la salud, ya que se trata de un antioxidante y como tal puede ayudar a prevenir las enfermedades cardiovasculares y las piedras en los riñones, por lo que no se aconseja evitar estos alimentos. Poner en remojo, cocinar, fermentar o hacer germinar los cereales y las alubias reduce su contenido en filatos; los minerales afectados pueden obtenerse de otra fuente: el zinc del tofu; el hierro de los dátiles y las fresas; y el calcio de las verduras con hojas.

¿CÓMO PUEDO COMER DE FORMA SOSTENIBLE?

Actualmente son muchas las personas que se hacen esta pregunta, pero a veces no es fácil comprender todo lo que entraña. Lo que está claro es que puedes adoptar una serie de medidas relacionadas con la dieta para minimizar tu impacto ambiental.

———

Cuidar del planeta es más importante que nunca. El uso de los recursos naturales para la producción de alimentos debe ser más sostenible por el bien de las generaciones futuras.

En las cadenas de distribución, en la agricultura, la producción o la distribución y el reparto, pasando por la eliminación de residuos, se usan combustibles fósiles. Todos podemos introducir cambios dietéticos, pequeños o grandes, que contribuyan a solucionar este problema.

MENOS CARNE Y MENOS LÁCTEOS

Si comes carne, no hace falta que la elimines del todo. Intenta reducir el consumo de carne roja a una ración a la semana. Esto por sí solo puede marcar la diferencia.

La mitad del terreno habitable del planeta se usa para fines agrícolas: el 77 % se dedica a la cría de ganado. Sin embargo, la carne y los lácteos producen solo el 17 % de la ingesta calórica total, y solo el 33 % de la ingesta proteica total. Esta forma de explotación intensiva de los recursos para la producción de alimentos no es rentable, ni en términos de nutrición ni en términos de sostenibilidad.

La producción de carne y lácteos es responsable de la mitad de los gases de efecto invernadero (GEI) de la industria alimentaria. Son incontables los ecosistemas que se destruyen en todo el mundo para que el ganado tenga donde pastar, o para cultivos forrajeros para alimentarlo. A estas alturas, incluso los mayores consumidores de carne están intentando introducir más fuentes de proteínas vegetales para salvar el planeta.

Optar por una dieta basada en plantas no implica la supresión total de la carne. Intenta seguir la dieta planetaria (ver p. 127) al máximo. Hay muchas formas de usar las proteínas vegetales (ver pp. 128-129).

Producción de fuentes proteicas Este gráfico compara el uso de recursos y los GEI para la producción de una ración de 100 g de proteína a partir de distintas fuentes alimenticias. Muestra que producir fuentes vegetales como guisantes y tofu tiene un impacto mucho menor que producir carne de cordero o queso.

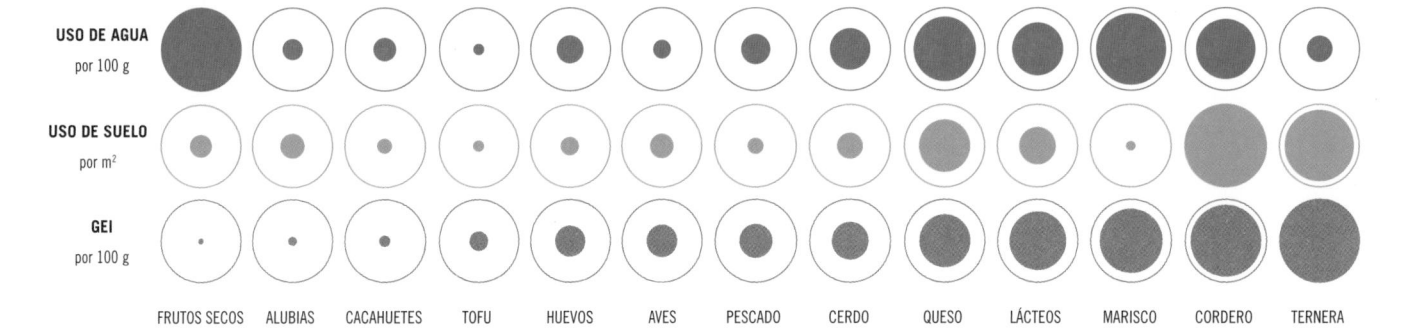

	FRUTOS SECOS	ALUBIAS	CACAHUETES	TOFU	HUEVOS	AVES	PESCADO	CERDO	QUESO	LÁCTEOS	MARISCO	CORDERO	TERNERA
USO DE AGUA por 100 g													
USO DE SUELO por m²													
GEI por 100 g													

Infórmate de los nutrientes que debes incluir en una dieta a base de plantas (ver pp. 130-131).

PIENSA EN LA LOGÍSTICA

Si compras productos locales y de temporada siempre que sea posible disminuirás el tamaño de las cadenas de suministro que intervienen en los alimentos que consumes y, por tanto, reducirás las emisiones. Haz todo lo que esté en tu mano para disminuir los residuos alimentarios. Planifica las comidas para toda la semana y luego compra de acuerdo con dicho plan; así evitarás comprar un exceso de productos perecederos.

Si tienes alimentos a punto de estropearse, congélalos. Escalda las verduras y las frutas antes de congelarlas. O prepara comidas y congélalas por raciones, para usarlas más adelante.

Cultiva tus propias plantas y recoge solo lo que necesites. Puedes plantar hierbas en el alféizar de la ventana y patatas en el patio, o reservar un trozo de jardín para plantar verduras: es bueno para el cuerpo, la mente, el alma y el planeta.

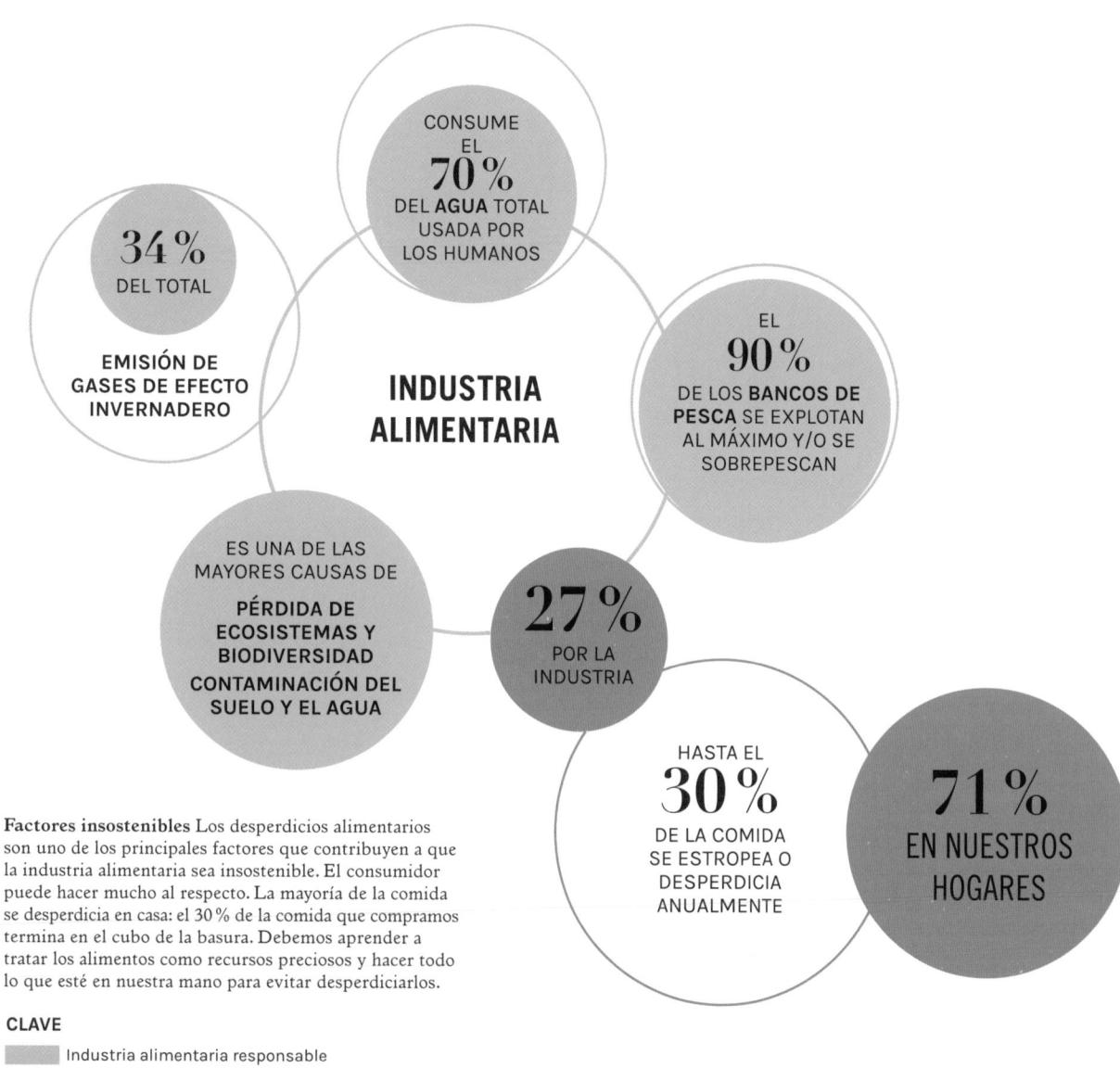

Factores insostenibles Los desperdicios alimentarios son uno de los principales factores que contribuyen a que la industria alimentaria sea insostenible. El consumidor puede hacer mucho al respecto. La mayoría de la comida se desperdicia en casa: el 30 % de la comida que compramos termina en el cubo de la basura. Debemos aprender a tratar los alimentos como recursos preciosos y hacer todo lo que esté en nuestra mano para evitar desperdiciarlos.

CLAVE

■ Industria alimentaria responsable

■ Industria alimentaria y consumidores responsables

¿ES MEJOR PARA EL PLANETA LA DIETA BASADA EN PLANTAS?

Sí, por supuesto, aunque no todas las proteínas vegetales son iguales. Para que tus elecciones dietéticas sean lo más acertadas posible, es importante que sepas qué productos a base de plantas tienen el menor impacto.

Cuando se analiza el impacto de las industrias cárnica y láctea (ver p. 124), es evidente que una dieta basada en plantas es la mejor vía de progreso. Por ejemplo, la soja, a medida que crece, fija el nitrógeno en el suelo, lo que reduce la cantidad de fertilizantes ricos en nitrógeno que se necesitan. Eso es bueno, porque estos fertilizantes producen óxido nitroso, un potente gas de efecto invernadero que se filtra en los ríos y daña los ecosistemas marinos. Además, la soja tiene un buen perfil nutricional, por lo que optar por los productos de soja y las legumbres (para equilibrar) es una buena elección, ambiental y nutricionalmente.

La micoproteína, una fuente excelente de proteínas, suele considerarse de forma errónea un alimento procesado nada saludable. Es un alimento vegetal derivado de los hongos y se produce por fermentación. Tiene una huella de carbono mucho menor que las proteínas animales y usa un 90 % menos de suelo, así que es una fuente de proteínas altamente sostenible.

CONSUMO DE AGUA

El agua cada vez es más escasa, especialmente en los países que producen la mayor parte de nuestros alimentos. La industria alimentaria es responsable del 70 % del consumo del agua.

Es un dato muy importante que hay que tener en cuenta cuando usamos los frutos secos como fuente proteica. Tanto el país de origen como el nivel de

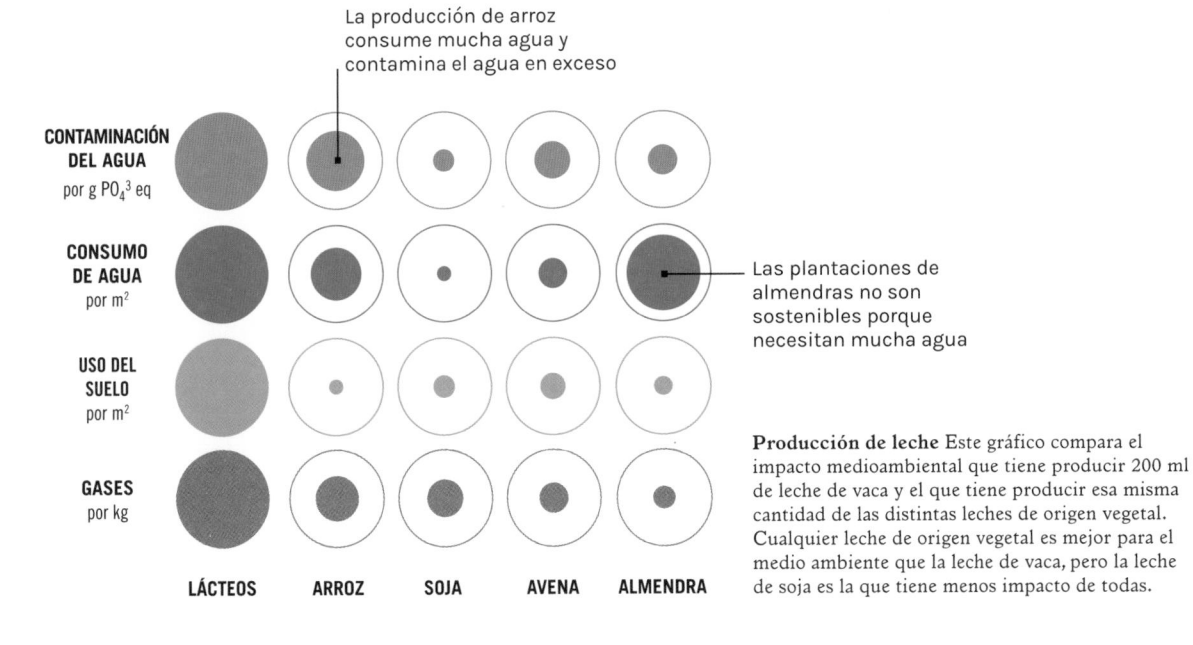

La producción de arroz consume mucha agua y contamina el agua en exceso

CONTAMINACIÓN DEL AGUA
por g PO_4^3 eq

CONSUMO DE AGUA
por m^2

Las plantaciones de almendras no son sostenibles porque necesitan mucha agua

USO DEL SUELO
por m^2

GASES
por kg

LÁCTEOS   ARROZ   SOJA   AVENA   ALMENDRA

Producción de leche Este gráfico compara el impacto medioambiental que tiene producir 200 ml de leche de vaca y el que tiene producir esa misma cantidad de las distintas leches de origen vegetal. Cualquier leche de origen vegetal es mejor para el medio ambiente que la leche de vaca, pero la leche de soja es la que tiene menos impacto de todas.

Proporciones de la dieta planetaria

Las privaciones no forman parte de la dieta planetaria. Las proporciones de los distintos grupos de alimentos se establecen teniendo en cuenta la salud del planeta y la alimentación humana. Ningún grupo de alimentos queda excluido, pero se da mayor importancia a los alimentos basados en plantas y a la moderación.

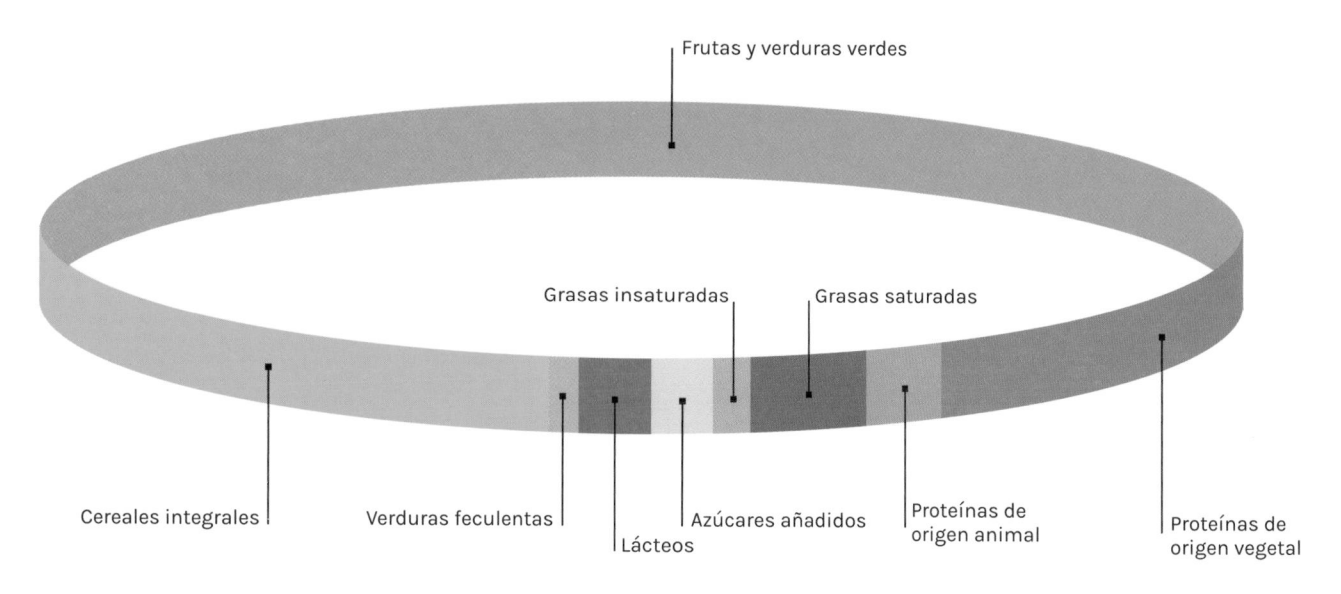

Frutas y verduras verdes

Grasas insaturadas

Grasas saturadas

Cereales integrales

Verduras feculentas

Lácteos

Azúcares añadidos

Proteínas de origen animal

Proteínas de origen vegetal

escasez de agua provocado por su producción son relevantes. Por ejemplo, la producción de las almendras de California es excepcionalmente ineficaz en cuanto al agua, ya que usa unos 5 litros de agua por almendra (los granjeros californianos se han comprometido a reducir el consumo de agua).

DIETA PLANETARIA

La dieta planetaria es una guía práctica muy útil que te ayudará a comer de un modo sostenible; puede adaptarse a distintas necesidades dietéticas y a diferentes preferencias culturales. Tiene en cuenta tanto el impacto medioambiental de la producción de los alimentos como las necesidades nutricionales del cuerpo humano. La mitad de la dieta se compone de frutas y verduras, y la otra mitad son básicamente cereales integrales y proteínas vegetales (alubias, lentejas y otras legumbres), pero también incluye grasas, cantidades modestas de carne y lácteos, y algunos azúcares añadidos y verduras feculentas.

La dieta planetaria, mucho menos restrictiva que la dieta vegana o la vegetariana, te pide que reduzcas la cantidad de carne que consumes y que obtengas el grueso de las proteínas de fuentes vegetales. Los amantes de la carne roja deben conformarse con una hamburguesa a la semana o un filete grande al mes. O con un par de raciones de pollo y otras dos de pescado a la semana.

¿OBTENDRÉ SUFICIENTES PROTEÍNAS CON UNA DIETA VEGANA?

Es erróneo pensar que optar por un estilo de vida vegano equivale a no poder obtener las proteínas necesarias. Si la dieta es lo bastante variada, obtendrás las proteínas suficientes para satisfacer tus necesidades diarias.

Las proteínas están presentes en todas las células y son esenciales para reparar los tejidos, desarrollar los músculos y otras muchas cosas. La idea de que una dieta vegana es deficiente en proteínas viene del hecho de que no todas las proteínas son completas. Las proteínas se componen de veinte aminoácidos y el cuerpo debe obtener de los alimentos nueve de ellos; las proteínas completas contienen cantidades parecidas de los nueve. La carne, los huevos, el pescado y los lácteos aportan proteínas completas,

pero la mayoría de los alimentos vegetales contienen proteínas incompletas. Por ejemplo, el arroz blanco y el integral son ricos en metionina y bajos en lisina, presente en muchas legumbres. Así que los veganos deben consumir el máximo de alimentos que puedan.

Estudios anteriores sugerían que era necesario combinar distintas proteínas incompletas en cada comida; ahora sabemos que basta con combinarlas a lo largo del día, por la forma en que el hígado almacena los aminoácidos. Además, el cuerpo solo puede usar de forma eficaz un máximo de 20-40 g de proteínas a la vez. Los adultos sanos deben ingerir como mínimo 0,75 g al día por kilo de peso corporal; o más, dependiendo del nivel de actividad (pp. 80-81).

FUENTES DE PROTEÍNAS

Los alimentos a base de soja aportan proteínas completas. El **tofu** (8 g por cada 100 g) es el más conocido y el **tempeh** (18 g) es un sustituto de la carne con un sabor más fuerte; la leche y el yogur de soja también son alternativas fermentadas. Otros sustitutos de la carne son la **micoproteína** (ver página opuesta) y el **seitán**, rico en proteínas (75 g); este último se hace con gluten de trigo, así que no es apto para aquellos que no toleran el gluten.

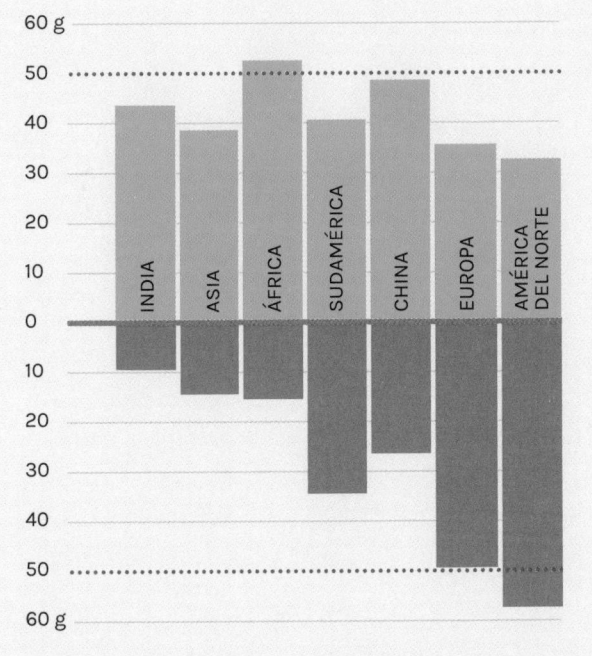

CONSUMO DIARIO MEDIO DE PROTEÍNAS POR ZONAS

CLAVE

■ Proteína de origen vegetal

■ Proteína de origen animal

···· Ingesta recomendada

Ingesta de proteínas Fuera de Europa y Norteamérica, es normal que las plantas sean la principal fuente de proteínas.

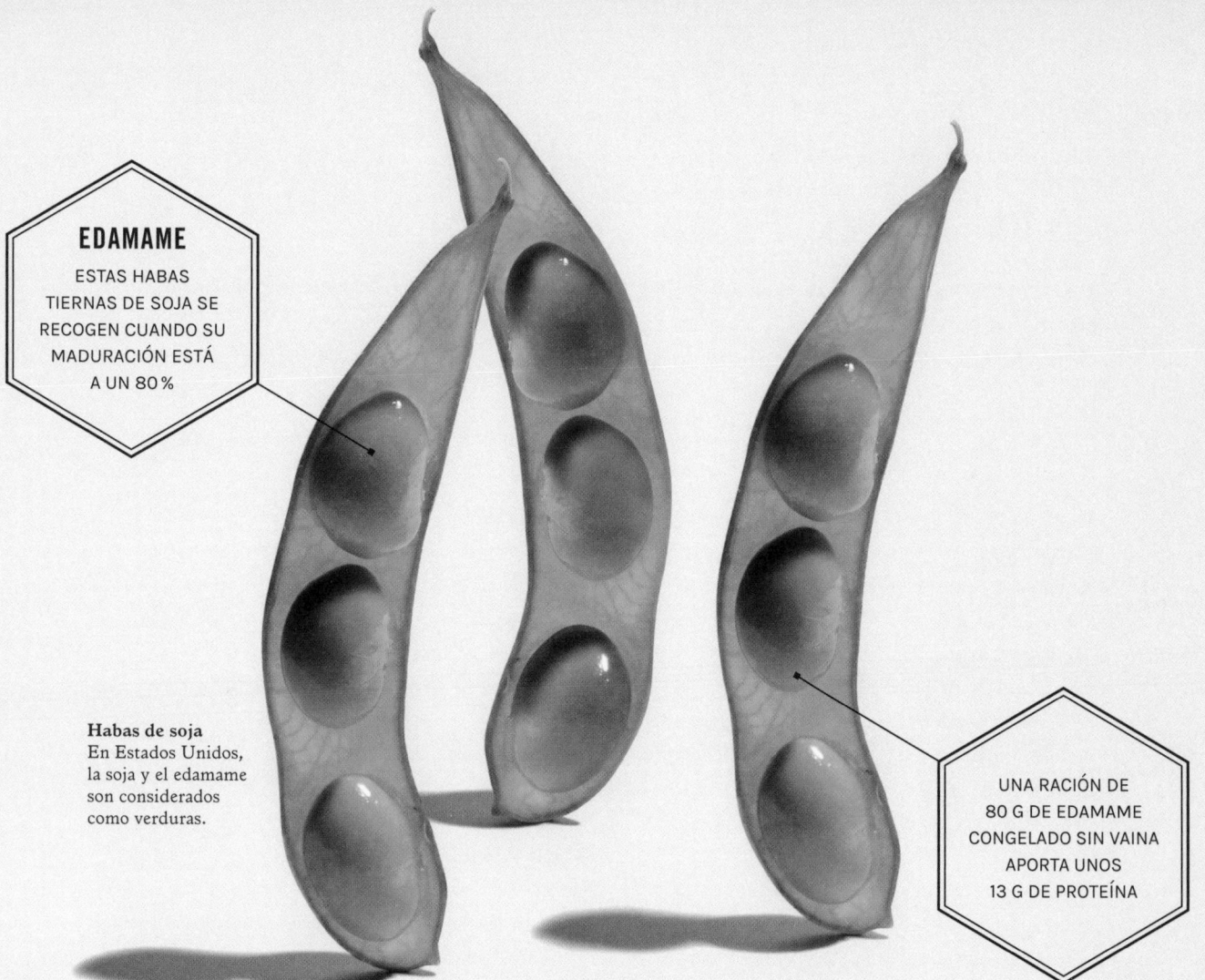

EDAMAME
ESTAS HABAS TIERNAS DE SOJA SE RECOGEN CUANDO SU MADURACIÓN ESTÁ A UN 80%

Habas de soja
En Estados Unidos, la soja y el edamame son considerados como verduras.

UNA RACIÓN DE 80 G DE EDAMAME CONGELADO SIN VAINA APORTA UNOS 13 G DE PROTEÍNA

La **quinoa** (4,4 g por cada 100 g) es otra fuente de proteínas completas. Los **frutos secos** y las **semillas** son ideales como tentempiés, para acompañar ensaladas y cereales, o en forma de mantequilla. Contienen hasta 20 g de proteínas por cada 100; una ración son 20 g. **Alubias** y **lentejas** contienen 20 g de proteínas por cada 100 g; una ración son 120 g cocidos. Los **alimentos enriquecidos,** como las bolas energéticas veganas, los cereales del desayuno y las barritas de proteínas suelen llevar soja añadida. Mira la etiqueta: que sea vegano no significa que sea bajo en sal, azúcar y grasas. Algunas **verduras** también aportan proteínas: por ejemplo, 2,8 g por cada 100 g de brócoli.

¿Qué es la micoproteína?

LA MICOPROTEÍNA ES UN SUSTITUTO DE LA CARNE.
Su ingrediente principal, el *Fusarium venenatum*, es un microhongo que crece en el suelo; los hongos no se consideran plantas porque no tienen clorofila y porque tienen una estructura celular distinta. Se alimenta con hidratos de carbono en grandes fermentadores; el líquido se separa mediante una fuerza centrífuga, para obtener una pasta de micoproteína. Es una fuente de proteínas completas (11 g por cada 100 g) y también contiene distintos micronutrientes.

¿QUÉ OTROS NUTRIENTES HAY QUE TENER EN CUENTA EN UNA DIETA BASADA EN PLANTAS?

Cualquiera que coma solo determinados alimentos de origen animal, o que los excluya por completo, debería poder obtener la mayoría de los nutrientes que necesita de la dieta basada en plantas, aunque en algún caso puede ser necesario algún suplemento.

———————

Las dietas basadas en plantas incluyen la mayoría de los nutrientes. Con las proteínas es un poco más complicado, pero no debería ser un problema. En cuanto a la vitamina D (pp. 138-139), todos necesitamos un suplemento en invierno. Debes tener en cuenta algunos micronutrientes clave.

El **calcio**, además de fortalecer huesos y dientes, regula las contracciones musculares y contribuye a que la sangre coagule correctamente. Los lácteos son una fuente clave. Solo algunas plantas contienen calcio, pero en cantidades bastante pequeñas.

Un leve déficit de **yodo** puede ser perjudicial para el cerebro del feto. También influye en el nivel de hormonas de la tiroides. Las fuentes vegetales son escasas, así que las personas con mayor riesgo, sobre todo las mujeres embarazadas y las que dan el pecho, deberían considerar tomar algún suplemento. Consúltalo con tu médico.

Los **ácidos grasos omega-3**, buenos para el corazón y el cerebro, solo se obtienen de los alimentos (pp. 16-17). El ácido alfa-linolénico (ALA) está presente en varios vegetales, pero las plantas son fuentes menos eficaces de ácidos eicosapentaenoico (EPA) y docosahexaenoico (DHA). El EPA y el DHA pueden tomarse como suplementos a base de algas.

La **vitamina B12** mantiene sanas las células de los nervios y la sangre. La mayoría de las fuentes vegetales no pueden ser procesadas por el cuerpo. Pide a tu médico que compruebe periódicamente tu nivel de vitamina B12.

El **hierro** ayuda a mantener el sistema inmunitario y a formar la hemogoblina, que transporta el oxígeno. La falta de hierro puede causar anemia. La vitamina C favorece su absorción.

El cuerpo no produce **zinc**, que ayuda a crear células y enzimas, y procesa la grasa, las proteínas y

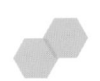

CALCIO

CDR
(19-64 AÑOS): 700 mg

FUENTES VEGETALES
FRUTA DESECADA | FRUTOS SECOS | TOFU | VERDURAS CON HOJAS | ALUBIAS | TAHINI

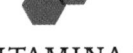

VITAMINA D

CDR
(VARÍA): 8,5-10 mcg

FUENTES VEGETALES
PESCADO AZUL | ALIMENTOS ENRIQUECIDOS | CHAMPIÑONES EXPUESTOS A RAYOS UV

YODO

CDR
(ADULTOS): 140 mcg

FUENTES VEGETALES
LECHE VEGETAL ENRIQUECIDA

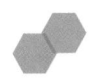

OMEGA-3

CDR
NO DISPONIBLE

FUENTES VEGETALES
NUECES | SEMILLAS DE CHÍA O CÁÑAMO | LINAZA | SOJA ACEITE DE COLZA

Cómete el arcoíris
La vitamina C, presente en los pimientos naranjas, rojos y amarillos, y en las verduras verdes con hojas y los tomates, ayuda a absorber más hierro dentro de una dieta vegana.

UN SOLO PIMIENTO MORRÓN PUEDE APORTAR MÁS DE TRES VECES LA CANTIDAD DIARIA RECOMENDADA DE VITAMINA C

los hidratos de carbono. Unos 30 g de semillas de calabaza o cáñamo aportan un tercio de las necesidades diarias de un adulto.

La mayoría de los adultos no consumen suficiente **selenio** (ver abajo). Favorece la salud reproductiva, el mantenimiento del sistema inmunitario y la reparación de los tejidos. Dos o tres nueces de Brasil aportan la ingesta diaria necesaria.

OXALATOS Y FITATOS

Los alimentos vegetales son sanos, pero algunos pueden tener menos elementos beneficiosos, otra razón para comer una gran variedad de ellos. Las espinacas y las acelgas contienen oxalatos, un ácido que reduce la absorción del calcio. Varias legumbres, cereales integrales, frutos secos y semillas (como las almendras, el sésamo y las lentejas) contienen fitatos, que inhiben la absorción del zinc y el hierro. Puede ayudar ponerlas en remojo antes de comerlas, o añadir bayas en el caso de los cereales.

LOS AMARILLOS, NARANJAS Y ROJOS SON VERSIONES MADURAS DE LOS VERDES; CADA UNO TIENE SU PROPIA CANTIDAD DE MICRONUTRIENTES

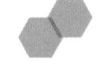

VITAMINA B12	HIERRO	ZINC	SELENIO
CDR (19-64 AÑOS): 1,5 mcg	**CDR: HOMBRES** 18+ 8,7 mg **MUJERES** 18+ 14,8 mg/50+ 8,7 mg	**CDR (19-64): HOMBRES** 9,5 g **MUJERES** 7 mg	**CDR (19-64): HOMBRES** 75 mcg **MUJERES** 60 mcg
FUENTES VEGETALES LEVADURA NUTRICIONAL CEREALES ENRIQUECIDOS EXTRACTO DE LEVADURA	**FUENTES VEGETALES** TRIGO INTEGRAL | ALUBIAS LENTEJAS | CIRUELAS | PASAS DÁTILES | FRESAS	**FUENTES VEGETALES** FRUTOS SECOS | LENTEJAS TOFU | QUINOA	**FUENTES VEGETALES** NUECES DE BRASIL | PAN INTEGRAL ARROZ INTEGRAL | LENTEJAS

¿POR QUÉ ES IMPORTANTE AUMENTAR LA DIVERSIDAD VEGETAL?

Actualmente se habla mucho de la salud intestinal, especialmente del impacto positivo que una dieta variada a base de plantas puede tener sobre los intestinos. No se trata solo de una moda pasajera. Muchos estudios respaldan la idea.

Nuestro intestino está más sano si tiene diversidad de bacterias intestinales, que llevan a cabo muchas funciones importantes para la salud. En el intestino hay billones de microorganismos que forman la microbiota intestinal (ver pp. 48-49). La dieta influye en la composición de estas bacterias.

Una mayor diversidad de la microbiota intestinal es sinónimo de buena salud. Un estudio llevado a cabo con diez mil muestras de heces concluyó que quienes comían más de treinta tipos de alimentos vegetales a la semana tenían una microbiota intestinal más diversa que los que comían menos de diez.

Un estudio con más de veinte mil personas vio una conexión entre la cantidad de alimentos vegetales que contenían las dietas y la frecuencia con la que las personas iban al baño. El estreñimiento crónico es perjudicial para la salud, así que ir al baño con regularidad es otro de los beneficios de las dietas con muchos alimentos basados en plantas.

EXPERIMENTA Y FAMILIARÍZATE

Una dieta variada basada en plantas contribuye a aumentar la diversidad de tu microbiota. Intenta comer más frutas y verduras de las que sueles comer; la mayoría de la gente no come las suficientes. Prueba legumbres que no sueles usar. Recuerda que las dietas basadas en plantas incluyen cereales integrales, frutos secos y semillas.

Por lo que se refiere a los macronutrientes que necesitas (ver p. 10), familiarízate con las distintas fuentes vegetales de proteínas, grasas e hidratos de carbono. Los carbohidratos vegetales son una fuente excelente de fibra (ver pp. 18 y 44), que es importante para nutrir y mantener la microbiota.

Las proteínas vegetales pueden combinarse para cubrir todas tus necesidades proteicas (ver pp.14-15). Intenta incluir una gran variedad de frutas y verduras en tu dieta. No optes por las mismas cosas todos los días.

PRODUCTOS DE TEMPORADA
TIENEN MAYOR CONCENTRACIÓN DE NUTRIENTES. PRUEBA CON EL ENVÍO PERIÓDICO DE UNA CAJA DE PRODUCTOS FRESCOS PARA QUE TE SEA MÁS FÁCIL PROBAR VERDURAS NUEVAS

CREMAS PARA UNTAR Y MOJAR
ÚSALAS COMO FUENTE DE FIBRA, PROTEÍNAS Y NUTRIENTES. PRUEBA LAS MANTEQUILLAS DE FRUTOS SECOS, EL HUMMUS, LAS SALSAS, EL DIP DE AGUACATE Y EL BABA GANOUSH

ALIMENTOS FERMENTADOS
LOS ALIMENTOS FERMENTADOS QUE CONTIENEN MICROBIOS VIVOS MEJORAN LA MICROBIOTA INTESTINAL Y CONTIENEN UNA GRAN CANTIDAD DE NUTRIENTES ÚTILES

Piensa en cambiar

La única forma de aumentar tu repertorio vegetal es explorar nuevas alternativas. No tienen por qué ser grandes cambios. Simplemente prueba algo nuevo y, cuando lo hayas incorporado a tu dieta, prueba con otra cosa.

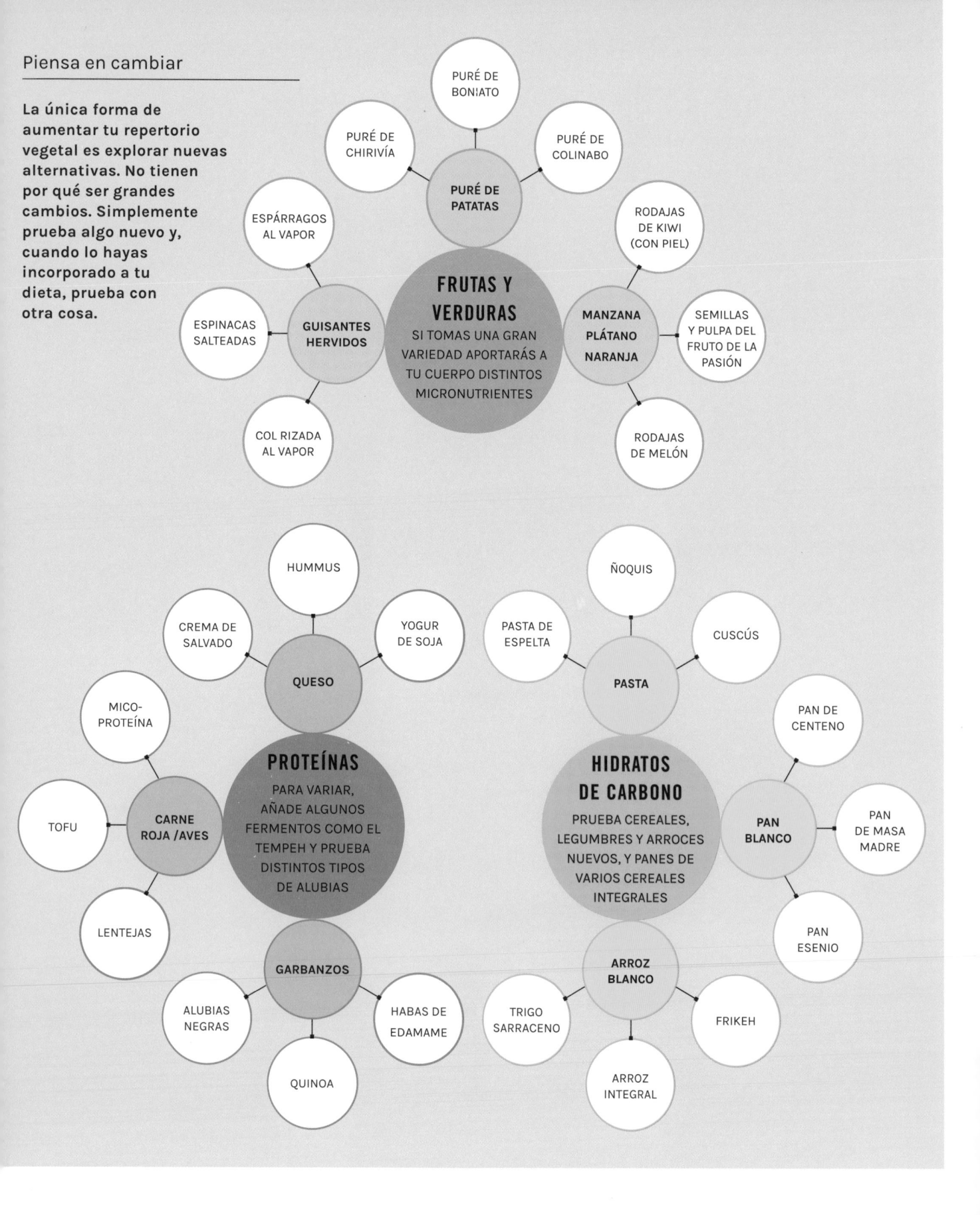

FRUTAS Y VERDURAS
SI TOMAS UNA GRAN VARIEDAD APORTARÁS A TU CUERPO DISTINTOS MICRONUTRIENTES

PURÉ DE BONIATO
PURÉ DE CHIRIVÍA
PURÉ DE COLINABO
PURÉ DE PATATAS
ESPÁRRAGOS AL VAPOR
RODAJAS DE KIWI (CON PIEL)
ESPINACAS SALTEADAS
GUISANTES HERVIDOS
MANZANA PLÁTANO NARANJA
SEMILLAS Y PULPA DEL FRUTO DE LA PASIÓN
COL RIZADA AL VAPOR
RODAJAS DE MELÓN

PROTEÍNAS
PARA VARIAR, AÑADE ALGUNOS FERMENTOS COMO EL TEMPEH Y PRUEBA DISTINTOS TIPOS DE ALUBIAS

HUMMUS
CREMA DE SALVADO
YOGUR DE SOJA
QUESO
MICO-PROTEÍNA
TOFU
CARNE ROJA /AVES
LENTEJAS
GARBANZOS
ALUBIAS NEGRAS
QUINOA
HABAS DE EDAMAME

HIDRATOS DE CARBONO
PRUEBA CEREALES, LEGUMBRES Y ARROCES NUEVOS, Y PANES DE VARIOS CEREALES INTEGRALES

ÑOQUIS
PASTA DE ESPELTA
CUSCÚS
PASTA
PAN DE CENTENO
PAN BLANCO
PAN DE MASA MADRE
PAN ESENIO
ARROZ BLANCO
TRIGO SARRACENO
FRIKEH
ARROZ INTEGRAL

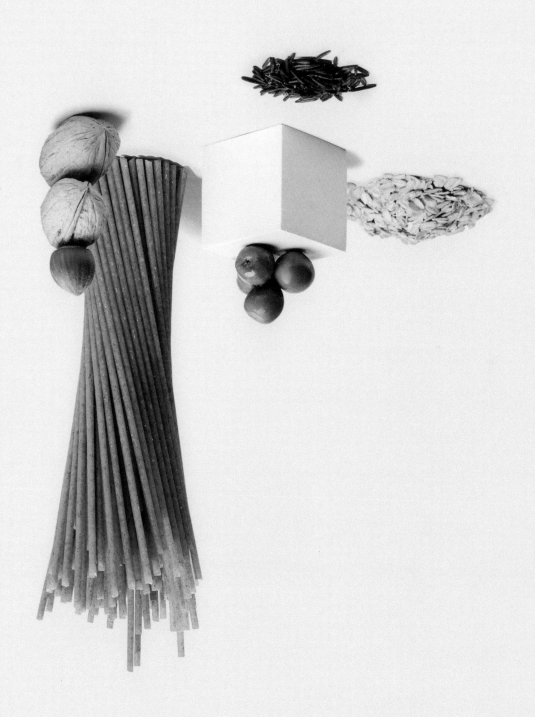

¿PUEDO COMER PARA ESTAR MÁS SANO?

¿CÓMO MEJORO MIS DEFENSAS?

El sistema inmunitario es muy complejo y funciona como un mecanismo de vigilancia que reconoce y reacciona ante patógenos como las bacterias, los virus y las toxinas. Los alimentos pueden favorecer, o dificultar, su habilidad para protegernos.

———————

El sistema inmunitario está siempre alerta, pero al activarse necesita energía extra para crear millones de células nuevas que combatan la amenaza. Si la dieta o la salud intestinal son malas (pp. 140-141), o si tomamos antibióticos, la respuesta inmunitaria puede ser débil. Un adulto sano debería obtener los micronutrientes que requiere el sistema inmunitario de una dieta equilibrada y variada. Si sigues una dieta basada en plantas tal vez debas tomar un suplemento (ver pp. 130-131). Si no, no es necesario a menos que lo aconseje el médico; de hecho, podría ser peor. En caso de dudas, consulta a tu médico.

MICRONUTRIENTES CLAVE

Intenta comer periódicamente alimentos con estas vitaminas y minerales. (Las cantidades diarias recomendadas se basan en las directrices sanitarias.)

● La vitamina A favorece la producción de células inmunitarias; su déficit puede aumentar la propensión a las infecciones. (CDR 19-64 años: hombres 700 mcg, mujeres 600 mcg.)

● La vitamina B6 interviene en la producción de células inmunitarias y en el procesamiento de los anticuerpos. La B9 (ácido fólico) y la B12 son importantes para el funcionamiento de los glóbulos rojos; la B12 también interviene en la síntesis de las células inmunitarias. Es posible que los veganos tengan que tomar un suplemento de B12. (CDR 19-64 años: B6, hombres 1,4 mg, mujeres 1,2 mg; B9 200 mcg; B12 1,5 mcg.)

● La vitamina C protege las células y mantiene en buen estado la piel, los huesos y los vasos sanguíneos. No está claro si reduce el riesgo de virus como el resfriado común (CDR 19-64 años: 40 mg.)

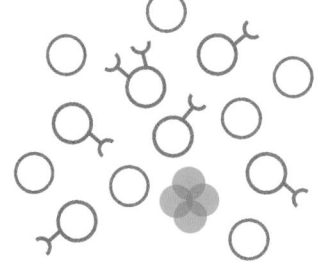

GLÓBULOS
BLANCOS

PATÓGENOS
DETECTADOS

La respuesta inmunitaria

Dos respuestas inmunitarias clave desempeñan un trabajo conjunto. La respuesta natural trata de impedir rápidamente que el patógeno se propague, mientras que la respuesta adaptativa es más lenta y precisa exposición al patógeno, al que luego aprende a identificar rápidamente.

Distintos tipos de glóbulos blancos vigilan o esperan a ser alertados. Muchos tipos intervienen en ambas fases de la respuesta inmunitaria.

Una o varias de estas células detectan un patógeno con su antígeno (proteína de superficie). Se multiplican y envían señales a otras células inmunitarias.

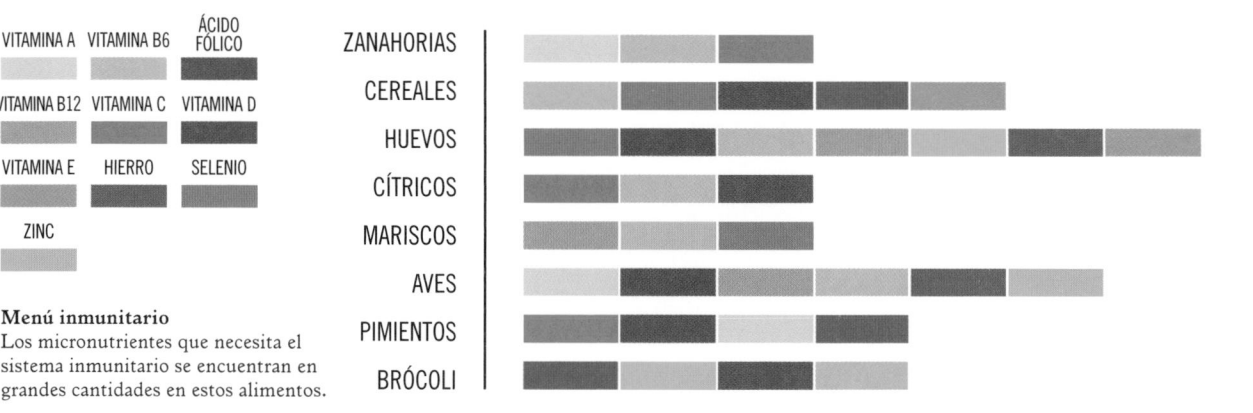

	VITAMINA A	VITAMINA B6	ÁCIDO FÓLICO
VITAMINA B12	VITAMINA C	VITAMINA D
VITAMINA E	HIERRO	SELENIO
ZINC		

Menú inmunitario
Los micronutrientes que necesita el sistema inmunitario se encuentran en grandes cantidades en estos alimentos.

ZANAHORIAS
CEREALES
HUEVOS
CÍTRICOS
MARISCOS
AVES
PIMIENTOS
BRÓCOLI

● El déficit de vitamina D se ha asociado con una respuesta inmunitaria menor (pp. 138-139).

● El déficit de vitamina E se asocia con una mayor propensión a las infecciones, ya que interviene en la respuesta de los anticuerpos y los glóbulos blancos. (CDR: hombres 4 mg, mujeres 3 mg.)

● El hierro es importante para las células inmunitarias; un nivel bajo aumenta el riesgo de sufrir anemia. El hierro de origen animal es más fácil de absorber que el de origen vegetal presente en el tofu, las alubias y los frutos secos. Es posible que los veganos y las mujeres que pierden hierro con la menstruación tengan que tomar un suplemento; háblalo con tu médico. (CDR: hombres de más de 18 años 8,7 mg; mujeres 14,8 mg o más de 50 años 8,7 mg.)

● El selenio favorece la producción de células inmunitarias; en una dieta a base de plantas, dos o tres nueces de Brasil al día pueden aportar la cantidad necesaria. (CDR 19-64 años: hombres 75 mcg, mujeres 60 mcg.)

● El zinc ayuda a producir células inmunitarias nuevas. Su déficit aumenta la propensión a las infecciones respiratorias. (CDR 19-64 años: hombres 9,5 mg, mujeres 7 mg.)

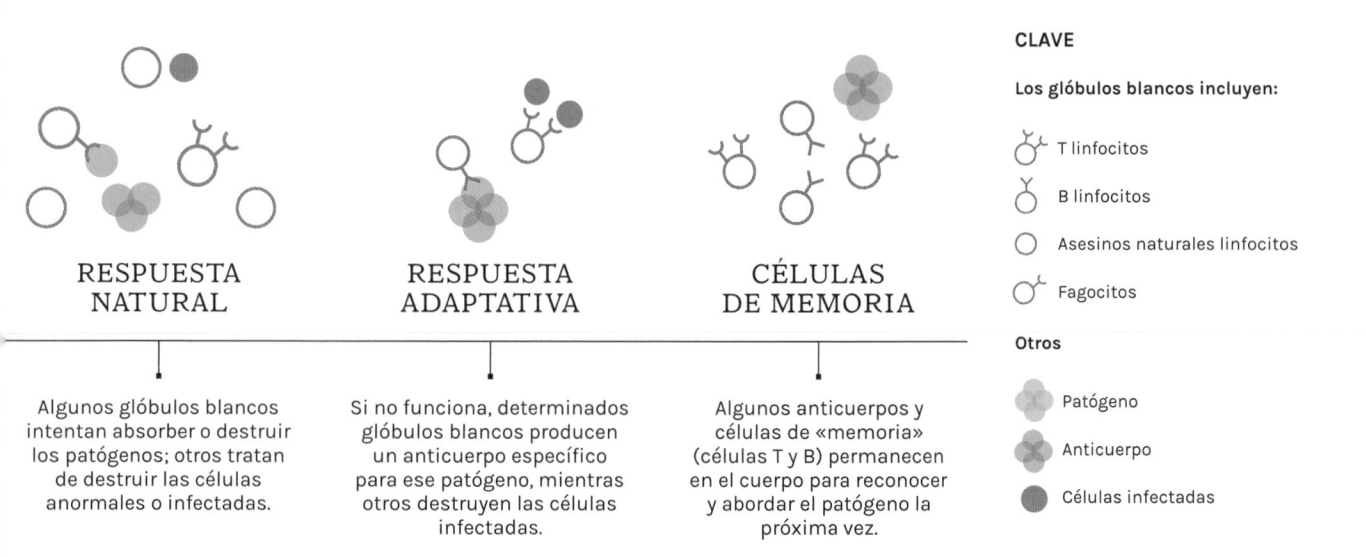

RESPUESTA NATURAL

Algunos glóbulos blancos intentan absorber o destruir los patógenos; otros tratan de destruir las células anormales o infectadas.

RESPUESTA ADAPTATIVA

Si no funciona, determinados glóbulos blancos producen un anticuerpo específico para ese patógeno, mientras otros destruyen las células infectadas.

CÉLULAS DE MEMORIA

Algunos anticuerpos y células de «memoria» (células T y B) permanecen en el cuerpo para reconocer y abordar el patógeno la próxima vez.

CLAVE

Los glóbulos blancos incluyen:

T linfocitos

B linfocitos

Asesinos naturales linfocitos

Fagocitos

Otros

Patógeno

Anticuerpo

Células infectadas

¿DEBERÍA INTENTAR OBTENER MÁS VITAMINA D DE MI DIETA?

La vitamina D es esencial para unos dientes, huesos y músculos sanos. Pero ¿sabías que técnicamente es una hormona? A diferencia del resto, la vitamina D la fabrica el cuerpo: se sintetiza en la piel con la luz solar, aunque a veces necesitamos suplementos.

Si no se vive a una latitud elevada se debería recibir suficiente luz solar para satisfacer las necesidades de vitamina D tanto en primavera como en verano. Bastan unos quince minutos diarios al aire libre con las piernas o los antebrazos expuestos. En el hemisferio norte, entre octubre y marzo, el sol es demasiado débil para que podamos fabricar suficiente vitamina D, así que debemos recurrir a otras fuentes para mantener los niveles adecuados.

Son pocos los alimentos que contienen las dos formas básicas de vitamina D: la D2 (ergocalciferol) es de origen vegetal y se encuentra en las leches y los cereales enriquecidos, y en las setas. El pescado azul y los aceites de pescado son buenas fuentes de D3 (colecalciferol); una cucharada de aceite de hígado de bacalao contiene unos 30 mcg, y otras fuentes de origen animal contienen cantidades más pequeñas.

¿CUÁNTA NECESITO?

La vitamina D mantiene sanos huesos y músculos, pues ayuda al cuerpo a absorber y conservar el calcio. Según las recomendaciones sanitarias, necesitamos 10 mcg de vitamina D al día. Dado que no es fácil obtener dicha cantidad de la dieta, entre octubre y marzo conviene tomar un suplemento de 10 mcg. La gente que no se expone al sol, o muy poco, debe tomar un suplemento diario de 10 mcg todo el año.

La vitamina D está en muchos tejidos del cuerpo y puede tener múltiples efectos sobre la salud. Su déficit se asocia con la inflamación y un mayor riesgo de aumentar de peso y de tener diabetes. En cuanto a los efectos positivos, hay posibles beneficios en la fertilidad tanto en hombres como en mujeres. También se ha visto que las mujeres con un nivel suficiente de vitamina D son menos propensas a sufrir un aborto.

Vitamina D3

La vitamina D de la luz del sol es inerte y el cuerpo la convierte en una forma biológicamente activa con un proceso en dos fases.

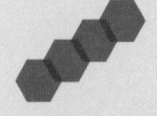

LUZ DIURNA UVB	PIEL	PREVITAMINA D	VITAMINA D
Exposición al sol Los rayos UVB de la luz del sol penetran en la piel.	**Enzimas de la piel** La luz UV reacciona con el enzima 7-dehidrocolesterol de las células cutáneas.	**Formación de D3** Las enzimas la convierten en previtamina D, que se reestructura en D3.	**Activación** Otra enzima transforma la D3 en calcitriol, su forma activa.

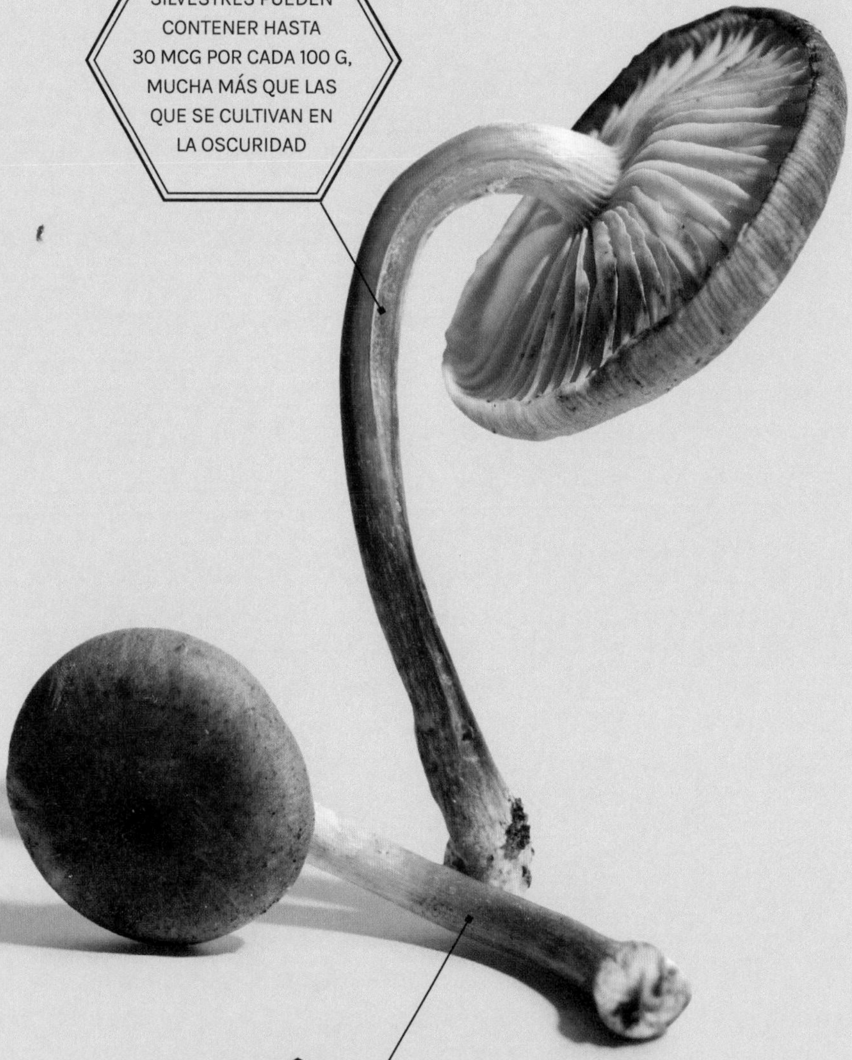

LAS SETAS SILVESTRES PUEDEN CONTENER HASTA 30 MCG POR CADA 100 G, MUCHA MÁS QUE LAS QUE SE CULTIVAN EN LA OSCURIDAD

SETAS ENRIQUECIDAS

ALGUNAS SETAS CULTIVADAS SE HAN ENRIQUECIDO CON VITAMINA D BIODISPONIBLE

Las setas silvestres están expuestas a la luz UV, y por lo tanto son una buena fuente de vitamina D. Potencia el contenido de las que compres en el supermercado poniéndolas al sol.

Fuentes alimenticias de vitamina D

HAY POCOS ALIMENTOS CON UNA CANTIDAD SIGNIFICATIVA DE VITAMINA D Y SON SOBRE TODO DE ORIGEN ANIMAL.

PESCADO AZUL

LA TRUCHA Y EL SALMÓN SON FUENTES RICAS: UNOS 17 MCG POR CADA 100 G; EL ARENQUE, LA CABALLA Y LAS SARDINAS CONTIENEN MENOS, PERO SON TAMBIÉN BUENAS OPCIONES.

YEMA DE HUEVO

LOS HUEVOS DE LAS GALLINAS CRIADAS EN LIBERTAD Y AL SOL TIENEN UN NIVEL DE VITAMINA D 3-4 VECES MAYOR QUE LOS DE LAS CRIADAS EN JAULAS.

CARNES Y VÍSCERAS

EL HÍGADO Y LOS RIÑONES DEL CERDO, EL CORDERO Y LA TERNERA CONTIENEN PEQUEÑAS CANTIDADES DE VITAMINA D: UNOS 0,5-1 MCG POR RACIÓN.

ALIMENTOS ENRIQUECIDOS

HAY PRODUCTOS ENRIQUECIDOS CON VITAMINA D: LECHE DE VACA Y DE SOJA (Y LOS PRODUCTOS DERIVADOS), CEREALES DE DESAYUNO Y ZUMO DE NARANJA.

¿INFLUYE LA SALUD INTESTINAL EN LA RESPUESTA INMUNITARIA?

Aún se desconoce mucho de la relación entre el sistema inmunitario y el intestino, pero los científicos han hallado algunas conexiones sumamente importantes.

———————

Hasta un 70 % del sistema inmunitario está en el tracto gastrointestinal, incluidas el 80 % de las células plasmáticas que producen anticuerpos IgA. Puede sorprender hasta que se piensa que el tracto digestivo es el lugar del interior del cuerpo que recibe la mayor parte de los elementos externos, sobre todo alimentos y bacterias intestinales, pero también patógenos y sustancias tóxicas. Las células inmunitarias del intestino son capaces de montar una defensa frente a estos cuerpos extraños dañinos, pero además son capaces de distinguir estos invasores de otros cuerpos también extraños pero necesarios, como el conjunto de nutrientes de los alimentos, y de la microbiota formada por bacterias intestinales beneficiosas.

PAPEL DE LAS BACTERIAS INTESTINALES

Se está empezando a descubrir cómo contribuye la germinación de la microbiota intestinal al desarrollo saludable del sistema inmunológico en los bebés y los niños. Las pruebas sugieren que las bacterias intestinales desempeñan un papel fundamental en la expansión de las células inmunitarias intestinales, en el correcto funcionamiento de la secreción de anticuerpos y en el equilibrio entre los dos grupos de células T colaboradoras (glóbulos blancos que activan la mayor parte de células inmunitarias).

TRASTORNOS RELACIONADOS

Las células T colaboradoras son de dos tipos: Th1 y Th2. Nacemos con más Th2. Las bacterias que colonizan el intestino de los recién nacidos son necesarias para que se produzca un equilibrio saludable entre Th1 y Th2. Si no se consigue ese equilibrio y hay una proporción mayor de células Th2, parece que hay más posibilidades de desarrollar alergias. De ahí que algunos científicos crean que la incidencia creciente en Occidente de alergias y trastornos relacionados, como el asma y el eccema, podría deberse a un desarrollo insuficiente de las bacterias intestinales durante la infancia.

La relación entre las alergias, las enfermedades autoinmunes y el sistema inmunitario es compleja. En el caso de las alergias, el sistema inmunitario identifica a los no invasores inofensivos como si fueran dañinos. En el caso de las enfermedades autoinmunes, como la celiaquía y la artritis reumatoide, el cuerpo ataca a sus propios tejidos. Cada vez hay más indicios de que la composición de la microbiota intestinal incide en el riesgo de desarrollar estos trastornos de tipo inmunitario.

Eso no significa que la interacción intestino-sistema inmune quede fijada a los 3 años. Según un estudio reciente, seguir una dieta rica en fibra que incluya abundantes alimentos fermentados (ver pp. 48-53), mejora el funcionamiento y aumenta la diversidad de la microbiota, lo que aparentemente permitiría personalizar las respuestas inmunitarias y reducir la inflamación.

Se establecen tus bacterias intestinales

Según parece, nuestra microbiota se estabiliza alrededor de los 3 años, y desde ese momento hasta que somos adultos apenas cambia. Esto sugiere que las experiencias de esos primeros años podrían determinar la composición de las bacterias y afectarnos el resto de nuestra vida.

Sistemas inmunes TLA

Los centros inmunitarios del intestino forman parte del sistema linfático y de una red más amplia de tejidos linfoides que incluye la zona nasal, la piel y los pulmones; se conocen por la sigla TLA (tejido linfoide asociado).

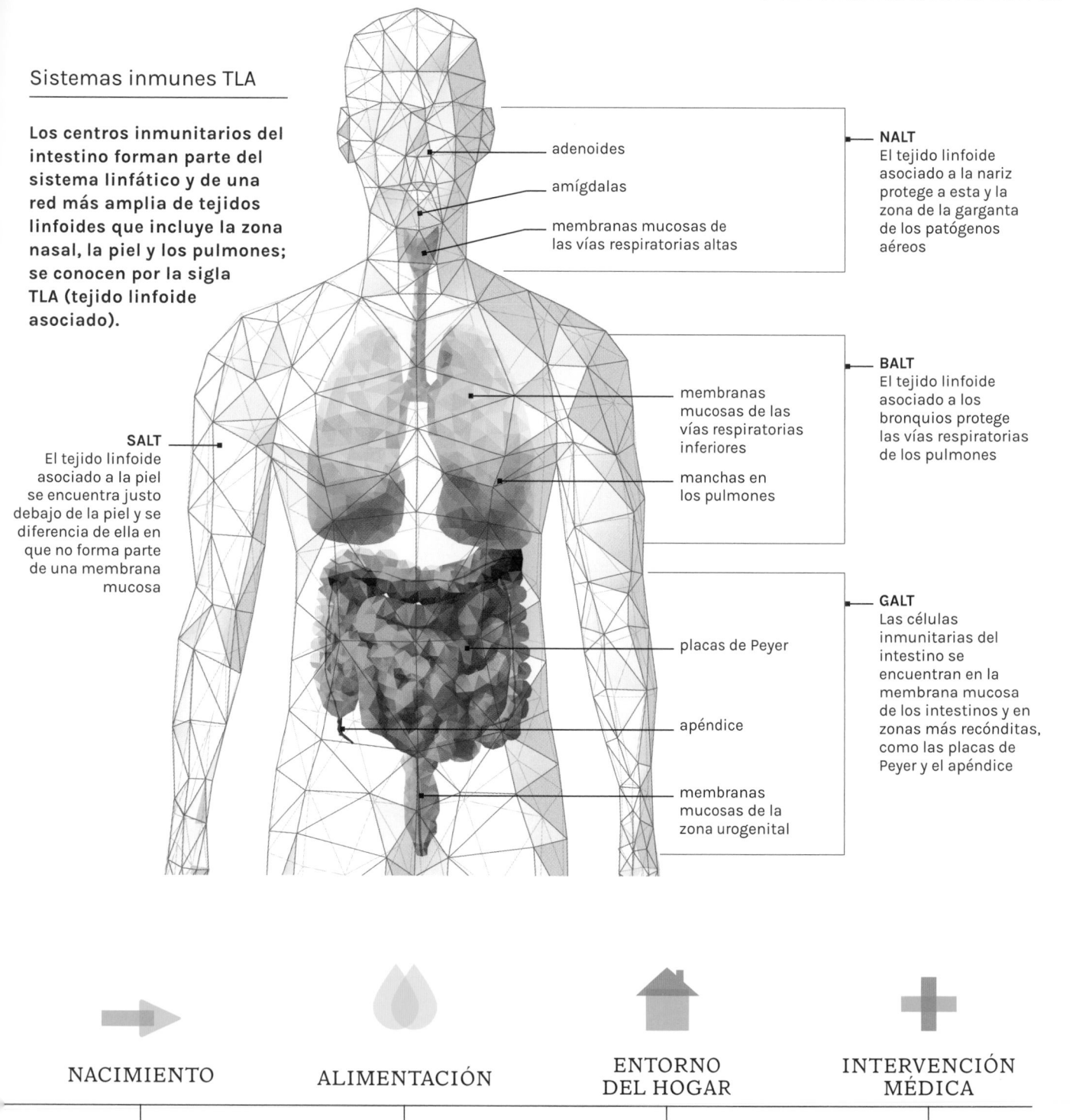

adenoides

amígdalas

membranas mucosas de las vías respiratorias altas

NALT
El tejido linfoide asociado a la nariz protege a esta y la zona de la garganta de los patógenos aéreos

membranas mucosas de las vías respiratorias inferiores

manchas en los pulmones

BALT
El tejido linfoide asociado a los bronquios protege las vías respiratorias de los pulmones

SALT
El tejido linfoide asociado a la piel se encuentra justo debajo de la piel y se diferencia de ella en que no forma parte de una membrana mucosa

placas de Peyer

apéndice

membranas mucosas de la zona urogenital

GALT
Las células inmunitarias del intestino se encuentran en la membrana mucosa de los intestinos y en zonas más recónditas, como las placas de Peyer y el apéndice

NACIMIENTO

Primer contacto
Las bacterias con las que se encuentra un bebé al pasar por el canal del parto de su madre ponen en marcha el proceso de colonización de su microbiota intestinal.

ALIMENTACIÓN

Leche materna
Al mamar, los bebés adquieren microbios de la piel de la madre. La leche materna tiene bacterias del intestino de la madre, además de azúcares destinados a la alimentación de la microbiota.

ENTORNO DEL HOGAR

Interacciones domésticas
Adquieren más microbios de la suciedad que hay en casa —¡no hay que obsesionarse con la limpieza!—, de las mascotas y de las visitas.

INTERVENCIÓN MÉDICA

Tratar los microbios
Los bebés prematuros a los que se les dan antibióticos y están en incubadoras estériles tienen una microbiota distinta a la de los bebés nacidos a término.

¿HAY RELACIÓN ENTRE ALIMENTACIÓN Y CALIDAD DEL SUEÑO?

Aún no se ha determinado del todo si la calidad del sueño influye en la dieta y viceversa, pero parece que hay alguna relación. Lo que está muy claro es la importancia de una buena calidad de sueño para la salud y la sensación de bienestar.

La falta de sueño puede causar problemas de salud. Al dormir, cuerpo y mente se relajan y se recargan, lo que nos proporciona energía para el día siguiente. Buena parte de los trabajos de mantenimiento y reparación se producen mientras dormimos.

HIGIENE DEL SUEÑO

Hay una relación entre la dieta y la higiene y calidad del sueño. Para tener una buena producción hormonal hay que disponer de suficientes horas de sueño de calidad y comer con regularidad a lo largo del día.

Una dieta saludable y equilibrada (ver pp. 40-41) es una de las mejores formas de conseguir una buena higiene del sueño. Muchos indicios relacionan la dieta mediterránea (ver pp. 36-39) con una mejor higiene del sueño y niveles más bajos de insomnio.

SUEÑO DEFICIENTE Y AUMENTO DE PESO

La falta de sueño altera las hormonas que controlan el apetito (ver página opuesta) y hace que tengamos más hambre. Los estudios muestran que las personas que duermen menos suelen consumir más calorías que las que duermen lo suficiente, y tienden a ingerir alimentos con mayor contenido graso.

Se realizaron experimentos en los que se vio que las personas que eran privadas del sueño solían ingerir cantidades parecidas en las comidas, pero tomaban un refrigerio a altas horas de la noche, es decir, comían de media cerca del 130 % de la ingesta calórica diaria.

SUEÑO DEFICIENTE Y PÉRDIDA DE PESO

La grasa es una sustancia rica en energía. Si no duermes lo suficiente, el nivel de cortisol aumenta, llevando al cuerpo más fácilmente al modo lucha-o-huida. El cuerpo se muestra más reacio a ceder la grasa, y prefiere reservar esta fuente rica en energía para luchar o huir, así que se dedica a metabolizar la energía muscular (que es proteína).

Es decir, si quieres adelgazar pero no duermes lo suficiente, perderás lo que quieres conservar, la musculatura; y conservarás lo que quieres perder, la grasa. Seguirás el régimen de forma concienzuda y seguramente sabrás controlar los antojos, pero no servirá de nada.

HÁBITOS DIETÉTICOS PARA EL SUEÑO

Evita los alimentos que dificultan el sueño. Los alimentos picantes, la cafeína (ver p. 72) y el alcohol dificultan el sueño.

Prueba a tomar un pequeño tentempié a base de proteínas/carbohidratos antes de ir a la cama. El triptófano, un aminoácido que favorece el sueño, está presente en pequeñas cantidades en los alimentos proteicos. Las mejores fuentes son los huevos, las semillas de soja, la carne de ave, la carne, el pescado y el queso. Es un precursor de la serotonina y la melatonina, sustancias químicas inductoras del sueño. Para que el triptófano tenga un efecto sedante, debe consumirse con un alimento que contenga carbohidratos.

Clave

Falta de sueño

• • • Se segrega menos leptina

Se segrega más ghrelina

Suficientes horas de sueño

• • • Se segrega menos ghrelina

Se segrega más leptina

7-9 horas
TIEMPO DE SUEÑO
NECESARIO

UNO DE CADA TRES
EUROPEOS DUERME

7 horas
POR NOCHE

UNO MÁS DE CADA
TRES DUERME APENAS

6 horas
POR NOCHE

UNO DE CADA
OCHO SUBSISTE
DURMIENDO SOLO

5 horas
POR NOCHE

Falta de sueño
Provoca la alteración de
muchas hormonas, entre
ellas aquellas que controlan
el sueño (ver p. 105).
Cuando hay privación de
sueño, se segrega más
ghrelina (la hormona del
hambre) de lo normal,
mientras que hay menos
leptina (la hormona de la
saciedad), lo que nos lleva
a picar y comer en exceso.
Ocurre al revés cuando
duermes lo suficiente.

¿PUEDO ALIVIAR LOS SÍNTOMAS MENSTRUALES CON LA DIETA?

La mitad de la población mundial tiene la menstruación a lo largo de su vida; sin embargo, no existen buenos estudios que analicen cómo influye la dieta en la menstruación y en los dolores menstruales.

———————

Lo que sí sabemos es que determinados nutrientes (ver página opuesta) parecen reducir los síntomas, así que parece lógico intentar incluirlos en la dieta.

SPM

El síndrome premenstrual (SPM) es un conjunto de dolencias físicas y psicológicas que se experimentan los días previos a la menstruación y cuando empieza el sangrado. Incluyen cambios de humor y bajo estado de ánimo, dolores de cabeza, hinchazón, dolores lumbares, sensibilidad mamaria, acné y cansancio.

Un 30-40 % de las mujeres experimentan el SPM; de ellas, un 77 % experimenta síntomas psicológicos y un 71 % siente cansancio. Una de cada tres afirma no rendir lo habitual.

Un nivel bajo de calcio y de vitamina D puede agravar los síntomas. Los estudios muestran que tomar un suplemento y/o consumir alimentos ricos en dichos nutrientes puede ayudar a aliviar los síntomas. Toma un suplemento de vitamina D de 10 mcg. El hierro puede ayudar a aumentar los niveles de energía.

Dado que el cuerpo pierde hierro con el sangrado menstrual, es útil incluir alimentos que contengan hierro durante la menstruación, para evitar un déficit.

DOLORES MENSTRUALES

La dismenorrea (regla dolorosa) es el síntoma más común. Afecta al 85 % de las mujeres. Al empezar la menstruación, se produce un aumento de unos componentes inflamatorios llamados prostaglandinas. Estas hacen que el músculo uterino se contraiga y libere sangre. El magnesio y los omega-3 pueden ayudar a aliviar la sensación de calambre porque reducen las contracciones. Estudios recientes muestran que tomar un suplemento de ácidos grasos omega-3 puede reducir la intensidad del dolor. Con los aceites de pescado se observan resultados parecidos.

Los suplementos de vitaminas D y E y el jengibre también pueden reducir la intensidad de los dolores. El jengibre contiene gingerol y gingerdiona, que pueden tener un efecto antiinflamatorio y analgésico.

Hay indicios de que una dieta vegetariana baja en grasas y los suplementos de calcio podrían reducir la duración y la intensidad de los dolores menstruales.

PROBLEMAS DIGESTIVOS

Muchas mujeres dicen que durante la menstruación experimentan molestias digestivas y cambios en sus hábitos intestinales, y que dichos trastornos son peores el primer día del período. En los días previos, los niveles de estrógeno y progesterona aumentan, preparándose ante un posible embarazo. Estas hormonas ralentizan la mobilidad gastrointestinal.

Intenta comer lo mejor posible, con mucha fibra, y bebe mucha agua para favorecer los movimientos intestinales. Es aconsejable reducir los alimentos que pueden aumentar la inflamación gastrointestinal y causar hinchazón, como el alcohol, la cafeína, los alimentos grasos y las bebidas gaseosas. Algunos estudios sugieren que la ingesta habitual de cafeína podría asociarse con anomalías menstruales.

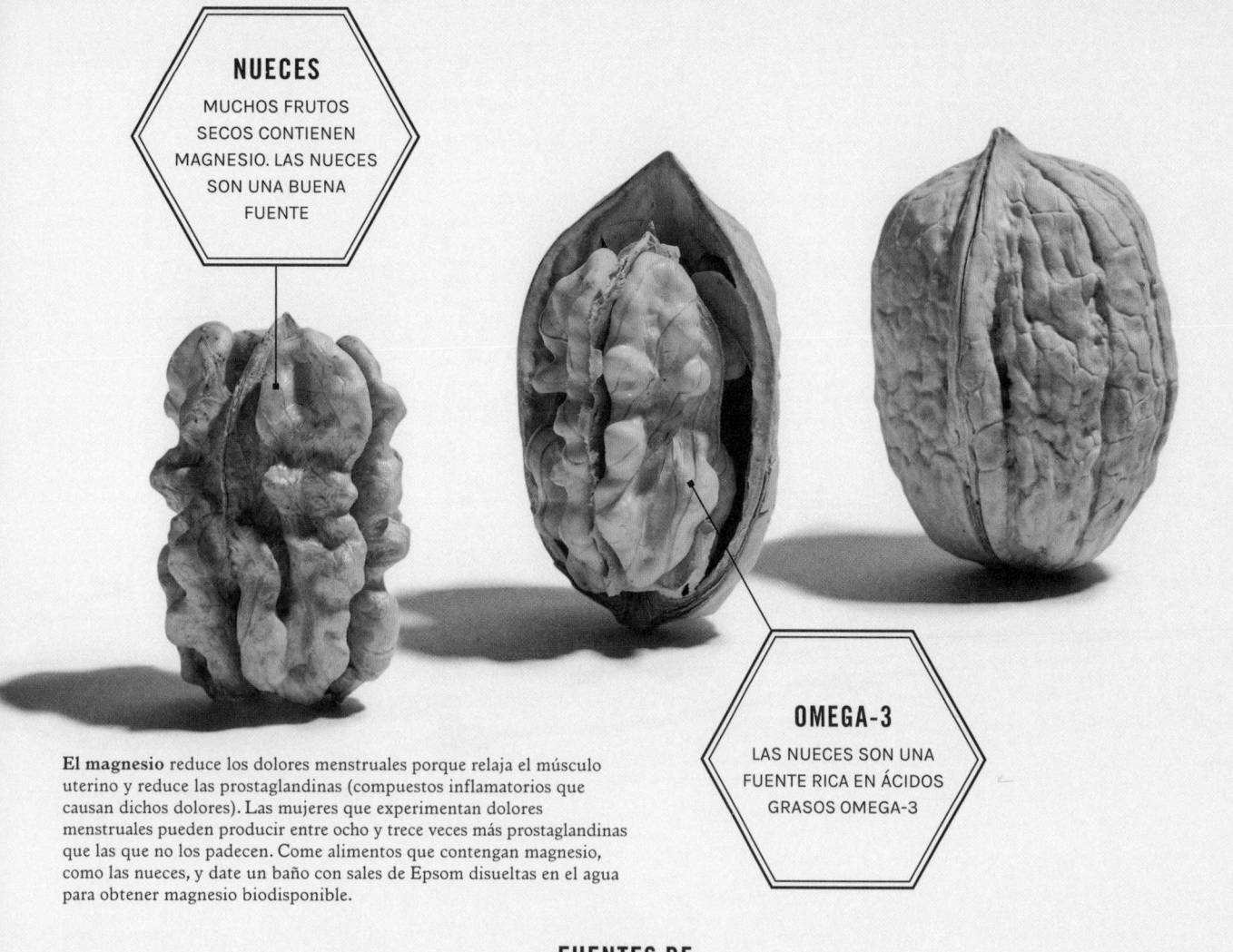

El magnesio reduce los dolores menstruales porque relaja el músculo uterino y reduce las prostaglandinas (compuestos inflamatorios que causan dichos dolores). Las mujeres que experimentan dolores menstruales pueden producir entre ocho y trece veces más prostaglandinas que las que no los padecen. Come alimentos que contengan magnesio, como las nueces, y date un baño con sales de Epsom disueltas en el agua para obtener magnesio biodisponible.

OMEGA-3
LAS NUECES SON UNA FUENTE RICA EN ÁCIDOS GRASOS OMEGA-3

FUENTES DE

MAGNESIO	OMEGA-3	CALCIO	VITAMINA D	HIERRO
SEMILLAS DE CALABAZA	SALMÓN	LECHE	SALMÓN	HÍGADO
NUECES	TRUCHA	QUESO	CABALLA	CARNE ROJA
NUECES DE BRASIL	CABALLA	YOGUR	ARENQUE	LEGUMBRES
ALMENDRAS	SARDINAS	LECHES ENRIQUECIDAS	SARDINAS	FRUTOS SECOS
ANACARDOS	SEMILLAS DE LINO	PAN ENRIQUECIDO	CARNE ROJA	HUEVOS
CACAHUETES	SEMILLAS DE CHÍA	SARDINAS CON ESPINA	YEMA DE HUEVO	FRUTAS DESECADAS
SEMILLAS DE GIRASOL	ACEITE DE COLZA	SALMÓN EN CONSERVA CON ESPINAS	ALIMENTOS ENRIQUECIDOS	AVES
HABAS DE SOJA	AGUACATES	KALE	SETAS EXPUESTAS A LA LUZ DEL SOL	PESCADO
ALIMENTOS A BASE DE TRIGO	HABAS DE SOJA	NARANJAS		CEREALES INTEGRALES
ESPINACAS COCIDAS	VERDURAS CON HOJAS	BRÓCOLI		VERDURAS CON HOJAS DE COLOR VERDE OSCURO
MARMITE	NUECES			

¿DEBERÍA VARIAR LA DIETA EN LA MENOPAUSIA?

Aún cuesta hablar abiertamente de los síntomas de la menopausia, pese a que la mitad de la población los experimentará en algún grado. Pero es importante hablar de si determinados alimentos pueden ayudar a facilitar este importante período vital.

Para la mayoría de las mujeres, la menopausia es un proceso natural durante el que dejan de menstruar debido al descenso de los niveles de estrógenos. Unos compuestos de origen vegetal llamados fitoestrógenos pueden ayudar a aliviar los sofocos y los sudores nocturnos, los síntomas más comunes. Hasta la fecha, los estudios se han centrado en un tipo concreto: las isoflavonas, presentes en la soja y en los alimentos y bebidas hechos a base de soja. Solo el 10-20 % de las mujeres asiáticas tienen sofocos, frente a la gran mayoría de las mujeres premenopáusicas o menopáusicas de Estados Unidos, donde la ingesta de soja es más baja.

Los hallazgos relacionados con el impacto de la soja sobre los síntomas son dispares. Sin embargo, el análisis de más de cuatrocientos estudios llevado a cabo en 2021 llegó a la conclusión de que ingerir alrededor de 50 mg (miligramos) de isoflavonas al día podía asociarse con una menor frecuencia e intensidad de los sofocos. Dicha cantidad puede obtenerse incluyendo dos raciones de alimentos o bebidas con soja dentro de una dieta equilibrada. Los científicos todavía no acaban de entender cómo funciona exactamente el mecanismo, pero parece que las isoflavonas producen un ligero efecto parecido al del estrógeno, pero sin alterar los niveles de estrógeno.

Los productos alternativos a la carne y al queso hechos con soja suelen llevar sal añadida y más grasa que el tofu, el tempeh y la soja, así que cómelos con menos frecuencia. La cafeína y el alcohol también pueden agravar los sofocos.

RIESGO DE CÁNCER DE MAMA

Algunos tipos de cáncer de mama son estrógeno-dependientes. Los estudios han identificado una

¿Ayuda siempre la soja?

Las isoflavonas de la soja tienen una estructura química parecida, pero no idéntica, a la del estrógeno humano, lo que significa que pueden actuar de forma distinta al estrógeno. Algunas personas pueden experimentar un ligero efecto parecido al del estrógeno, como sofocos menos intensos, y otras nada.

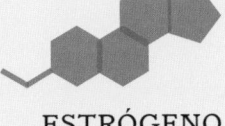

ESTRÓGENO HUMANO

El estrógeno humano puede unirse en un grado parecido a ambos tipos de receptores presentes en los órganos y tejidos del cuerpo.

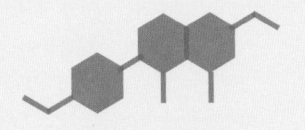

ISOFLAVONA DE SOJA

Las isoflavonas de soja prefieren unirse a un tipo de receptores y pueden afectar al cuerpo de un modo distinto al estrógeno humano, por ejemplo con efecto antioxidante.

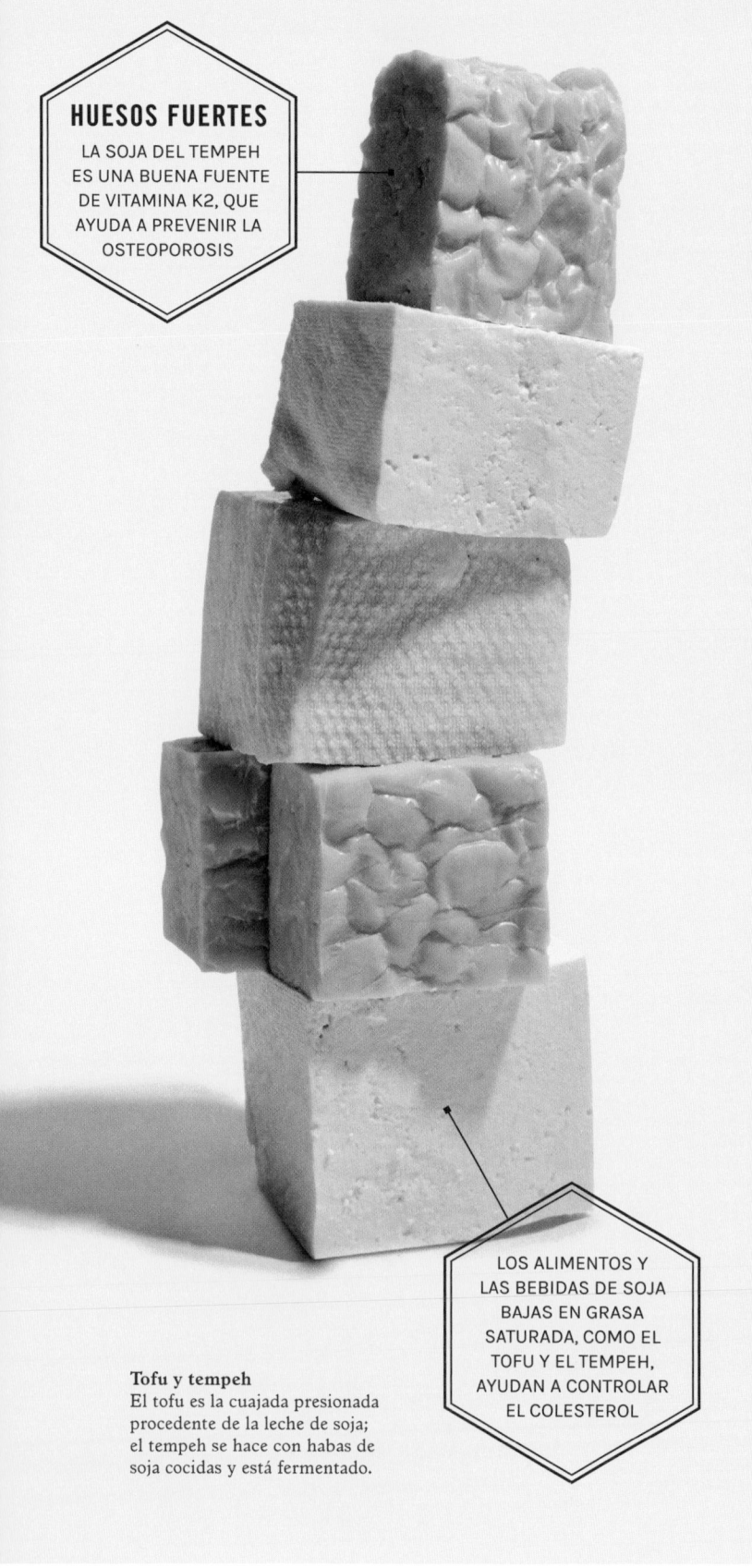

HUESOS FUERTES

LA SOJA DEL TEMPEH ES UNA BUENA FUENTE DE VITAMINA K2, QUE AYUDA A PREVENIR LA OSTEOPOROSIS

LOS ALIMENTOS Y LAS BEBIDAS DE SOJA BAJAS EN GRASA SATURADA, COMO EL TOFU Y EL TEMPEH, AYUDAN A CONTROLAR EL COLESTEROL

Tofu y tempeh
El tofu es la cuajada presionada procedente de la leche de soja; el tempeh se hace con habas de soja cocidas y está fermentado.

relación entre la soja y un mayor riesgo. Según un estudio de 2021, las isoflavonas son químicamente distintas al estrógeno, y las isoflavonas de soja pueden ingerirse sin problema como parte de una dieta saludable sin que aumente el riesgo de que aparezca o reaparezca un cáncer de mama. El estudio se basa en una ingesta de hasta 100 mg de isoflavonas diarias: unos 250 g de tofu o hasta 850 ml de bebida de soja. (Es mejor consultar al médico antes de consumir una dosis alta de suplementos a base de fitoestrógenos.)

LA SALUD DEL CORAZÓN Y LOS HUESOS

Las mujeres posmenopáusicas corren un mayor riesgo de sufrir enfermedades cardiovasculares y deben tomar menos sal, más fibra y reemplazar las grasas saturadas por grasas insaturadas. El calcio también es importante porque la menopausia puede acelerar el declive relacionado con la edad en la densidad mineral ósea. En una dieta saludable deberías obtener una cantidad suficiente de fuentes, como las verduras con hojas, los alimentos enriquecidos con calcio, los productos lácteos y el pescado con espinas. También es crucial obtener suficiente vitamina D junto con el calcio y es posible que debas tomar algún suplemento, especialmente si padeces osteopenia u osteoporosis (ver pp. 138-139).

SUBIDÓN DIARIO DE SOJA

DOS RACIONES DE ALIMENTOS DE SOJA AYUDAN A ALIVIAR LOS SOFOCOS Y EQUIVALE MÁS O MENOS A:

100 G DE SOJA TEXTURIZADA

MEDIO BLOQUE (100 G) DE TEMPEH

100 G DE EDAMAME

2 x 250 ML BEBIDAS DE SOJA

1 x 250 ML DE BEBIDA DE SOJA + 200 G DE YOGUR BLANCO DE SOJA

¿PUEDO COMER PARA ENVEJECER MEJOR?

La vejez, además de afectar el aspecto, la flexibilidad y la salud cognitiva, puede aumentar la posibilidad de desarrollar enfermedades. ¿Puede la alimentación ayudarnos a vivir más y mejorar nuestro bienestar en los últimos años?

Con la edad aumenta el riesgo de enfermedades crónicas como la diabetes de tipo 2, el cáncer o las enfermedades cardíacas, pero los científicos no acaban de entender por qué ocurre. Los antioxidantes que obtenemos de la dieta (como la vitamina C y E, el selenio y el zinc) pueden ayudar a protegernos de los radicales libres potencialmente peligrosos y del daño celular que se acelera con la edad. Es mejor obtener estos nutrientes de una dieta equilibrada que incluya gran variedad de plantas que de los suplementos. Estos contienen dosis muy concentradas que el cuerpo puede no necesitar, y un exceso puede ser perjudicial.

DIETA MEDITERRÁNEA

Las pruebas suelen indicar que existe una correlación entre llevar un estilo de vida saludable y tener un menor riesgo de desarrollar enfermedades crónicas. Según un estudio, aquellos que suelen seguir la dieta mediterránea y comen abundantes verduras, cereales integrales y pescado, tienen un 30 % de posibilidades más de envejecer bien (es decir, llegar a los 70 sin grandes problemas de movilidad y sin ninguna enfermedad crónica, sin pérdida de habilidades cognitivas y con buena salud mental). Los investigadores analizaron datos de casi

El exceso de azúcar envejece la piel

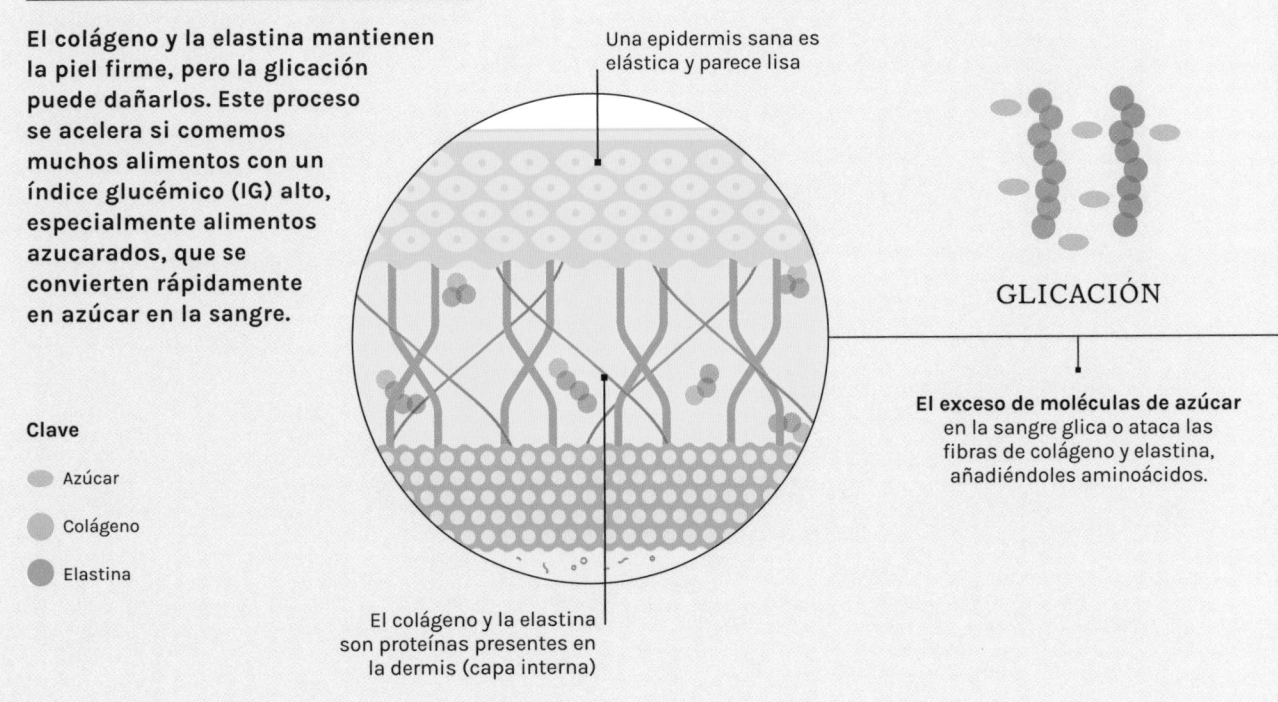

El colágeno y la elastina mantienen la piel firme, pero la glicación puede dañarlos. Este proceso se acelera si comemos muchos alimentos con un índice glucémico (IG) alto, especialmente alimentos azucarados, que se convierten rápidamente en azúcar en la sangre.

Una epidermis sana es elástica y parece lisa

GLICACIÓN

El exceso de moléculas de azúcar en la sangre glica o ataca las fibras de colágeno y elastina, añadiéndoles aminoácidos.

Clave

- Azúcar
- Colágeno
- Elastina

El colágeno y la elastina son proteínas presentes en la dermis (capa interna)

medio millón de adultos de mediana edad y descubrieron que un estilo de vida saludable, dieta incluida, podía aumentar la esperanza de vida de los hombres en 6 años y la de las mujeres en 7,5 años.

ENVEJECIMIENTO CUTÁNEO

A partir de los 20 años la producción de colágeno va disminuyendo gradualmente, y la cantidad y el tamaño de las células cutáneas se reduce, lo que provoca que la piel sea más fina. El pescado azul, como el salmón y la caballa, puede ayudar a mantener las células cutáneas en buen estado. Los antioxidantes presentes en la fruta y la verdura, especialmente las vitaminas A (betacaroteno), E y C, el licopeno y la luteína, pueden neutralizar los daños provocados por los radicales libres.

Toma kale, zanahorias, espinacas, pimientos rojos, tomates y grelos. Los adultos pueden tomar además dos o tres nueces de Brasil al día para obtener selenio, que conserva la piel en buen estado; los investigadores han observado que tomar dos raciones de 60 g de almendras al día durante seis meses disminuye considerablemente las arrugas.

CUIDADO DE LAS ARTICULACIONES Y DEL CEREBRO

Con la edad vamos perdiendo masa muscular y densidad ósea, lo que aumenta el riesgo de osteoporosis y fragilidad. Entre los 19-64 años los adultos sanos deben consumir 700 mg de calcio al día para proteger la salud de los huesos, y suficiente vitamina D para poder absorberlo (pp. 138-139). La gente mayor (y las mujeres que dan el pecho) deben aumentar la cantidad a un mínimo de 1000 mg. Para poder reparar y desarrollar los músculos, debes ingerir una ración (del tamaño de tu palma) de proteína en cada comida, como pechuga de pollo, distintas legumbres y tofu. También es importante hacer un poco de ejercicio con pesas. Según varios estudios, existe una relación entre un menor declive mental general y la ingesta de grasas insaturadas (pp. 150-151).

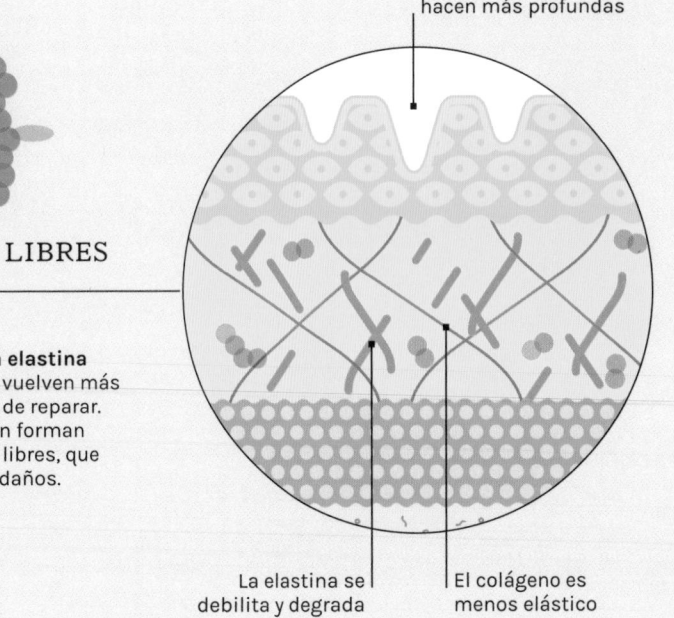

FORMACIÓN DE LOS AGE

RADICALES LIBRES

Se forman los productos finales de glicación avanzada (AGE) y el colágeno y la elastina se unen todavía más, disminuyendo la elasticidad.

El colágeno y la elastina se entrecruzan y se vuelven más rígidos y difíciles de reparar. Los AGE también forman nuevos radicales libres, que causan más daños.

La epidermis se vuelve más fina y las arrugas se hacen más profundas

La elastina se debilita y degrada

El colágeno es menos elástico

¿PUEDO PROTEGERME DE LA DEMENCIA CON LA DIETA?

El término «demencia» describe distintos tipos de deterioro cognitivo que al principio suelen ser leves, pero que acaban siendo lo bastante graves para afectar a la vida diaria. Una dieta saludable antes de llegar a una edad avanzada puede reducir este riesgo.

———————

Entre los síntomas de la demencia están la dificultad para resolver problemas o comunicarse, la pérdida de memoria y los cambios de humor. Hay muchos tipos de demencia y sus síntomas varían. En el caso del alzhéimer, la causa principal son los cambios estructurales del cerebro, que provocan la muerte de las células. Un suministro de sangre limitado puede causar demencia vascular. Cuando se desarrolla en la vejez, puede tener que ver con el estilo de vida.

DEMENCIA Y DIETA

Las pruebas indican que tener un peso saludable y llevar una vida sana en la mediana edad disminuye las posibilidades de padecer demencia. Los estudios muestran que hay una relación positiva entre dieta y cognición; no establecen causalidad, pero apuntan a seguir una dieta mediterránea variada baja en sal, azúcar y grasas saturadas y rica en verduras y cereales integrales. Los hidratos de carbono refinados, como los azúcares añadidos a muchos alimentos procesados, se absorben rápidamente y provocan una mayor respuesta de la insulina que los hidratos de carbono complejos. Las personas con diabetes de tipo 2 parecen tener un mayor riesgo de sufrir demencia, pero todavía se desconocen las razones. Puede que el exceso de insulina favorezca que una proteína llamada beta-amiloide se acumule más en el cerebro.

¿ALIMENTO PARA EL CEREBRO?

Los científicos han diseñado la dieta MIND que combina elementos de otras dos dietas que reducen el riesgo de sufrir diabetes de tipo 2 y problemas cardiovasculares. Aconseja principalmente las verduras verdes con hojas (aunque es importante comer otras verduras) y las bayas, porque sus propiedades antioxidantes pueden ayudar a disminuir el estrés oxidativo, un desequilibrio entre los radicales libres y los antioxidantes protectores que puede dañar las células.

Algunos estudios indican que ingerir más ácidos grasos omega-3 reduce las posibilidades de padecer demencia. Son buenas fuentes los pescados grasos (pp. 42-43). Un nivel elevado de unos compuestos llamados productos finales de glicación avanzada (AGE) se asocia con la inflamación y el estrés oxidativo que precede a muchas enfermedades crónicas, como el alzhéimer. También podrían hacer que las proteínas tau se enredaran en las neuronas. Los AGE se forman en el cuerpo cuando la glucosa sanguínea se combina con las proteínas y las grasas; los niveles altos también pueden formarse en los alimentos expuestos a altas temperaturas al cocinarlos.

NIVELES DE LOS AGE Y COCCIÓN

TERNERA ALTOS FRITA | 9522	**TERNERA** BAJOS ESTOFADA| 2443
POLLO ALTOS ASADO | 5975	**POLLO** BAJO HERVIDO | 2232
SALMÓN ALTOS A LA PARRILLA | 3012	**SALMÓN** BAJOS ESCALFADO| 2063
PATATAS ALTOS FRITAS | 694	**PATATAS** BAJOS HERVIDAS| 17

El alzhéimer y el cerebro

Miles de millones de neuronas transmiten información por el cerebro,
y luego al cuerpo. El alzhéimer interfiere en las comunicaciones y los
procesos de reparación, y provoca una mayor pérdida de neuronas de
lo habitual. Los científicos siguen investigando a qué se debe.

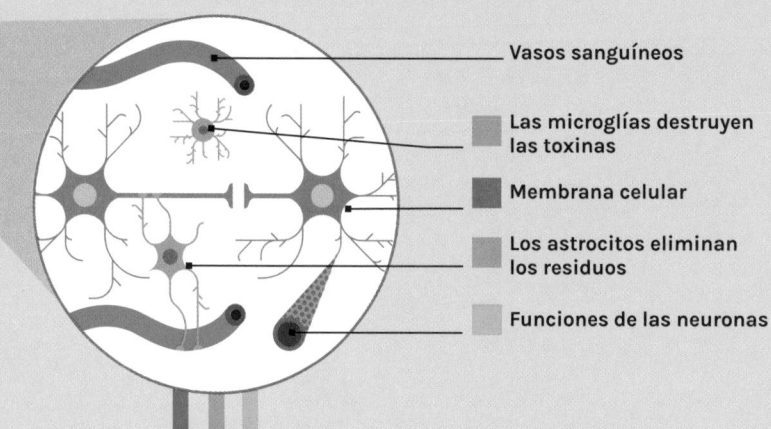

CEREBRO SANO

LAS REDES DE NEURONAS
SE COMUNICAN A TRAVÉS DE
SEÑALES ELÉCTRICAS Y QUÍMICAS
(NEUROTRANSMISORES) Y ATRAVIESAN
UNOS ESPACIOS HUECOS LLAMADOS
SINAPSIS. SE AUTORREPARAN
CONTINUAMENTE.

Vasos sanguíneos

Las microglías destruyen
las toxinas

Membrana celular

Los astrocitos eliminan
los residuos

Funciones de las neuronas

CUANDO LAS COSAS SALEN MAL

BETA-AMILOIDES

EN LOS CEREBROS CON
ALZHÉIMER, SE ACUMULA
UNA CANTIDAD ANORMAL
DE ESTE PRODUCTO
RESIDUAL NORMALMENTE
INOCUO ENTRE LAS
NEURONAS Y SE
FORMAN PLACAS

CÉLULAS
DE APOYO

EN VEZ DE ELIMINAR
DESECHOS COMO LAS BETA-
AMILOIDES, LAS MICROGLÍAS Y
LOS ASTROCITOS CAUSAN
INFLAMACIÓN Y DAÑAN
MÁS LAS NEURONAS

PROTEÍNAS TAU

NORMALMENTE,
ESTABILIZAN LA ESTRUCTRA
INTERNA DE LAS
NEURONAS; EN PACIENTES
CON ALZHÉIMER, FORMAN
ENREDOS QUE ALTERAN EL
FUNCIONAMIENTO DE
LAS NEURONAS

CEREBRO CON ALZHÉIMER

A MEDIDA QUE LAS NEURONAS SE DAÑAN Y
MUEREN, LA COMUNICACIÓN ENTRE REDES
SE INTERRUMPE Y HAY ZONAS DEL CEREBRO
QUE SE ATROFIAN. PRIMERO AFECTA A
LA MEMORIA; LUEGO AL LENGUAJE, EL
RAZONAMIENTO Y EL COMPORTAMIENTO.

Placas beta-amiloides

Neurona dañada

Enredos tau

Cerebro
El estrés puede afectar
la movilidad intestinal
y la digestión mediante
el eje intestino-cerebro
(ver pp. 48-49)

Boca
Al comer inhalamos
gases

La fermentación por parte
de las bacterias produce
un exceso de gases

Las bacterias que
suelen estar en el
colon fermentan
los alimentos en el
intestino delgado

Causas de la hinchazón Antes de
comer, el tracto gastrointestinal contiene
100-200 ml de gases, sobre todo dióxido
de carbono, oxígeno, nitrógeno e hidrógeno.
Después de comer, el volumen de los gases
puede aumentar en un 65 %. Aquí se
detallan las distintas causas.

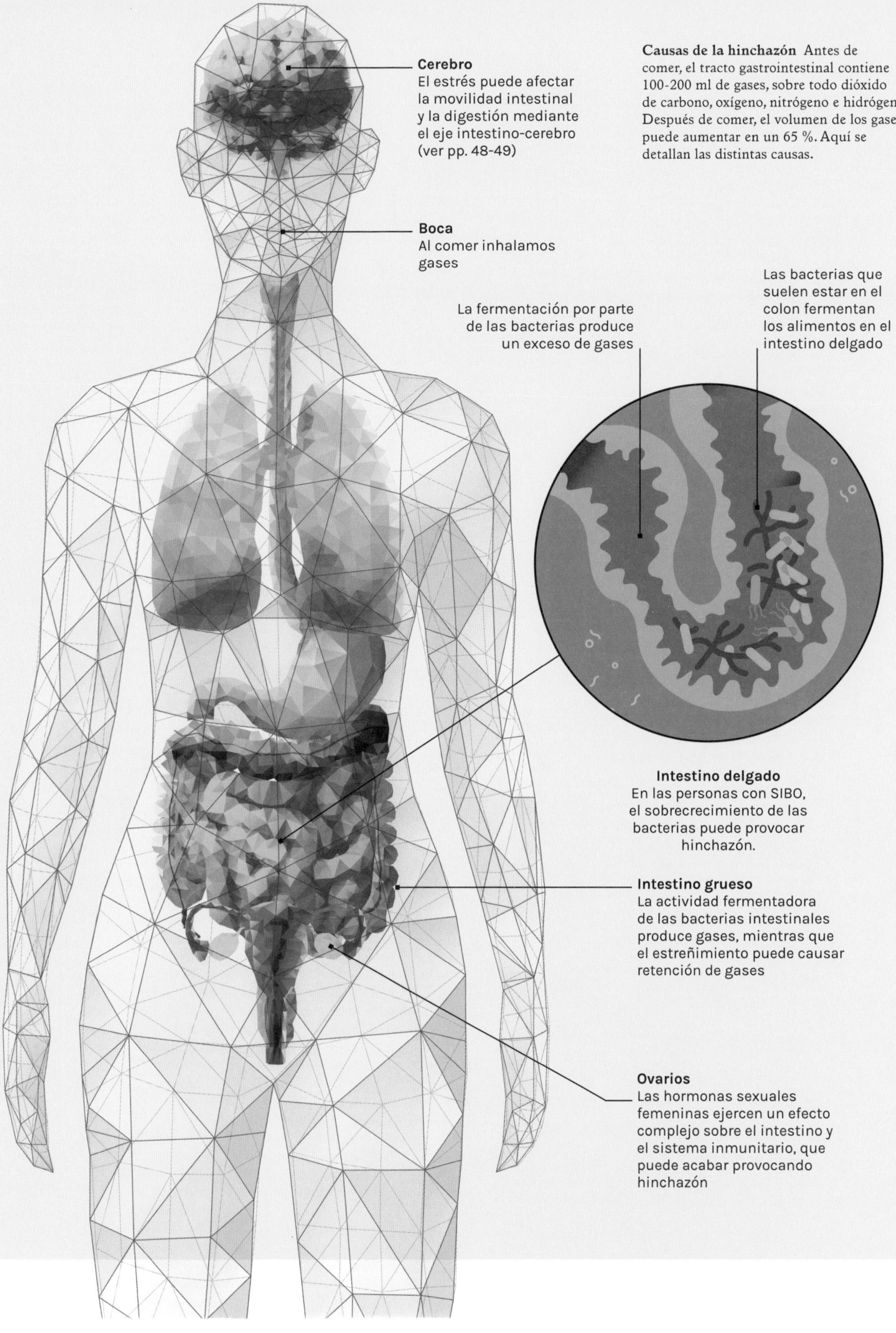

Intestino delgado
En las personas con SIBO,
el sobrecrecimiento de las
bacterias puede provocar
hinchazón.

Intestino grueso
La actividad fermentadora
de las bacterias intestinales
produce gases, mientras que
el estreñimiento puede causar
retención de gases

Ovarios
Las hormonas sexuales
femeninas ejercen un efecto
complejo sobre el intestino y
el sistema inmunitario, que
puede acabar provocando
hinchazón

¿POR QUÉ ME SIENTO HINCHADO?

La hinchazón es una sensación asociada a los gases intestinales, cuando sientes el abdomen hinchado y distendido. Puede hacer que nos sintamos desagradablemente llenos y a veces va acompañada de dolor, flatulencias y náuseas.

El tracto gastrointestinal siempre contiene gases, incluso en ayuno. Estos aumentan después de comer debido al aire que tragamos y a los gases que produce la digestión.

Comer alimentos ricos en fibra, como legumbres, puede provocar hinchazón porque en el intestino grueso aumentan los gases, pero en muchos casos la fibra reduce la hinchazón porque mejora la digestión y acelera el tránsito intestinal. Al tragar, entra aire en el estómago, lo que puede causar distensión abdominal. Esto se agrava si comemos muy deprisa o bebemos mucho líquido al comer, especialmente si son bebidas con gas. Otros factores clave para la hinchazón son:

Estrés Puede alterar la comunicación intestino-cerebro (ver pp. 48-49); por ejemplo, modificando los niveles de neurotransmisores, lo que puede alterar nuestra capacidad de digerir los alimentos y causar estreñimiento o diarrea al afectar a la motilidad intestinal.

Hormonas Las mujeres suelen sentirse hinchadas más a menudo que los hombres, probablemente a causa de las diferencias hormonales. El aumento de progesterona que precede a la menstruación puede favorecer la hinchazón y otros problemas digestivos; el estrógeno, en cambio, estimula la relajación de los músculos intestinales y produce óxido nítrico sintasa.

Microbiota intestinal Las bacterias intestinales descomponen los alimentos indigeribles y producen gases. Los que tienen SCI experimentan una mayor hinchazón (ver p. 164) debido a la hiperalgesia visceral. Los estudios han demostrado que la cantidad de gas que se produce es parecida a la de los individuos sanos.

Estreñimiento Provoca acumulación y retención de gases, agravada por pasar más tiempo en el intestino grueso, lo que aumenta la fermentación bacteriana.

Sobrecrecimiento bacteriano en el intestino delgado (SIBO) La mayoría de las bacterias viven en el intestino grueso. El SIBO se produce cuando estas crecen en el intestino delgado; alteran la digestión y la absorción, provocando hinchazón.

Intestino sensible Hay indicios de un trastorno llamado hiperalgesia visceral, que provoca una mayor sensibilidad o sensación de hinchazón y de otros síntomas. Los pacientes con trastornos gastrointestinales son especialmente propensos a padecerlo.

Intolerancias Las intolerancias alimentarias pueden provocar hinchazón. Por ejemplo, los intolerantes a la lactosa no tienen la enzima para digerirla, así que son las bacterias intestinales las que se encargan de descomponerla, produciendo un exceso de gases.

¿Puede tratarse?

NO EXISTE UN REMEDIO GENÉRICO, ASÍ QUE EL TRATAMIENTO SUELE SER PERSONALIZADO.

Entre los remedios están un cambio de estilo de vida que incluye la dieta, el ejercicio físico y el estrés, la administración de probióticos o laxantes en caso de estreñimiento o antibióticos si se padece SIBO.

Es importante identificar la causa para poder tratarla, por ejemplo cuestiones dietéticas en pacientes con SCI o alguna intolerancia alimentaria. Estar hinchado es bastante normal, pero si persiste es aconsejable ir al médico para descartar un posible trastorno gastrointestinal.

¿SON NORMALES LAS FLATULENCIAS?

Aunque pueden ser molestas, expulsar gases es perfectamente normal y es una parte de la digestión. ¡A ningún nutricionista le asusta hablar de las flatulencias!

La mayoría de las personas se tiran entre cinco y quince pedos al día. Son muestra de un microbioma intestinal sano (ver pp. 48-49). Si se hacen apestosas o aumenta su frecuencia habrá que investigar la causa.

EXCESO DE GASES

Las flatulencias son el resultado de la fermentación natural que se produce en el intestino. La cantidad anormal de gases puede deberse a distintas causas: alimentar el intestino en exceso, no poder digerir determinados alimentos a causa de una intolerancia alimentaria, un aumento repentino de la cantidad de fibra en la dieta, o si los alimentos viajan demasiado rápido por los intestinos, por ejemplo cuando tenemos diarrea. Por el contrario, si los alimentos se mueven demasiado despacio a través de los intestinos y nos estreñimos, el proceso de fermentación dispone de más tiempo del normal para macerar la comida, produciendo gases en consecuencia.

OLORES DESAGRADABLES

La mayoría de los gases que producimos no huelen. Las flatulencias fétidas se producen cuando el intestino descompone productos que contienen azufre y produce gases malolientes como el ácido sulfhídrico. Si las tuyas suelen ser malolientes, tal vez debas revisar tu dieta y hablar con un nutricionista o dietista colegiado.

Col lombarda
Todas las verduras de la familia *Brassica*, incluida la col, causan flatulencias malolientes.

Los alimentos que pueden producir ventosidades sulfurosas son:
- **Proteínas animales:** Carne, proteínas en polvo, huevos.
- **Alimentos vegetales:** Brócoli, col, coliflor, ajo, cebolla.
- **Bebidas**: Vino, cerveza.

Una ingesta alta de proteínas es la principal causa de las ventosidades malolientes. Por eso se aconseja disminuir la cantidad proteica de la dieta (ver p. 15 para las cantidades recomendadas) antes de reducir el consumo de cualquier alimento vegetal. Si aumentas de forma gradual la cantidad de fibra de tu dieta ayudarás a tu microbiota intestinal, ya que podrá descomponer los alimentos a ritmo constante.

¿POR QUÉ ESTOY ESTREÑIDO?

El estreñimieno puede ser frustrante y doloroso.
El resultado es una buena cantidad de heces duras.

Lo que no digerimo pasan al intestino grueso, donde se mezclan con líquido y forman las heces. Los intestinos se contraen y relajan para expulsarlas. Si suele costarte ir al baño, puede que estés estreñido:

- **El estreñimiento por tránsito lento** se produce cuando las heces tardan mucho en atravesar el intestino grueso; la mayor parte del agua se absorbe y las heces se vuelven duras y secas.
- **El trastorno de evacuación** se produce en el empujón final para expulsar las heces si falla la coordinación de los músculos.
- **El síndrome del colon irritable con predominio de estreñimiento** es un tipo de SCI que se debe, sobre todo, al estreñimiento (ver p. 164).

ESTREÑIMIENTO INFANTIL

Nuestro sistema digestivo cambia entre la niñez y la edad adulta, pero sobre todo en el primer año de vida, con la introducción de los alimentos sólidos. El estreñimiento es un síntoma corriente del destete. Los niños a los que les duele la tripa suelen estar estreñidos, pero siempre hay que acudir al médico para que lo verifique.

¿CÓMO PUEDO ALIVIAR EL ESTREÑIMIENTO?

Bebe un mínimo de 1,5-2 litros de agua diarios y aumenta de forma gradual la cantidad de fibra de tu dieta con alimentos vegetales. La fibra aporta volumen a las heces, ya que no se absorbe a través del revestimiento intestinal. La fibra, además, absorbe agua y ablanda las heces. El ejercicio físico también puede mejorar la motilidad intestinal. Los laxantes son útiles en ciertas situaciones, por ejemplo, en el posparto y en casos de mucho dolor, pero también pueden empeorar el estreñimiento y puedes acabar dependiendo de ellos, lo que influye en la microbiota intestinal y en tus hábitos para ir al baño. Si te sientas en el inodoro con la espalda recta formando un ángulo de 90 grados con las piernas, comprimes el intestino; intenta adoptar una postura más agazapada para que el torso forme un ángulo de 35 grados con las piernas; prueba a usar un reposapiés.

COL

LOS GLUCOSINOLATOS SON FITOQUÍMICOS QUE CONTIENEN AZUFRE Y SE ENCUENTRAN EN LA COL; PUEDEN CAUSAR FLATULENCIAS MALOLIENTES

SÍNTOMAS DE ESTREÑIMIENTO

EVACUAR MENOS DE TRES VECES A LA SEMANA

DIFICULTAD Y DOLOR AL EVACUAR

HACER MUCHO ESFUERZO AL EVACUAR

HECES EN BOLITAS DURAS

SENSACIÓN DE NO PODER EXPULSAR TODAS LAS HECES

¿LA DIARREA SE DEBE A LA DIETA?

La diarrea es una dolencia caracterizada por evacuar con más frecuencia de lo normal heces líquidas o sueltas; las causas pueden ser muy diversas, desde el estrés hasta los viajes o la ansiedad, pasando por los alimentos que ingieres.

———————

Cada día entran en nuestro intestino delgado 9 litros de agua y el 90 % es reabsorbida. La diarrea se produce si hay demasiada agua en el intestino o no se ha reabsorbido la suficiente. Causa deshidratación, pero beber más puede empeorarla en casos graves, y hay que tomar una solución de rehidratación oral.

PÉRDIDA DE ELECTROLITOS

La diarrea puede provocar un desequilibrio de electrolitos: unos minerales, entre ellos el sodio, el potasio y el calcio, que ayudan a regular los fluidos del cuerpo y facilitan el correcto funcionamiento de las células. Repón electrolitos con polvos rehidratantes, o bebiendo leche o agua de coco. La mayoría de las veces se consigue controlar los episodios breves en casa, pero la diarrea crónica puede ser preocupante, así que acude al médico lo antes posible.

AGUA Y ALIMENTOS CONTAMINADOS

La alimentación puede provocar diarrea cuando alguna bacteria, como la *Campylobacter* o la *Escherichia coli* (*E. coli*), entra en el cuerpo a través de alimentos contaminados; o cuando algún parásito, como el que causa la giardiasis (que contribuye a la gastritis), entra a través de agua contaminada. Son causas comunes de la diarrea cuando estamos de vacaciones en lugares con mala higiene: vigila la higiene (ver derecha) y evita el agua del grifo potencialmente peligrosa y la comida poco hecha.

DETONANTES ALIMENTARIOS

Si tienes alguna intolerancia alimentaria, dicho alimento puede hacer que tengas heces sueltas, y la dieta puede desencadenar los síntomas del SCI, entre los que está la diarrea (ver pp. 158-167).

Otras causas relacionadas con la comida son:
- **Los alimentos picantes** pueden irritar el revestimiento del estómago.
- **Los alimentos fritos** contienen grasas saturadas y grasas trans, que a veces cuesta descomponer, lo que provoca diarrea o empeora los síntomas.
- **El café** estimula el sistema digestivo y te hace estar alerta.
- **El alcohol** puede ablandar las heces del día siguiente, especialmente si bebes vino o cerveza.
- **Los alimentos con muchos FODMAP** que contengan oligosacárido,s disacáridos, monosacáridos y polioles fermentables pueden causar diarrea. Por ejemplo, el ajo y las cebollas contienen fructanos, que a algunas personas con SCI les cuesta digerir. (Y fibra insoluble, que hace que los alimentos se desplacen más rápido por el sistema digestivo.)
- **Algunos edulcorantes artificiales** pueden trastornar al sistema digestivo, por esos la etiqueta de algunos puede avisar de su efecto laxante.

Buena higiene

REDUCE EL RIESGO DE DIARREA CAUSADA POR CONTAMINANTES MANTENIENDO SIEMPRE UNA BUENA HIGIENE.

Lávate bien las manos con agua templada y jabón después de ir al baño y antes de comer o de ponerte a preparar la comida.

Limpia el inodoro con desinfectante, incluidos el asiento y la palanca tras cada episodio de diarrea.

Evita compartir toallas, manoplas, cubiertos o utensilios con otros miembros de la casa.

Intoxicación alimentaria

Las bacterias *E. coli* están presentes en los intestinos de los humanos y los animales e intervienen en la digestión, pero determinados tipos que producen toxinas y que se ingieren con el agua y los alimentos contaminados causan la diarrea.

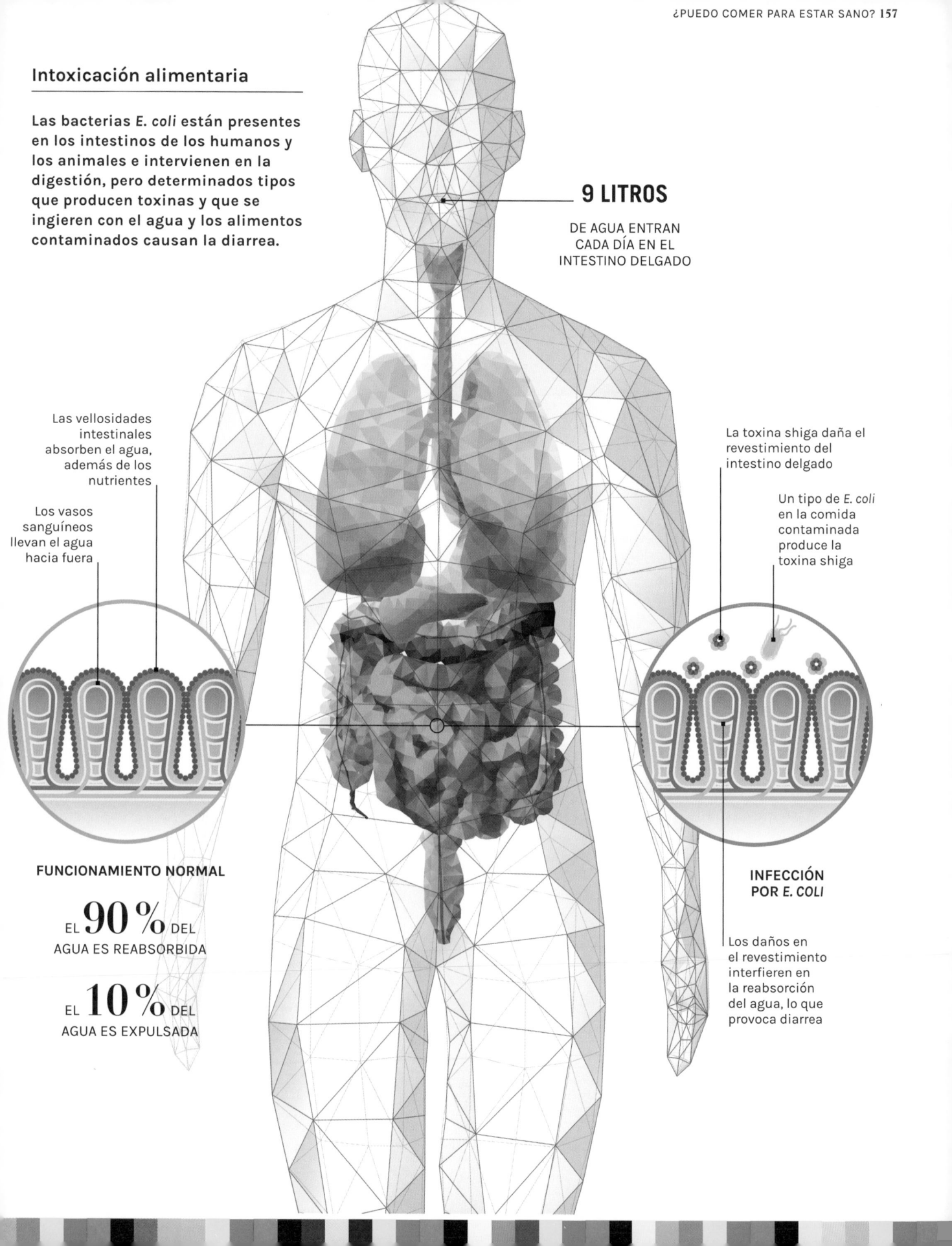

9 LITROS
DE AGUA ENTRAN CADA DÍA EN EL INTESTINO DELGADO

Las vellosidades intestinales absorben el agua, además de los nutrientes

Los vasos sanguíneos llevan el agua hacia fuera

La toxina shiga daña el revestimiento del intestino delgado

Un tipo de *E. coli* en la comida contaminada produce la toxina shiga

FUNCIONAMIENTO NORMAL

EL **90%** DEL AGUA ES REABSORBIDA

EL **10%** DEL AGUA ES EXPULSADA

INFECCIÓN POR *E. COLI*

Los daños en el revestimiento interfieren en la reabsorción del agua, lo que provoca diarrea

¿DEBERÍAN PREOCUPARME LAS ALERGIAS E INTOLERANCIAS ALIMENTARIAS?

Una respuesta anormal a la comida, o las reacciones adversas a los alimentos, pueden deberse a una intolerancia alimentaria o a una alergia alimentaria. Aunque suelen agruparse, se trata de dos reacciones muy distintas.

Todos experimentamos algún malestar digestivo de vez en cuando. Si es ligero y poco frecuente no suele haber motivo para preocuparse. Pero si después de comer solemos sentir molestias, podría tratarse de una alergia o una intolerancia. Las alergias pueden ser graves y en algunos casos pueden poner en riesgo la vida, por lo que es importante conocer sus síntomas. Menos del 4 % de la población tiene una alergia alimentaria; las intolerancias parecen más frecuentes.

ALERGIAS ALIMENTARIAS

Una alergia alimentaria es una respuesta inmunitaria adversa. Suele producirse de repente, y puede desencadenarla una pequeña cantidad de comida. La reacción alérgica se producirá cada vez que comas ese alimento, al margen de la cantidad. Hay dos tipos de reacciones alérgicas. Las mediadas por IgE son aquellas en que el cuerpo crea anticuerpos específicos para el alimento. Pueden ser para toda la vida, y los síntomas van desde ronchas e inflamación hasta un shock anafiláctico. Las alergias alimentarias no mediadas por IgE involucran otros componentes del sistema inmunitario. Se manifiestan de forma más lenta y son más difíciles de diagnosticar. Los síntomas suelen ser hinchazón, vómitos y diarrea.

Las alergias pueden deberse a distintos factores, entre ellos la dieta, el entorno y la genética. La hipótesis de exposición dual al alérgeno sugiere que la exposición temprana a los alérgenos alimentarios a través de la piel (por ejemplo, con los aceites de

Reacción alérgica mediada por IgE

Cuando un IgE une un alérgeno a una célula dendrítica, inicia un proceso para producir más IgE específicos para dicho alérgeno. Luego los IgE se adhieren a los mastocitos (célula inmunitaria) del tracto digestivo, listos para reaccionar ante la misma proteína cuando vuelva a ser consumida.

CLAVE

- ⚥ glóbulo blanco - células T
- ⚲ glóbulo blanco - células B
- ● IgE (inmunoglobulina E)
- ● alérgeno
- • Inflamatorio (histamina)

célula dendrítica

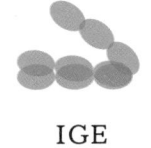

IGE

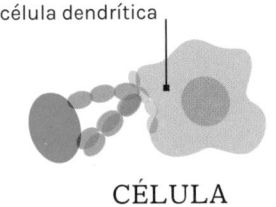

CÉLULA DENDRÍTICA Y ALÉRGENO

El cuerpo crea anticuerpos de inmunoglobulina E (IgE) que son específicos para una proteína presente en el alimento alérgeno

El IgE une un alérgeno a una célula dendrítica, enviando un mensaje a las células T

frutos secos de las cremas hidratantes) podría aumentar la propensión a la alergia, mientras que el consumo de esos alérgenos en la infancia podría favorecer su tolerancia. Se ha asociado el consumo temprano y regular de cacahuetes con la prevención de la alergia al cacahuete, sobre todo en niños con mayor riesgo a causa de una barrera cutánea afectada, como los que tienen eccema. (No hay que dar cacahuetes y otros frutos secos a menores de 5 años por el riesgo de asfixia.)

INTOLERANCIAS

Una intolerancia es una respuesta no inmune que afecta directamente a la digestión. Suele tener relación con la cantidad de alimento que se ingiere y con la frecuencia de consumo. Algunas las desencadenan algunas sustancias químicas de los alimentos, y otras se desarrollan si falta alguna enzima necesaria para descomponer un alimento concreto. Las intolerancias alimentarias, aunque no suelen poner en peligro la vida, pueden afectar mucho la calidad de vida del afectado. Los síntomas suelen manifestarse de forma gradual e incluyen erupciones, prurito, hinchazón y diarrea (los dos últimos también pueden causarlos otras enfermedades, como el cáncer colorrectal, así que consulta a tu médico).

LA TRAMPA DE LA INDUSTRIA ALIMENTARIA

Hoy en día parece que todo el mundo tiene alguna intolerancia; un 20 % de la población europea ha modificado su alimentación para excluir algún alimento. Pero no existen pruebas que justifiquen dicho aumento, y es más probable que dicho incremento sea consecuencia más del autodiagnóstico y la atracción por lo exótico que de una incidencia real. Según un estudio, el 34 % de los progenitores afirmaron que sus hijos tenían alergias alimentarias, pero solo el 5 % las tenían realmente.

Las redes sociales están llenas de informaciones falsas que animan a la gente a gastarse el dinero en productos caros que no necesitan. Muchos pseudoterapeutas diagnostican intolerancias que no se tienen, aplazando el diagnóstico correcto de un profesional de la salud colegiado (ver pp. 160-161). Excluir de la dieta algunos alimentos básicos como el pan puede provocar malnutrición. Y lo que es peor, al restringir alimentos sin necesidad, se corre un riesgo mucho mayor de desarrollar algún trastorno alimentario. Si necesitas consejo o un diagnóstico, busca la ayuda médica de un profesional, y haz solo los cambios que este te indique.

(ver pp. 160-161)

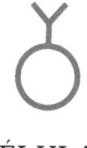

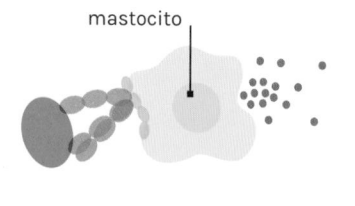

mastocito

CÉLULAS T

CÉLULAS B

MASTOCITO Y ALÉRGENO

Las células T se activan para liberar unos compuestos de señalización llamados interleucinas

Las interleucinas hacen que las células B produzcan más IgE específicos para ese alérgeno

El IgE, fijado a los mastocitos, se une a los alérgenos cuando entran en el cuerpo, haciendo que los mastocitos liberen sustancias inflamatorias

ALIMENTOS A LOS QUE SE PUEDE SER INTOLERANTE:

LACTOSA

LECHE Y OTROS PRODUCTOS QUE CONTENGAN LACTOSA

MUCHOS COMPRIMIDOS LLEVAN LACTOSA AÑADIDA COMO EXCIPIENTE

AMINAS VASOACTIVAS

VINO TINTO, QUESO AZUL Y OTROS QUESOS FUERTES, ATÚN, CABALLA, PRODUCTOS A BASE DE CERDO Y OTROS ALIMENTOS

SUSTANCIAS QUÍMICAS NATURALES

COMO EL SALICILATO Y EL GLUTAMATO

ADITIVOS ALIMENTARIOS

COMO EL BENZOATO, LOS SULFITOS Y EL GLUTAMATO MONOSÓDICO

Más sobre los desencadenantes comunes en las pp. 160-161

¿CÓMO SÉ SI TENGO ALGUNA ALERGIA O INTOLERANCIA?

Las alergias y las intolerancias alimentarias pueden dificultarte mucho la vida, así que si crees que tienes alguna, es importante que vayas al médico para que te ayude a identificar, tratar y controlar el problema.

Saber si tienes una alergia o intolerancia alimentaria puede ser un proceso complicado. Si estás preocupado, es preferible que consultes a un médico antes de eliminar algún grupo alimenticio por completo, para que te haga pruebas y para evitar posibles deficiencias. Es aconsejable llevar un diario y vigilar los síntomas.

DIAGNOSTICAR LAS ALERGIAS

Hay muchos alimentos que pueden causar alergia. Entre los más comunes están la leche, el trigo, los huevos, los cacahuetes, los frutos secos, el pescado, el marisco y algunas frutas y verduras. Además, algunos aditivos alimentarios pueden agravar los síntomas de una alergia ya existente. Por ejemplo, los sulfitos, que se usan para conservar los alimentos, pueden hacer que algunas personas con asma sufran un

ataque, aunque no todos los que padecen de asma deben evitarlos. El síndrome de alergia oral es un tipo menos común de alergia en la que el cuerpo confunde la proteína de algunas frutas o verduras con el polen, provocando síntomas como picor en la boca o en la garganta, y una inflamación en la boca.

La enfermedad celíaca (hipersensibilidad al gluten del intestino delgado) técnicamente no es una alergia, sino una enfermedad autoinmune causada por una reacción alérgica al gluten, un grupo de proteínas del trigo, la cebada y el centeno. Se cree que afecta al menos a 1 de cada 100 personas en Europa, aunque solo un 30 % de estas están diagnosticadas. Entre los síntomas están los calambres, la hinchazón, las náuseas y el reflujo. Se puede ser alérgico al trigo y no ser celíaco o tener sensibilidad al gluten no celíaca.

Intolerancia a la lactosa

La lactosa es el azúcar de la mayoría de los productos lácteos. Necesitamos la enzima lactasa para descomponerla, así que si el cuerpo no produce lactasa suficiente, la lactosa pasa por el intestino sin digerir, provocando los síntomas de la intolerancia, como calambres e hinchazón.

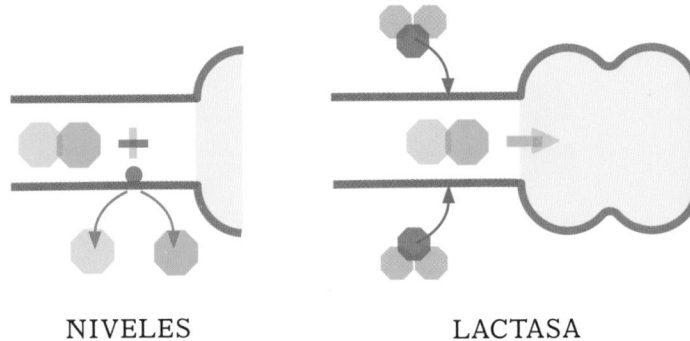

CLAVE

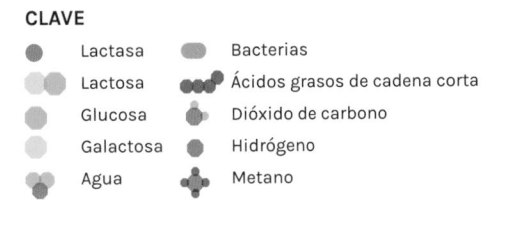

● Lactasa	● Bacterias	
● Lactosa	●●● Ácidos grasos de cadena corta	
● Glucosa	● Dióxido de carbono	
● Galactosa	● Hidrógeno	
● Agua	✚ Metano	

NIVELES ALTOS DE LACTASA

Digerida en el intestino delgado

La lactasa divide la lactosa en glucosa y galactosa, que pueden ser absorbidas en la sangre

LACTASA DISMINUIDA

Pasa al intestino delgado

La lactosa sin digerir pasa al intestino grueso y provoca un aumento de agua en el colon

No se sabe mucho de por qué se desarrollan las alergias. Si alguien de tu familia tiene o ha tenido una alergia, tú serás más propenso a desarrollar una también, aunque no necesariamente la misma. Las personas con alergias a menudo padecen otras dolencias, como el asma o la rinitis alérgica.

Las alergias alimentarias mediadas por IgE (ver pp. 158-159) pueden diagnosticarse midiendo los anticuerpos en la sangre, o introduciendo alérgenos en la piel y observando la reacción. Una dieta de eliminación supervisada puede ayudar a averiguar cuál es el alérgeno.

DETECTAR LAS INTOLERANCIAS

La lista de alimentos que pueden causar malestar digestivo es muy larga. Entre los desencadenantes más comunes están los aditivos alimentarios como el MSG, la cafeína, el alcohol, los edulcorantes artificiales, los conservantes artificiales, un grupo de hidratos de carbono conocidos como FODMAP (ver pp. 166-167), los huevos, la levadura, la fructosa e incluso las toxinas que se introducen en los alimentos. Son pocas las intolerancias alimentarias que duran toda la vida, y en la mayoría de los casos

el afectado puede tomar una cantidad pequeña sin que suponga un problema.

Dos de las intolerancias alimentarias de las que más se ha hablado son la intolerancia al trigo y la intolerancia a la lactosa. Al gluten suelen achacársele erróneamente molestias digestivas, pero las intolerancias al gluten no están médicamente reconocidas, y en muchos casos los síntomas pueden deberse a otra cosa, como el SCI, el estrés, la ansiedad, la EII o la enfermedad celíaca. La lactosa es un azúcar disacárido que se encuentra básicamente en los productos lácteos. La intolerancia se produce cuando la persona carece de la enzima lactasa (ver abajo) y no puede descomponer el disacárido en los monosacáridos glucosa y galactosa para que pasen a la sangre. Eso puede provocar una acumulación de lactosa en el aparato digestivo, con los consiguientes gases, calambres, diarrea, hinchazón y náuseas. (Ver pp. 162-163 para más información sobre el gluten y la lactosa.)

Actualmente no hay pruebas clínicamente válidas para diagnosticar las intolerancias. Se confirman eliminando el alimento sospechoso y observando los síntomas, para luego volver a introducirlo gradualmente.

ALERGIAS

LECHE
CACAHUETES
FRUTOS SECOS
PESCADO
MARISCO
ALGUNAS FRUTAS Y VERDURAS
SOJA
APIO
MOSTAZA
SÉSAMO
PIÑONES
CARNE

HUEVOS TRIGO

INTOLERANCIAS

MSG
CAFEÍNA
ALCOHOL
EDULCORANTES ARTIFICIALES
CONSERVANTES ALIMENTARIOS ARTIFICIALES
FODMAP (ver pp. 166-167)
LEVADURA
FRUCTOSA
LACTOSA
GLUTEN
AMINAS VASOACTIVAS (en vino tinto, queso azul y quesos fuertes, atún, caballa, productos derivados del cerdo y otros alimentos)
SALICILATOS

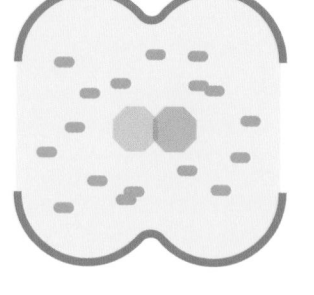

FERMENTACIÓN

Digestión en el colon

La lactosa es digerida por las bacterias intestinales, provocando la fermentación

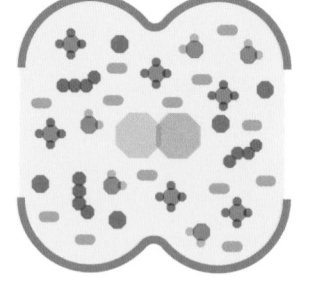

DERIVADOS

Calambres e hinchazón

El aumento de ácidos y gases de la fermentación puede causar calambres e hinchazón

Alergias e intolerancias
Unos alimentos pueden causar alergias y otros, intolerancias. Algunos alimentos pueden causar ambas cosas.

¿CÓMO ELIMINO EL GLUTEN O LA LACTOSA DE MI DIETA?

Si el médico te ha dicho que elimines el gluten o la lactosa de tu dieta, es probable que te sientas abrumado, pero puedes lograrlo sin poner en peligro tu alimentación.

FUENTES DE GLUTEN

EL GLUTEN PUEDE ESTAR EN TODA CLASE DE ALIMENTOS, INCLUSO EN LOS QUE NO IMAGINAS

HARINA

PANES Y PASTELERÍA

CEREALES

PASTA

GALLETAS

PASTELES

SALSA DE SOJA

CERVEZA

SOPAS

CARNES PROCESADAS

SALSAS PREPARADAS

COMIDAS PREPARADAS

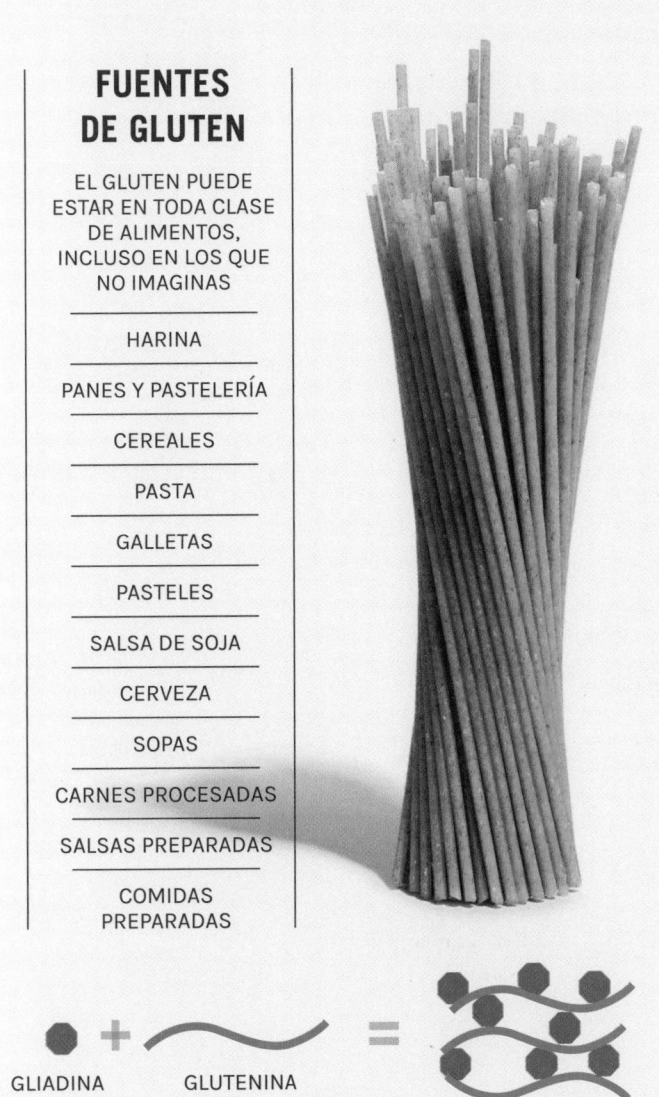

GLIADINA + GLUTENINA = GLUTEN

¿Qué es el gluten?
Las proteínas gliadina y glutenina se combinan con agua para crear una estructura de malla que se conoce como gluten, cuya elasticidad resulta especialmente útil en el horneado.

La mayoría de la gente no debe eliminar el gluten ni la lactosa de la dieta, pero quienes sí deben hacerlo suelen observar cambios drásticos en su salud y sus niveles de energía, siempre que sigan una dieta saludable y equilibrada con alimentos alternativos. Consulta a tu médico o a un dietista colegiado para que te ayude a saber qué debes eliminar exactamente. Pero recuerda, si para algunos eliminar el gluten puede ser muy positivo, para otros puede ser perjudicial.

ELIMINAR EL TRIGO O EL GLUTEN

Debes distinguir el trigo del gluten y saber si debes eliminar uno de ellos o ambos. Si te diagnostican la enfermedad celíaca (el sistema inmunitario reacciona de forma anormal al gluten), además del gluten, tendrás que eliminar el centeno, la cebada y la avena. Algunas personas con alergia al trigo (cuando se producen anticuerpos de las proteínas presentes en el trigo) pueden tomar algunos cereales, pero otros no. Los productos sin gluten a veces llevan trigo y viceversa, así que mira bien las etiquetas.

El gluten está presente en muchos productos alimenticios (ver izquierda). También puede estar en los alimentos preparados, así que revisa las etiquetas con atención. Por suerte, hay versiones sin trigo o sin gluten de estos productos alimenticios. Existe tanto harina como levadura sin trigo o sin gluten. Ten cuidado con la goma xantana, que suele añadirse a los productos de bollería para mejorar la textura y estabilizar la masa; las personas que tienen la enfermedad celíaca o una intolerancia al gluten suelen reaccionar a ella. Los productos sin gluten contienen menos fibra y suelen contener más grasas

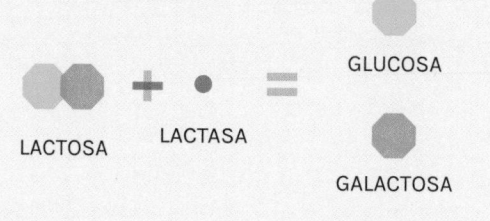

LACTOSA + LACTASA = GLUCOSA

GALACTOSA

Digestión de la lactosa
La lactosa es un azúcar natural que se encuentra en la leche. La enzima lactasa se encarga de descomponerla en dos azúcares simples, la glucosa y la galactosa, que luego son absorbidos en la sangre.

y azúcares que los equivalentes con gluten; dado que no se rigen por las mismas normas de enriquecimiento que los productos con trigo, también pueden contener menos vitaminas y minerales, incluidos el hierro, las vitaminas B y el calcio. Los productos sin gluten también contienen menos proteínas, ya que se les ha eliminado el gluten (proteína).

ELIMINAR LA LACTOSA

Igual que distinguimos entre gluten y trigo, no es lo mismo la intolerancia a la lactosa que la alergia a la leche. La intolerancia a la lactosa se produce por la falta de lactasa, la enzima que descompone la lactosa en azúcares que podemos absorber más fácilmente (ver arriba y pp. 160-161). La alergia a la leche es una reacción inmune a una de las proteínas presentes en la leche animal, aunque en la mayoría de los casos la causa la proteína alfa S1-caseína de la leche de vaca. Ten presente que los productos sin lactosa no contienen el azúcar lactosa, pero pueden contener proteínas de la leche.

Si eliminas los alimentos que contienen lactosa, piensa en las vitaminas y los minerales que llevan los productos originales y trata de obtenerlos de otras fuentes. Sobre todo con alimentos que contengan calcio, vitaminas D y B12 y yodo. Por ejemplo, la B12 y el yodo se encuentran en el pescado y en los huevos. Los productos «sin lácteos» contienen las mismas vitaminas y minerales que los productos lácteos estándares, pero además llevan lactasa añadida,

que se encarga de predigerir la lactosa antes de que llegue al cuerpo. Las leches de arroz, de avena, de almendra, de avellana, de quinoa y de guisante son alternativas fantásticas a la leche de vaca (la leche de arroz no debe darse a los menores de 5 años debido a la cantidad de arsénico que contiene). A los productos manufacturados se les suele añadir leche de vaca, así que no basta con eliminar los productos lácteos obvios como la leche, la mantequilla, el queso y el yogur. Lee la lista de la derecha para ver los ingredientes comunes derivados de la leche de vaca.

ESTATE ATENTO

Deberás tener cuidado con lo que comes, para evitar la contaminación cruzada. En la Unión Europea deben especificarse los alérgenos en el envase por ley; normalmente aparecen en negrita y listados aparte. En los envases suelen aparecer expresiones como «puede contener» para referirse a que un alimento puede estar contaminado con uno o más alérgenos comunes. Los bares y restaurantes también deben proporcionar toda la información dietética sobre alérgenos, por escrito y verbalmente.

FUENTES DE LACTOSA

LA LACTOSA PUEDE ESTAR EN MUCHOS PRODUCTOS LÁCTEOS, PROTEÍNAS E INGREDIENTES

SUERO DE LECHE

CALCIO O CASEINATO DE SODIO

CASEÍNA (CUAJADA), CASEINATOS

QUESO FRESCO

GHEE

CASEÍNA HIDROLIZADA

PROTEÍNA DE SUERO HIDROLIZADA

LACTOALBÚMINA

LACTOGLOBULINA

LACTOSA

MARGARINA

PROTEÍNA DE LA LECHE

SÓLIDOS DE LA LECHE

AZÚCAR DE LA LECHE

LECHE MODIFICADA

SUERO Y SÓLIDOS DEL SUERO

¿PUEDO TENER EL SÍNDROME DEL COLON IRRITABLE (SCI)?

Si tienes molestias digestivas, es más probable que se deban al SCI que a una intolerancia alimentaria, pero para poder estar seguro debes consultar a tu médico.

El síndrome del colon irritable es el tipo más corriente de trastorno gastrointestinal funcional y tiene un índice de prevalencia del 2-15 %. Es más común en las mujeres y, a diferencia de muchas enfermedades, su incidencia disminuye con la edad. Los síntomas varían, pero suelen incluir hinchazón, estreñimiento y/o diarrea, y dolor recurrente en el abdomen. Para ser diagnosticado, el paciente debe haber tenido dolor abdominal frecuente durante un mínimo de tres meses, y los síntomas deben haber aparecido como mínimo seis meses antes del diagnóstico.

DIAGNÓSTICO Y TRATAMIENTO

Aún no están claros cuáles son los mecanismos que desencadenan el SCI. Actualmente se considera un trastorno del eje intestino-cerebro (ver p. 49), y en muchos casos el estrés puede agravarlo. Determinadas moléculas de los alimentos pueden desempeñar un papel (ver p. 166). El SCI tiene síntomas parecidos a otros trastornos, como la EII o la enfermedad celíaca,

y suele ser difícil de diagnosticar. Los médicos empiezan por analizar el historial médico del paciente para identificarlo y para descartar otras enfermedades; luego hacen un examen físico, que a veces incluye colonoscopias y pruebas de laboratorio. Hay cuatro subtipos del SCI: SCI-E (predominio de estreñimiento), SCI-D (predominio de diarrea), SCI-M (hábitos intestinales mixtos) y SCI-NT (no tipificado). No todo el mundo responde igual al tratamiento. La primera línea de tratamiento incluye cambios en la dieta y el estilo de vida; luego suelen probarse los antiespasmódicos, antidepresivos (como los neuromoduladores que pueden alterar la motilidad intestinal, la hipersensibilidad visceral y la velocidad del tránsito gastrointestinal), los laxantes o fármacos antidiarreicos, y terapia conductual cognitiva y otras intervenciones psicológicas. Los tratamientos no son una cura y solo tratan una parte de lo que es un trastorno multimodal. Reducir o eliminar algunos alimentos puede ayudar (ver pp. 166-167).

Espasmos intestinales
Los espasmos intestinales, un síntoma común del SCI, se producen cuando los músculos del intestino se contraen espontáneamente, provocando movimientos intestinales irregulares y dolor abdominal.

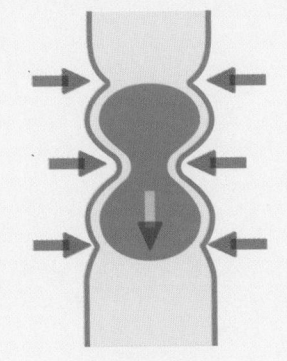

SECUENCIA NORMAL

ESPASMO

¿QUÉ ES LA EII?

La enfermedad inflamatoria intestinal (EII) hace referencia a dos trastornos que causan la inflamación del tracto gastrointestinal: la enfermedad de Crohn y la colitis ulcerosa.

La enfermedad de Crohn puede afectar a cualquier parte del tracto gastrointestinal, desde la boca hasta el ano, aunque en la mayoría de los pacientes la zona afectada es la parte inferior del intestino delgado. La inflamación es irregular y puede extenderse por varias capas de las paredes del tracto gastrointestinal. En la colitis ulcerosa, la inflamación está confinada al intestino grueso y el recto. Esta dolencia provoca la formación de úlceras en el revestimiento interno del intestino, que pueden sangrar y producir mucosidad. Entre los síntomas de ambos tipos de EII están la diarrea persistente, el dolor abdominal, el sangrado rectal, la pérdida de peso y el cansancio.

Como en el SCI, las causas de la EII no están del todo claras. Se cree que entre los factores están la dieta, el estrés, la inmunidad y la genética. Y que el índice de riesgo depende de la edad, la etnia, el historial familiar, el tabaco y el uso de medicamentos antiinflamatorios no esteroideos (AINE).

La EII se diagnostica analizando los niveles de calprotectina en las heces, y con una endoscopia o una colonoscopia, y las biopsias. Puede tratarse con algunos fármacos, pero la dieta también puede tener un importante papel, especialmente en una EII leve. Los médicos recomiendan aplicar unas vacunas para prevenir las infecciones. En casos graves, el paciente puede someterse a una intervención para extirpar las partes dañadas del tracto gastrointestinal, aunque esta práctica cada vez es menos habitual gracias a los avances médicos en cuestión de tratamientos.

Enfermedad celíaca

NO ES UNA FORMA DE EII, PERO PUEDE PROVOCAR SÍNTOMAS PARECIDOS.

Esta dolencia hace que cuando comes gluten tu sistema inmunitario ataque tus propios tejidos, dañando el revestimiento del intestino delgado, lo que puede disminuir la absorción de nutrientes. Si no se trata, pueden surgir complicaciones como la anemia, la osteoporosis, la infertilidad, problemas neurológicos y lesiones en los nervios, y excepcionalmente, cáncer del intestino delgado y linfoma intestinal. (Ver también p. 160.)

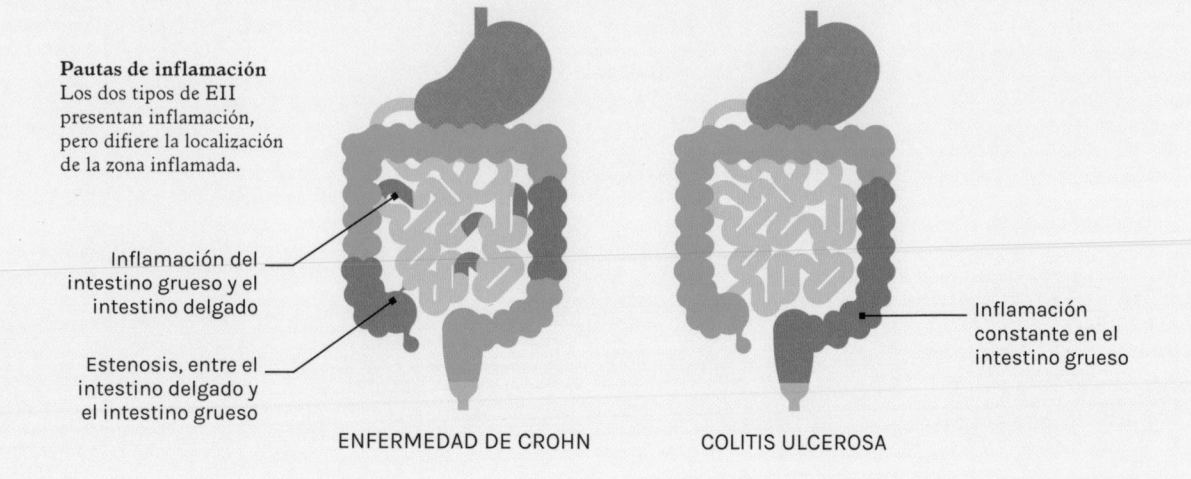

Pautas de inflamación
Los dos tipos de EII presentan inflamación, pero difiere la localización de la zona inflamada.

Inflamación del intestino grueso y el intestino delgado

Estenosis, entre el intestino delgado y el intestino grueso

Inflamación constante en el intestino grueso

ENFERMEDAD DE CROHN

COLITIS ULCEROSA

¿QUÉ SON LOS FODMAP?
EVITARLOS ¿CURA EL SCI?

Si has introducido cambios en tu estilo de vida para mejorar los síntomas del síndrome del colon irritable (SCI; ver página 164) pero no has obtenido resultados, lo siguiente podría ser trabajar sobre lo que se conoce como dieta baja en FODMAP.

Los FODMAP (oligosacáridos, disacáridos, monosacáridos y polioles fermentables) son un grupo de hidratos de carbono que el intestino delgado no puede digerir. Cuando los comemos, pasan al intestino grueso, donde las bacterias intestinales los fermentan. La categoría FODMAP incluye muchos alimentos, entre ellos la manzana, el aguacate, la pera, el mango, la coliflor, la soja, el centeno y las legumbres.

El término «fermentable» se refiere a los alimentos que pueden fermentarse y usarse para nutrir las bacterias intestinales. Los oligosacáridos son un tipo de hidratos de carbono que suelen contener entre tres y diez moléculas de azúcar simple, como los fructanos (en la cebolla, el ajo, el trigo, el centeno y la cebada)

y los galactooligosacáridos (GOS, presentes en las alubias y las lentejas). Los disacáridos, como la lactosa, contienen dos moléculas de azúcar simple y los monosacáridos, como la fructosa, una sola molécula de azúcar. Los polioles, conocidos como alcoholes de azúcar, son el sorbitol y el manitol, que están sobre todo en los caramelos sin azúcar, los de menta, los chicles y algunas frutas y verduras.

CÓMO CAUSAN LOS SÍNTOMAS

Aún se desconocen los mecanismos que los desencadenan pero hay dos hipótesis:

● **La «hipótesis del intestino delgado»** afirma que los FODMAP son moléculas osmóticamente activas (por ejemplo, activan la difusión del agua de una

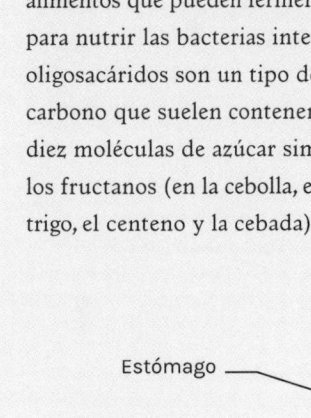

Estómago

Intestino delgado

Intestino grueso

FODMAP en el intestino

Los FODMAP pueden hacer que el exceso de agua pase al intestino delgado, o pueden fermentarse en el intestino grueso, produciendo gases y causando malestar.

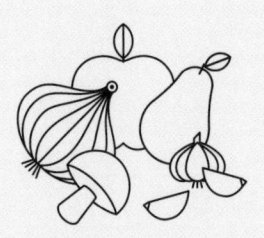

ALIMENTOS RICOS
EN FODMAP

El ajo, la cebolla, el brócoli, la coliflor, las setas, las manzanas, las peras, la sandía, las cerezas y los productos hechos con trigo, como la pasta y la bollería, se consideran todos FODMAP

zona con alta concentración a una zona de baja concentración a través de una membrana), lo que provoca un aumento de agua en el intestino delgado y causa la distensión, hinchazón y malestar.

● **La «hipótesis del intestino grueso»** sugiere que los FODMAP aumentan la fermentación bacteriana en el colon y la producción de gases. Esto provoca hinchazón, flatulencias y malestar. Parece que los factores psicológicos y un eje cerebro-intestino alterado (ver p. 49) por estrés, ansiedad y el estilo de vida también pueden influir.

DIETA BAJA EN FODMAP

La dieta baja en FODMAP (DBF) es un método popular y eficaz para aliviar los síntomas del SCI y mejorar la calidad de vida del paciente. Ha demostrado reducir los síntomas intestinales en pacientes con SCI un 70-80 % del tiempo. Puede parecer muy restrictiva, pero si se hace bien, esta dieta puede ser personalizada individualmente. Debe seguirse solo bajo supervisión médica. Los pacientes suelen tener dos o tres citas con el especialista; el proceso consta de tres fases:

1. Eliminación: Es un período que dura entre cuatro y seis semanas durante las cuales el paciente debe eliminar todos los alimentos FODMAP de la dieta. Al final de este período deben apreciar una mejora en los síntomas.

2. Reintroducción: Durante las siguientes semanas, los pacientes empiezan a reintroducir los FODMAP en la dieta de forma sistemática, añadiendo los alimentos de uno en uno, en cantidades cada vez mayores, lo que permite identificar cuándo sienten los síntomas.

3. Personalización: Con el tiempo, los pacientes pueden personalizar su dieta, añadiendo los FODMAP que no le causan síntomas y reduciendo o eliminando los que sí; así pueden controlar los síntomas sin renunciar a una dieta adecuada.

Si crees que tienes SCI, habla con tu médico. La dieta DBF tiene excelentes resultados con algunas personas, pero hazla solo si tu médico te lo recomienda y bajo supervisión profesional. Tampoco es recomendable seguir la dieta durante un período largo de tiempo, ya que una disminución en la variedad del microbioma intestinal, una posible consecuencia de la dieta DBF, a la larga puede ser más perjudicial para la salud intestinal.

LOS FODMAP

SON UN GRUPO DE CARBOHIDRATOS NO DIGERIBLES FERMENTADOS EN EL INTESTINO GRUESO

F
FERMENTABLES

O
OLIGOSACÁRIDOS

D
DISACÁRIDOS

M
MONOSACÁRIDOS

A
Y («AND», EN INGLÉS)

P
POLIOLES

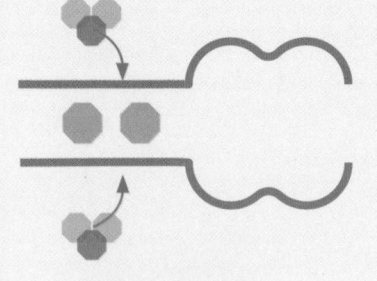

INTESTINO DELGADO

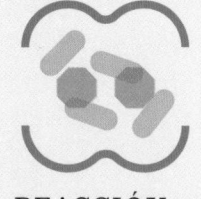

REACCIÓN BACTERIANA EN EL INTESTINO GRUESO

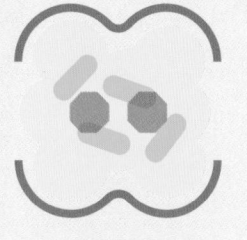

LOS GASES SE ACUMULAN = EXPANSIÓN

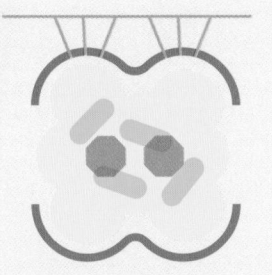

MENSAJE ENVIADO AL SISTEMA NERVIOSO

Los FODMAP hacen que el agua sea arrastrada al intestino delgado, provocando distensión e hinchazón

Las bacterias presentes en el intestino grueso fermentan los FODMAP, lo que produce gases

La pared muscular se expande con la acumulación de gases resultantes de la fermentación

El intestino grueso envía una señal al sistema nervioso a través del músculo expandido

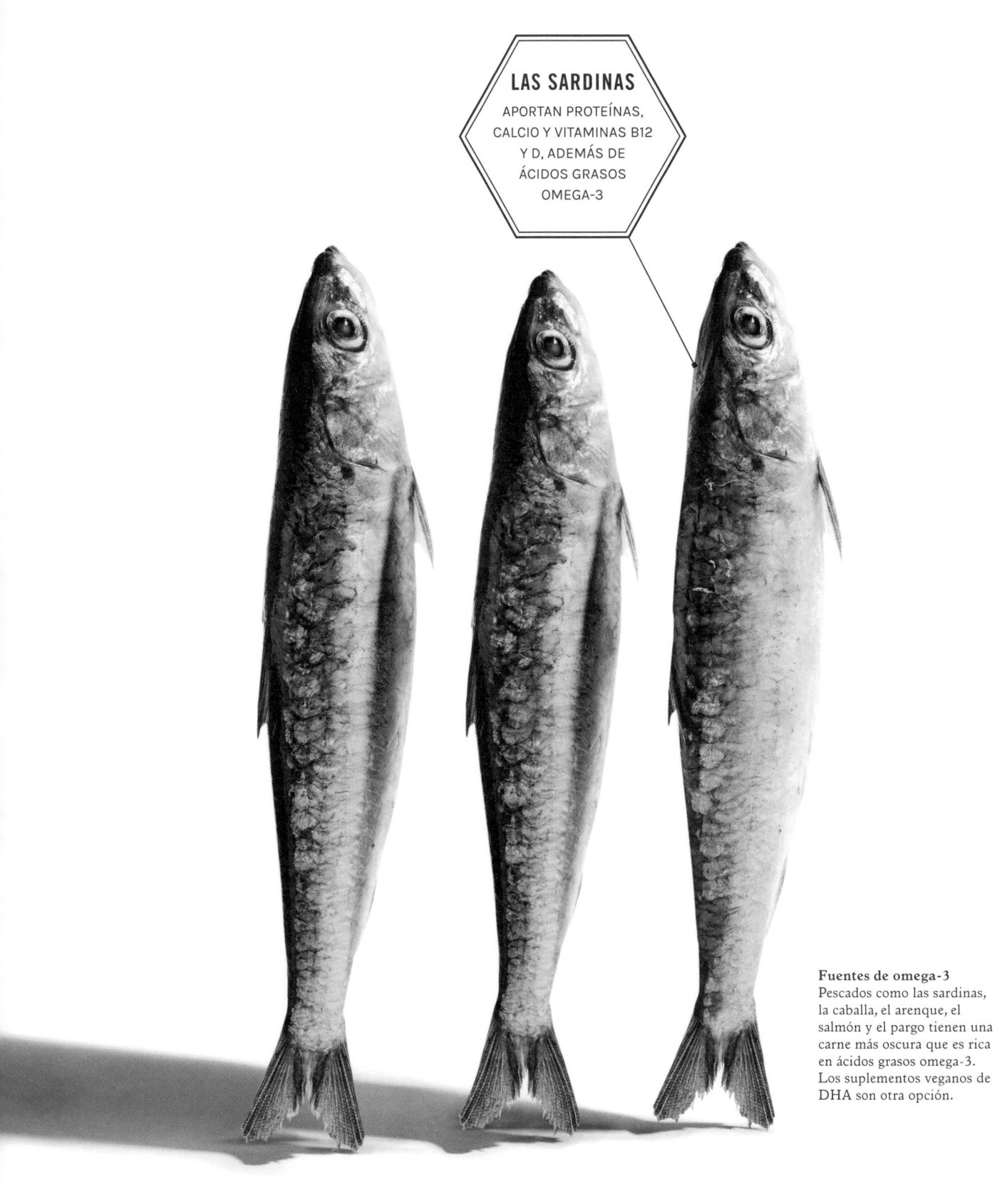

LAS SARDINAS
APORTAN PROTEÍNAS,
CALCIO Y VITAMINAS B12
Y D, ADEMÁS DE
ÁCIDOS GRASOS
OMEGA-3

Fuentes de omega-3
Pescados como las sardinas,
la caballa, el arenque, el
salmón y el pargo tienen una
carne más oscura que es rica
en ácidos grasos omega-3.
Los suplementos veganos de
DHA son otra opción.

¿QUÉ ES UNA DIETA ANTIINFLAMATORIA?

No existe ninguna dieta antiinflamatoria, pero podría haber alguna relación entre la dieta y la inflamación. Hacen falta más estudios en este ámbito, pero no hay nada de malo en tener en cuenta algunas recomendaciones y ver si te funcionan.

La inflamación es un proceso natural, la respuesta normal del cuerpo ante determinados tipos de lesiones o enfermedades (los cortes o los resfriados, por ejemplo). Es parte del sistema de defensa y del proceso curativo de tu cuerpo.

Hay personas que sufren una inflamación crónica en el cuerpo. La artritis, el asma, el eccema, algunas enfermedades coronarias y pulmonares, la diabetes y algunos tipos de cáncer presentan una inflamación crónica. El intestino también puede inflamarse. Entre los trastornos de inflamación crónica del intestino están el SCI y algunas EII, como la enfermedad celíaca (ver pp. 164-165).

CAUSAS DIETÉTICAS DE LA INFLAMACIÓN

Los estudios para buscar una posible relación entre los alimentos que consumimos y la inflamación muestran que consumir los siguientes alimentos y bebidas en exceso puede causar inflamación:

- carbohidratos refinados (pan blanco, tartas, bollería)
- patatas fritas y otros alimentos fritos
- refrescos y otras bebidas azucaradas
- carne roja (como hamburguesas y filetes) y carnes procesadas (como perritos calientes o salchichas)
- margarina, manteca vegetal y manteca de cerdo.

Intenta limitar estos productos en tu dieta si sueles experimentar inflamación con regularidad.

REDUCIR LA INFLAMACIÓN

La inflamación es una respuesta del sistema inmunitario y la salud intestinal se ha relacionado con una buena inmunidad (ver pp. 140-141). Quizá es así como podemos influir en la salud inmunitaria.

Es poco probable que una dieta saludable agrave la inflamación, pero no hay pruebas concluyentes que vinculen alimentos específicos con una disminución de la inflamación, excepto en el caso de la artritis reumatoide (AR).

En un estudio, a un grupo de pacientes con AR se le dio una dieta rica en fibra, pescado azul y probióticos, y a otro, una dieta rica en proteínas, carne roja y grasas saturadas. El primero observó una mejora de salud. Hacen falta más estudios, pero en el caso de las personas con AR seguir las recomendaciones dietéticas (aumentar los omega-3, el calcio y el hierro) puede reducir la inflamación en otras partes del cuerpo. Se ha observado la reducción de los síntomas de la AR si se sigue la dieta mediterránea (ver pp. 36-39).

Ácidos grasos omega-3

A LAS PERSONAS CON ARTRITIS REUMATOIDE SE LES RECOMIENDA QUE INCLUYAN OMEGA-3 EN LA DIETA.

Los aceites de pescado ayudan a atenuar la inflamación y pueden contribuir a reducir la rigidez y el dolor articular. Intenta comer dos raciones de 140 g de pescado azul a la semana. Algunos huevos y panes están enriquecidos con omega-3. Las grasas omega-3 de origen vegetal (como la linaza, la onagra y el aceite de borraja) reducen menos la inflamación, así que su beneficio es limitado. Una dosis alta de suplementos de aceite de pescado (500-1000 mg de EPA y DHA por cápsula) reduce los síntomas de AR. Ten paciencia: el alivio sintomático puede tardar hasta tres meses en producirse. Antes de tomar ningún suplemento, habla con tu médico.

¿QUÉ ES LA DIABETES Y CUÁLES SON SUS FACTORES DE RIESGO?

La diabetes es una enfermedad que se caracteriza por unos niveles elevados de glucosa en la sangre. La diabetes de tipo 1, una enfermedad autoinmune, se manifiesta de manera repentina y no es causada por la alimentación. La diabetes de tipo 2 aparece gradualmente, es menos intensa y tiene mucho que ver con la alimentación.

La glucosa de los alimentos pasa a la sangre para que podamos usarla como combustible (ver pp. 12-13). La hormona insulina, suministrada por el páncreas, permite a las células acceder a este combustible. La diabetes causa un problema con la insulina, y al no poderse acceder a la glucosa, esta queda en la sangre y provoca hiperglucemia (niveles altos de glucosa), que puede dañar los ojos, los riñones y el corazón.

En la diabetes de tipo 1, el páncreas no puede producir insulina. La ausencia de insulina hace que el cuerpo no pueda acceder a la glucosa para obtener energía, obligándole a descomponer la grasa. En el proceso se liberan unos ácidos grasos llamados cetonas. Estos pueden hacer que la sangre se vuelva ácida, provocando una complicación que puede llegar a ser mortal conocida como cetoacidosis diabética (CAD).

En los pacientes con diabetes de tipo 2, el páncreas no suministra suficiente insulina. Para obtener más energía, el cuerpo le pide al páncreas que segregue más insulina. Entonces el páncreas se pone a trabajar al máximo, lo que provoca unos niveles tan altos de insulina en sangre que las células se vuelven menos sensibles a ella (resistencia a la insulina). El páncreas también sufre daños.

TIPO 2
NIVEL BAJO DE INSULINA CAUSA HIPERGLUCEMIA. SE SEGREGA MÁS INSULINA, LO QUE CON EL TIEMPO DAÑA EL PÁNCREAS

TIPO 1
NO HAY INSULINA EL NIVEL DE GLUCOSA AUMENTA, CAUSANDO HIPERGLUCEMIA O INCLUSO CETOACIDOSIS DIABÉTICA

Con la insulina las células pueden acceder a la glucosa

La insulina desbloquea las células, permitiendo que la glucosa entre; así la célula puede usarla como fuente de energía. Cuando una persona tiene diabetes, este sistema puede interrumpirse en distintos puntos.

Intestino delgado

Glucosa

Páncreas

Vaso sanguíneo

Insulina

LA GLUCOSA ESTÁ DISPONIBLE

SE LIBERA LA INSULINA

CLAVE

Glucosa

Insulina

Los hidratos de carbono son descompuestos en el intestino delgado y liberan glucosa. Esta pasa al flujo sanguíneo.

En respuesta al aumento del nivel de glucosa en sangre, el páncreas produce y segrega la hormona insulina.

FACTORES DE RIESGO

Aproximadamente el 8 % de los pacientes con diabetes tienen la de tipo 1 y el 90 %, la de tipo 2. En la diabetes de tipo 1 puede haber un componente genético. En la de tipo 2, hay un fuerte factor de riesgo genético: uno de cada tres hijos de pacientes con diabetes de tipo 2 la desarrollará. Cuanto más distante sea la relación genética, menos son las posibilidades de desarrollarla.

Otro factor que influye es la etnia: los sudasiáticos, los chinos, los negros africanos y los afrocaribeños tienen más posibilidades de desarrollar una diabetes de tipo 2.

La edad es también importante. Los mayores de 40 años (o incluso más jóvenes en los grupos étnicos de mayor riesgo) corren un mayor riesgo.

El sobrepeso o la obesidad también incementan el riesgo de diabetes de tipo 2, especialmente si se tiene exceso de grasa corporal alrededor del abdomen.

DIETA Y DIABETES

El tipo 1 es una enfermedad crónica que precisa inyecciones de insulina y supervisión médica constante. Ninguna intervención dietética puede prevenirla o corregirla, aunque la alimentación puede ayudar a controlarla.

Síntomas de hiperglucemia

SI EXPERIMENTAS ESTOS SÍNTOMAS, PIDE A TU MÉDICO QUE TE MIDA EL AZÚCAR EN SANGRE:

- sed extrema (polidipsia)
- micción frecuente (poliuria)
- extenuación física
- pérdida de peso y de masa muscular
- candidiasis genital (frecuente, infección leve)
- curación lenta de heridas y cortes
- visión borrosa.

En el caso de la diabetes de tipo 2, el número de personas que son diagnosticadas está creciendo a un ritmo preocupante. Es una crisis sanitaria en ciernes y, en gran medida, puede evitarse. Es importante que las personas con un factor de riesgo sean conscientes de que hay mucho que pueden hacer para no acabar desarrollando la enfermedad (ver pp. 172-173).

Ese mismo consejo sirve para aquellos que ya han sido diagnosticados con una diabetes de tipo 2, para mejorar los síntomas e incluso revertirla.

TIPO 2

LAS CÉLULAS RESISTENTES A LA INSULINA RESPONDEN PEOR. LA GLUCOSA NO PUEDE ENTRAR EN LA CÉLULA, LO QUE CAUSA HIPERGLUCEMIA

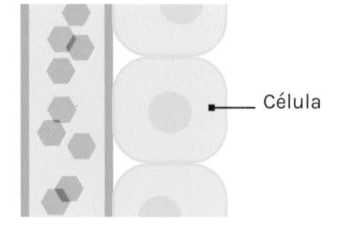

Célula

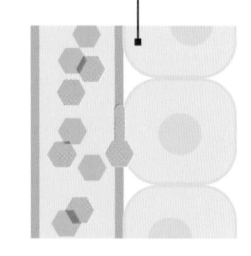

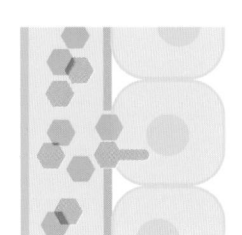

LOS NIVELES DE INSULINA Y GLUCOSA SUBEN

LA INSULINA ABRE LA CÉLULA

LA GLUCOSA ENTRA EN LAS CÉLULAS

La insulina y la glucosa están en el flujo sanguíneo en cantidades adecuadas, listas para ser usadas por las células del cuerpo.

La insulina se une a la pared celular y abre la célula para que la glucosa pueda entrar en ella, como si fuera una llave que abre una cerradura.

La glucosa entra en la célula, que la usa para obtener energía en la respiración celular, o se transforma en glucógeno (ver p. 30) y se almacena para el futuro.

¿PREVIENE O CONTROLA LA DIETA LA DIABETES DE TIPO 2?

Una dieta saludable combinada con la práctica de ejercicio físico regular y el control de peso reduce drásticamente las posibilidades de desarrollar una diabetes de tipo 2, y puede ayudar a controlar —e incluso revertir— la enfermedad si ya se ha manifestado.

El riesgo de desarrollar diabetes de tipo 2 (HRD) es muy alto si sueles tener un nivel de azúcar en sangre elevado y experimentas síntomas de hiperglucemia (ver p. 170). No todo el mundo con un alto riesgo desarrolla la enfermedad, pero sí un alto porcentaje.

Determinadas elecciones dietéticas pueden ayudar a prevenir la diabetes de tipo 2, pero la alimentación por sí sola no la evitará si corres un alto riesgo de padecerla. Debes seguir un estilo de vida saludable: las personas con un factor de riesgo genético (ver p. 171) que llevan una vida sedentaria son más propensas a desarrollarla que aquellas que hacen ejercicio físico con regularidad.

Esas mismas elecciones dietéticas pueden ayudar a «revertir» la diabetes de tipo 2: este término se usa para describir una mejora significativa a largo plazo en la sensibilidad a la insulina (ver p. 170). Se considera que aquellos que tienen el HbA1c por debajo de 42 mmol/mol (6 %) sin tomar medicación para la diabetes han revertido o superado la diabetes, o han hecho que remitiera. (No es lo mismo que eliminarla por completo, ya que si vuelves a hábitos dietéticos y a un estilo de vida poco recomendables, la enfermedad podría reaparecer; además, el páncreas puede haber quedado dañado para siempre.)

MEDIDAS DIETÉTICAS

Antes solía recomendarse evitar el azúcar y reducir los hidratos de carbono, pero esto ha cambiado. Las personas con un mayor riesgo o que padecen la diabetes de tipo 2 deben seguir una dieta sana y equilibrada que incluya todos los grupos de alimentos, como la mediterránea (ver pp. 36-39). Come mucha fibra (ver pp. 18-19) y escoge cereales integrales para mantener los niveles de glucosa en sangre estables. Cualquier pequeño cambio puede marcar la diferencia (consume fruta en vez de zumo).

Controlar las raciones para evitar comer en exceso es importante para prevenir y controlar la diabetes de tipo 2. Un consumo consciente (ver pp. 206-207) te ayudará a dejar de comer sin pensar y a ser más consciente de tus hábitos alimentarios. Dedica unos segundos a analizar cómo te sientes antes de llevarte algo a la boca. ¿Es por costumbre, por aburrimiento, o tienes sed en vez de hambre? Estas preguntas pueden ayudarte a identificar hábitos negativos.

CONTROL DE LOS NIVELES DE AZÚCAR EN SANGRE

< 42
mnol/mol
<6%

NIVELES
SALUDABLES

42-47
mnol/mol
6-6,4%

HRD

48 >
mnol/mol
6,5 % >

DIABETES

Para diagnosticar la diabetes, se controlan los niveles de hemoglobina glucosilada (Hb1Ac) durante dos o tres meses. Cuando el cuerpo no puede usar la glucosa correctamente (ver pp.170-171), la glucosa sin usar del flujo sanguíneo se une a los glóbulos rojos (hemoglobina): se glucosilan. Un nivel alto de Hb1Ac indica HRD o diabetes. Las células sanguíneas se renuevan cada dos o tres meses, así que controlar los niveles durante ese tiempo sirve para mostrar una lectura media.

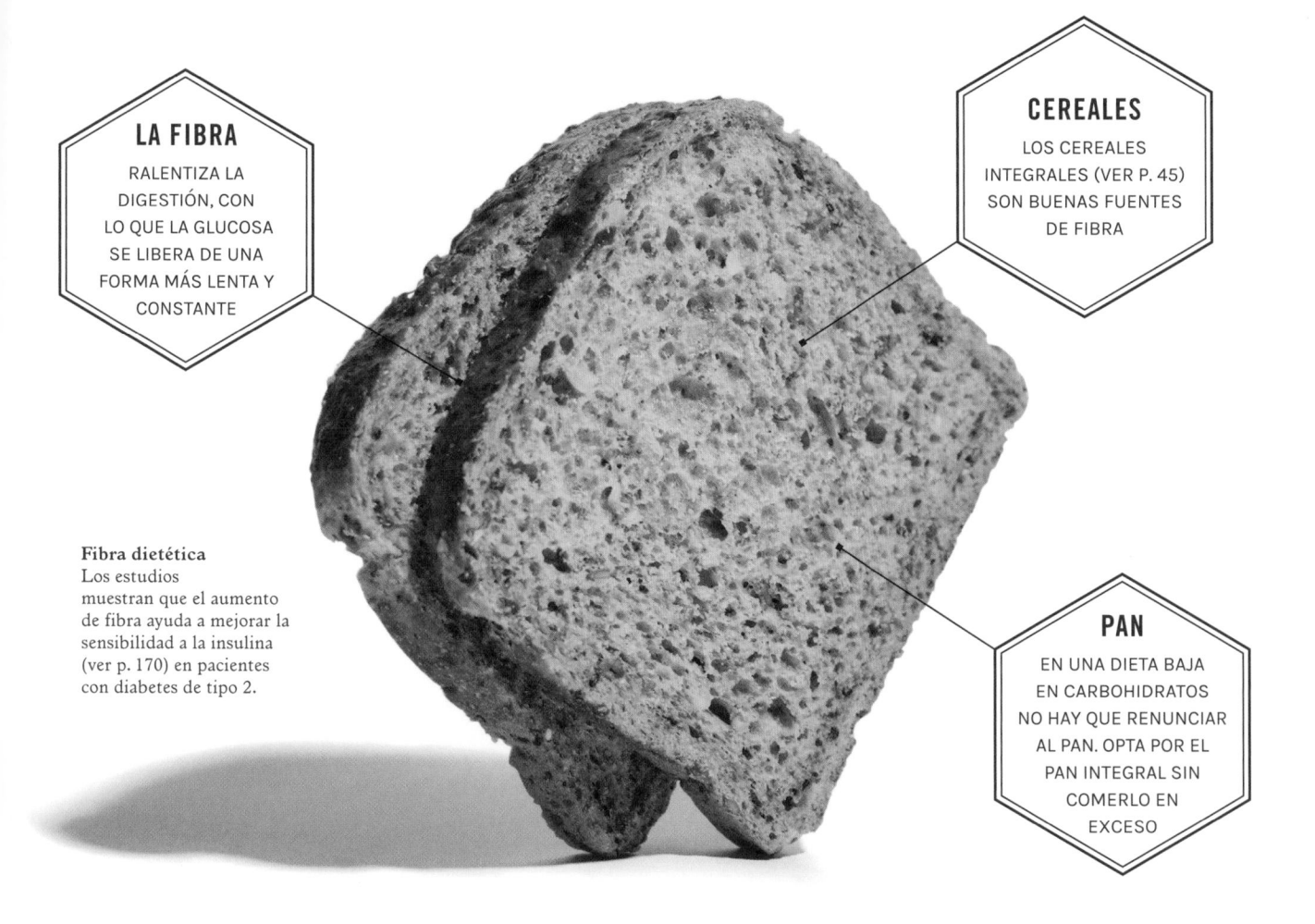

LA FIBRA
RALENTIZA LA DIGESTIÓN, CON LO QUE LA GLUCOSA SE LIBERA DE UNA FORMA MÁS LENTA Y CONSTANTE

CEREALES
LOS CEREALES INTEGRALES (VER P. 45) SON BUENAS FUENTES DE FIBRA

Fibra dietética
Los estudios muestran que el aumento de fibra ayuda a mejorar la sensibilidad a la insulina (ver p. 170) en pacientes con diabetes de tipo 2.

PAN
EN UNA DIETA BAJA EN CARBOHIDRATOS NO HAY QUE RENUNCIAR AL PAN. OPTA POR EL PAN INTEGRAL SIN COMERLO EN EXCESO

DIETA BAJA EN CARBOHIDRATOS

Uno de los pocos casos en los que una dieta baja en hidratos de carbono es recomendable es en la diabetes de tipo 2. Este tipo de dieta sirve para revertir la enfermedad. Consumir 50-130 g de carbohidratos al día ayuda a controlar el peso y mejorar los niveles de azúcar en sangre y el riesgo cardiovascular.

Si tienes diabetes de tipo 2 y te planteas una dieta baja en carbohidratos, consulta con un dietista para asegurarte de que tu dieta es correcta desde el punto de vista nutricional. Cuando se elimina un macronutriente de la dieta de esta forma, los efectos secundarios pueden ser peligrosos (ver pp. 110-111). Así, los hidratos de carbono

contienen fibra, que ayuda a controlar los niveles de azúcar en sangre y mantiene el microbioma intestinal sano (ver pp. 48-53). La reducción repentina de los carbohidratos puede provocar estreñimiento (ver p. 155). Hacen falta más estudios para identificar cuáles son los mejores hábitos dietéticos para mantener un nivel de azúcar en sangre normal y una ingesta de fibra alta mientras se sigue este tipo de dieta.

Si tomas determinados medicamentos (entre ellos insulina o gliclazida), existe un posible riesgo de sufrir hipoglucemia o, en casos excepcionales, cetoacidosis (ver p. 170). Habla con tu médico para que te ayude a controlar los posibles riesgos y a ajustar la medicación si fuera necesario.

30 g
DE FIBRA AL DÍA

AYUDAN A TENER UN NIVEL ESTABLE DE GLUCOSA

EJEMPLOS:

CEREALES INTEGRALES

LEGUMBRES

FRUTAS

FRUTOS SECOS

SEMILLAS

VERDURAS

¿HAY ALIMENTOS QUE CAUSEN O PREVENGAN EL CÁNCER?

Pese a lo que puedas leer en internet, no hay ningún alimento o hábito alimentario que cause o cure el cáncer, así que no hay que ser excesivamente restrictivo con la dieta. Los alimentos no son medicinas, pero son esenciales para gozar de buena salud.

Durante y después de un tratamiento contra el cáncer, una buena alimentación ayuda a mantener un peso saludable, conservar la masa muscular y la fuerza, y disminuir efectos secundarios. Si tienes cáncer, por favor, habla con el médico o dietista antes de cambiar tu dieta. Internet está lleno de consejos peligrosos.

MITOS ALIMENTARIOS SOBRE EL CÁNCER

Algunos mitos con los que debes tener cuidado:

● **Alimentos ácidos** A lo mejor has leído que eliminar los alimentos ácidos y comer solo alimentos alcalinos puede curar el cáncer. La «dieta alcalina» se basa en la idea de que los alimentos pueden cambiar lo ácida o alcalina que es nuestra sangre, pero eso no es así (ver página opuesta). El cuerpo está regulado estrictamente, y los pulmones y los riñones mantienen el pH de la sangre. No hay ninguna relación entre comer alimentos ácidos y el cáncer.

¿Ayudan los suplementos?

EN LA MAYORÍA DE LOS CASOS NO SON TAN EFICACES COMO UNA DIETA EQUILIBRADA.

Los suplementos de vitamina D pueden reforzar el sistema inmunitario, especialmente cuando el acceso a la luz solar es limitado. Debes seguir tomando los suplementos que requieran tus necesidades dietéticas, como la vitamina B12 si eres vegano, que ayuda a mantener las células sanguíneas sanas. Si tienes poco apetito, o tienes diarrea y/o vómitos, y te cuesta comer, puedes tomar suplementos líquidos. Consulta siempre a tu oncólogo, ya que algunos suplementos pueden interferir con los tratamientos del cáncer.

● **Zumos** Asociada con el mito de la dieta alcalina está la creencia de que consumir zumos alcalinos sirve para eliminar el ácido del cuerpo y por tanto para curar el cáncer. Esto es muy peligroso y puede llegar a ser mortal (ver también desintoxicación, pp.112-113). Al tomar los alimentos en zumo privas al cuerpo de nutrientes esenciales para tu salud, como proteínas, fibra, calcio o grasas saludables.

● **Soja** El miedo a tomar soja, especialmente en el caso del cáncer de mama con receptores hormonales positivos, nace de pensar que los fitoestrógenos de la soja tienen propiedades parecidas a las de los estrógenos, lo que no es cierto. De hecho, los estudios sugieren que los productos de soja como el tofu, el tempeh, el edamame, la leche de soja o similares pueden tener un efecto positivo sobre el índice de mortalidad y la prevención del cáncer de mama.

● **Ayuno** Según estudios con animales, el ayuno puede potenciar el efecto de la quimioterapia, pero no está claro que sea así. Se han realizado algunos estudios con humanos, pero no son suficientes para justificar que el ayuno pueda favorecer el tratamiento del cáncer. El ayuno puede conllevar muchos riesgos, especialmente si eres diabético, tienes un historial de trastornos alimentarios o un IMC bajo, o has perdido más de un 10 % de peso en el último año. Y es muy probable que vayas a necesitar más energía, no menos, para que tu cuerpo se recupere.

● **Azúcar** Existe la creencia de que el azúcar «alimenta» las células cancerígenas. En realidad no hay pruebas fehacientes de que eliminar el azúcar ayude a prevenir el cáncer o pare el crecimiento de las células cancerígenas.

Desmitificar la dieta alcalina

La dieta alcalina se basa en la creencia errónea de que la acidez o la alcalinidad de la sangre puede fluctuar enormemente, y de que lo que comemos puede influir en el pH de la sangre. En realidad, el cuerpo mantiene el pH de la sangre dentro de un abanico muy ajustado y los mecanismos para ello no tienen nada que ver con la digestión.

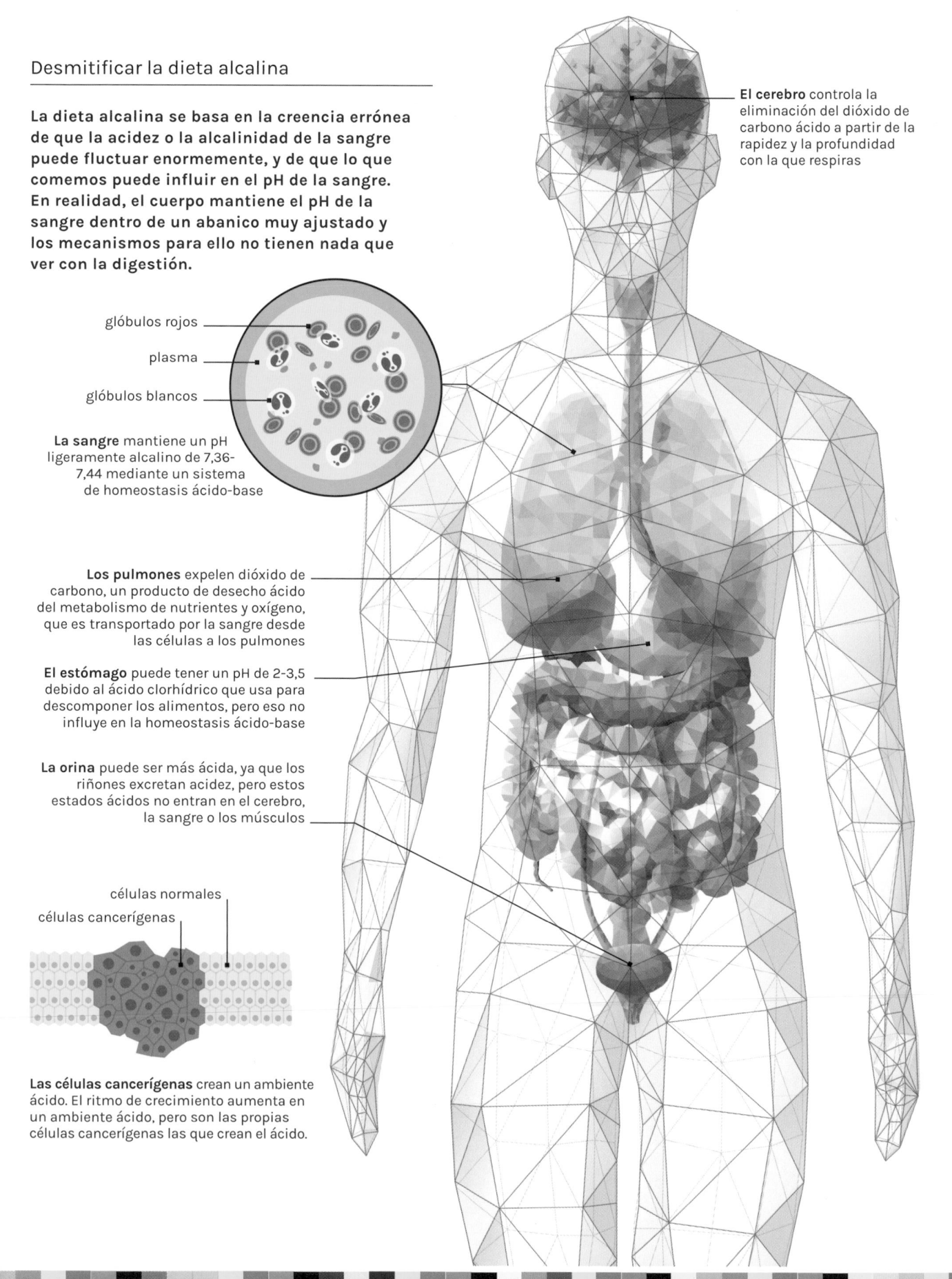

glóbulos rojos

plasma

glóbulos blancos

La sangre mantiene un pH ligeramente alcalino de 7,36-7,44 mediante un sistema de homeostasis ácido-base

Los pulmones expelen dióxido de carbono, un producto de desecho ácido del metabolismo de nutrientes y oxígeno, que es transportado por la sangre desde las células a los pulmones

El estómago puede tener un pH de 2-3,5 debido al ácido clorhídrico que usa para descomponer los alimentos, pero eso no influye en la homeostasis ácido-base

La orina puede ser más ácida, ya que los riñones excretan acidez, pero estos estados ácidos no entran en el cerebro, la sangre o los músculos

células normales

células cancerígenas

Las células cancerígenas crean un ambiente ácido. El ritmo de crecimiento aumenta en un ambiente ácido, pero son las propias células cancerígenas las que crean el ácido.

El cerebro controla la eliminación del dióxido de carbono ácido a partir de la rapidez y la profundidad con la que respiras

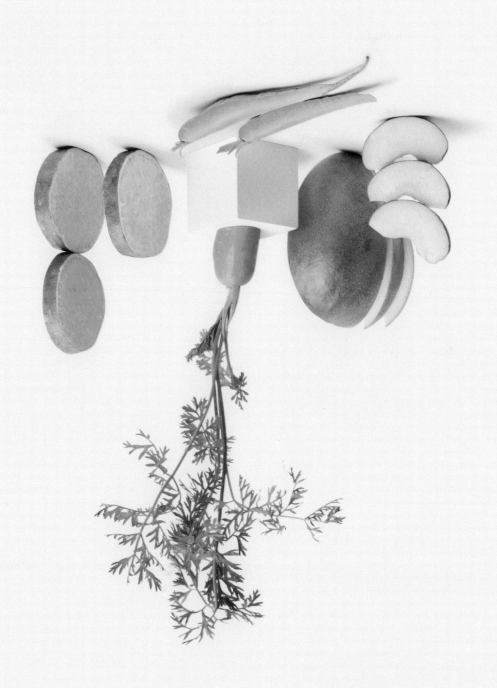

¿CÓMO INFLUYE LA DIETA EN EL DESARROLLO DEL BEBÉ?

LA DIETA ¿MEJORA LA FERTILIDAD?

La dieta puede mejorar la fertilidad en hombres y en mujeres. Lo que comes influye en la calidad de los espermatozoides y los óvulos, y regula las hormonas, como las que facilitan el embarazo. Pero otros factores del estilo de vida son igual de cruciales.

Quedarse embarazada no es tan fácil como parece. Son muchos los factores que influyen en la fertilidad, como el estrés, o la falta de ejercicio o de sueño. Para optimizar la fertilidad, además de una buena dieta, se requiere mucho aire fresco, ejercicio físico y descanso.

Si fumas, ¡déjalo! Se asocia con una menor fertilidad en hombres y en mujeres. Evita o disminuye la cafeína (máximo una o dos tazas al día). Y nada de alcohol.

El ejercicio físico no solo fomenta el vigor físico y la salud mental, sino que ayuda a mantener un peso corporal saludable, lo que mejora la fertilidad.

En las mujeres, pesar mucho o muy poco puede influir en la fertilidad. En el extremo superior del espectro, el exceso de grasa aumenta los niveles de estrógeno, lo que puede causar ciclos irregulares y falta de ovulación. En el extremo inferior, el cuerpo puede paralizar el sistema reproductivo para conservar el combustible para los procesos corporales esenciales.

En el caso de los hombres, la obesidad altera la estructura molecular y física de los espermatozoides, y se asocia con una menor fertilidad.

CÓMO COMER

Una dieta variada y equilibrada favorece la fertilidad. Ten presentes las dos C: calidad y cantidad. Céntrate en el contenido nutricional y en las raciones apropiadas para ti, más que en el número de calorías.

Yo soy una fiel defensora de la dieta mediterránea (ver pp. 36-39), salvo el vino tinto en las mujeres. Las que siguen estos hábitos alimentarios tienen un 66 % menos de posibilidades de no ser fértiles.

Las mujeres deben tomar un suplementos de ácido fólico (ver izquierda), y vitamina D en los meses de invierno (o todo el año si la exposición al sol es limitada). Toma 10 mcg al día de septiembre a marzo.

Los hombres pueden mejorar la calidad de los espermatozoides incluyendo en la dieta carne, marisco, frutos secos y cereales integrales (la dieta mediterránea los incluye). Ten presente que se ha demostrado que una ingesta elevada de carne roja y carne procesada reduce el porcentaje de concepción.

Se sabe que determinados nutrientes influyen en la fertilidad de los hombres. El cuerpo necesita selenio (presente en las nueces de Brasil, el pescado, la carne y los huevos) para producir espermatozoides sanos. Un nivel bajo de zinc se asocia con un nivel reducido de testosterona, así que es importante mantener el zinc a tope. Los ácidos grasos omega-3 del pescado azul ayudan a producir prostaglandinas, importantes para fabricar los espermatozoides.

Folato y ácido fólico

ES IMPORTANTE QUE LAS MUJERES CONSUMAN FOLATO DIETÉTICO DURANTE LA PRECONCEPCIÓN Y LOS PRIMEROS MESES DEL EMBARAZO.

El folato (vitamina B9) mejora la calidad y la maduración de los óvulos, ayuda al cuerpo a producir células sanguíneas sanas y permite que el cerebro, el cráneo y la médula espinal del embrión se desarrollen correctamente (evitando la espina bífida). Asegúrate de que tu dieta es rica en folato, que se encuentra en las verduras con hojas verde oscuro como el brócoli y las espinacas, y en muchas legumbres, incluidos los garbanzos. El ácido fólico es la versión sintética. Si estás pensando en quedarte embarazada, aumenta las reservas tomando una dosis de 400 mcg al día tres meses antes de empezar a intentarlo. Sigue tomándolo hasta las doce semanas de embarazo.

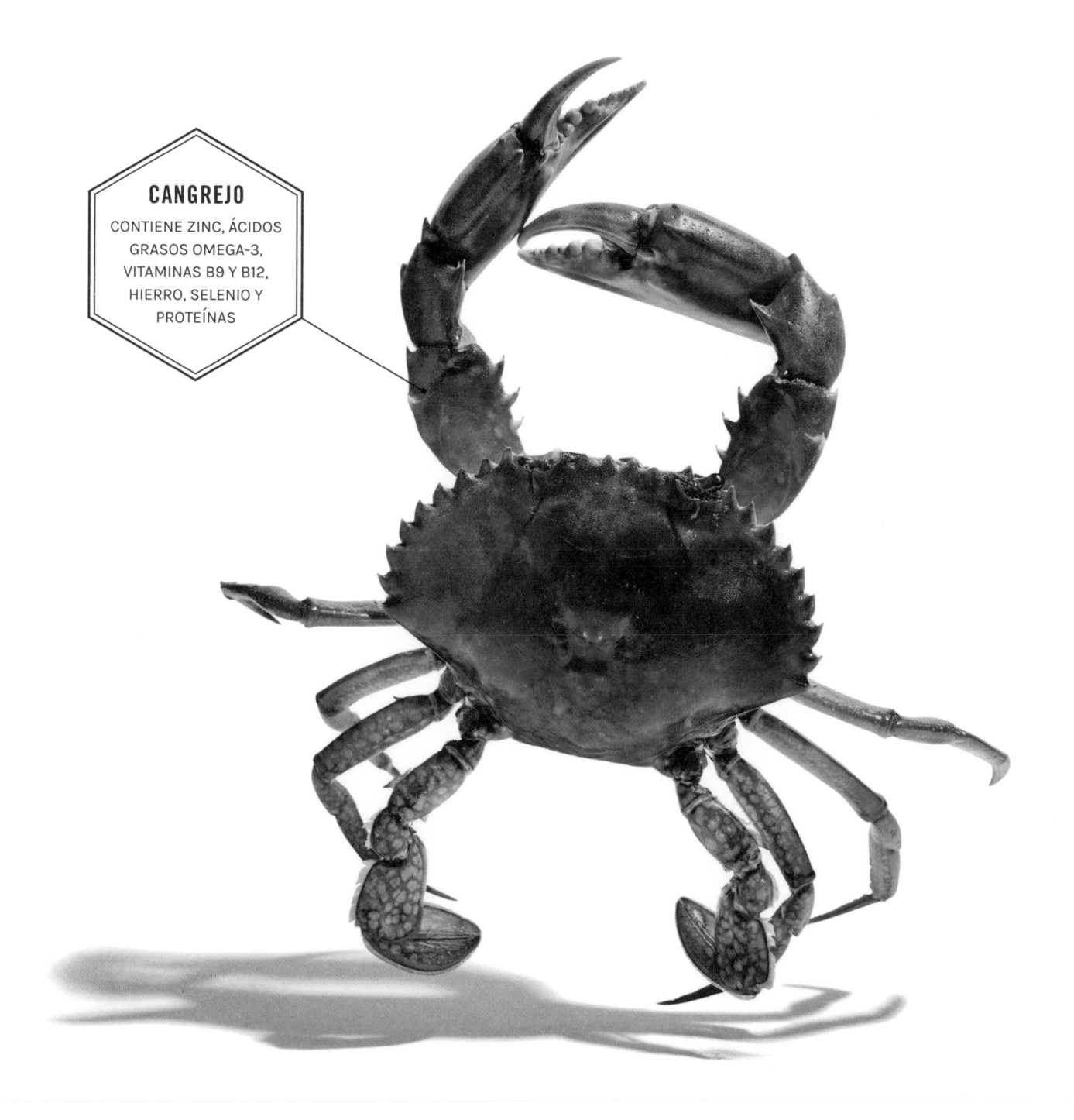

CANGREJO
CONTIENE ZINC, ÁCIDOS GRASOS OMEGA-3, VITAMINAS B9 Y B12, HIERRO, SELENIO Y PROTEÍNAS

Mariscos como el cangrejo contienen zinc, que es vital para la reparación y el funcionamiento del ADN, y mejora la calidad de los espermatozoides. Un nivel bajo se asocia con un nivel reducido de testosterona en los hombres.

¿POR QUÉ ES TAN IMPORTANTE LA ALIMENTACIÓN DURANTE EL EMBARAZO?

Los pediatras coinciden en que los cuidados que recibe un niño desde su concepción hasta su segundo cumpleaños, es decir, los primeros mil días, influyen más en su futuro que cualquier otro período de su vida, y esto incluye la dieta de la madre.

Lo que come la madre y sus reservas de nutrientes son la única fuente de alimento del feto en desarrollo, así que es básico que la futura madre reciba la atención médica y los alimentos necesarios.

TRIMESTRES CRUCIALES

Durante los tres trimestres del embarazo, la dieta, las fluctuaciones de peso, el bienestar físico y mental, el entorno y el estilo de vida de la mujer pueden influir mucho en la salud futura del bebé. Estos factores influyen en el modo en que el metabolismo, el sistema inmunitario y el funcionamiento de los órganos del pequeño empiezan a desarrollarse. Y también en el hecho de que el bebé nazca de forma prematura o pese poco al nacer, lo que puede tener impacto sobre la salud del niño hasta bien entrada la edad adulta. Las vitaminas, los nutrientes y la ingesta calórica que necesita la madre varía de un trimestre a otro.

Cada vez son más los investigadores que sugieren que las enfermedades que padecemos de adultos, como la diabetes, la hipertensión y la embolia, tienen su origen en el útero; y que la nutrición prenatal desempeña un importante papel en si el niño será propenso a estas y otras enfermedades de mayor.

Pero el embarazo puede ser duro: aversión a algunos alimentos, falta de apetito, hambre desmedida, reflujo, náuseas... La mayoría de las embarazadas tendrán algún tipo de problema alimentario durante los nueve meses de gestación. Lo bueno es que mientras evites determinados alimentos y bebidas peligrosos (ver pp. 182-185), adoptes una dieta y un estilo de vida saludables, y estés pendiente de determinados nutrientes que son claves para el desarrollo del bebé, especialmente del cerebro (ver abajo y derecha), realmente no deberías preocuparte.

El cerebro se forma

Los siguientes nutrientes clave se han asociado con el desarrollo del cerebro del feto en el útero. Antes de tomar ningún suplemento, habla siempre con un profesional de la salud.

COLINA

FUENTES ALIMENTICIAS

HUEVOS | CARNES MAGRAS | AVES
BRASSICA | FRUTOS SECOS | LEGUMBRES

¿DEBO TOMAR SUPLEMENTOS?

En el tercer trimestre un suplemento con el doble de la cantidad recomendada de colina (930 mg/día) puede mejorar la velocidad de procesamiento en los bebés; es especialmente importante en aquellas que se alimentan a base de plantas.

VITAMINA D

FUENTES ALIMENTICIAS

PESCADO AZUL | YEMA DE HUEVO | CARNE | VÍSCERAS
ALIMENTOS ENRIQUECIDOS | SETAS CULTIVADAS AL SOL

¿DEBO TOMAR SUPLEMENTOS?

Si la exposición al sol es baja, toma un suplemento de 10 mcg de vitamina D al día todo el año. Su déficit en el embarazo se ha asociado a un mayor riesgo de que el bebé desarrolle TDA o una disminución de su CI y de sus habilidades lingüísticas (ver pp. 138-139).

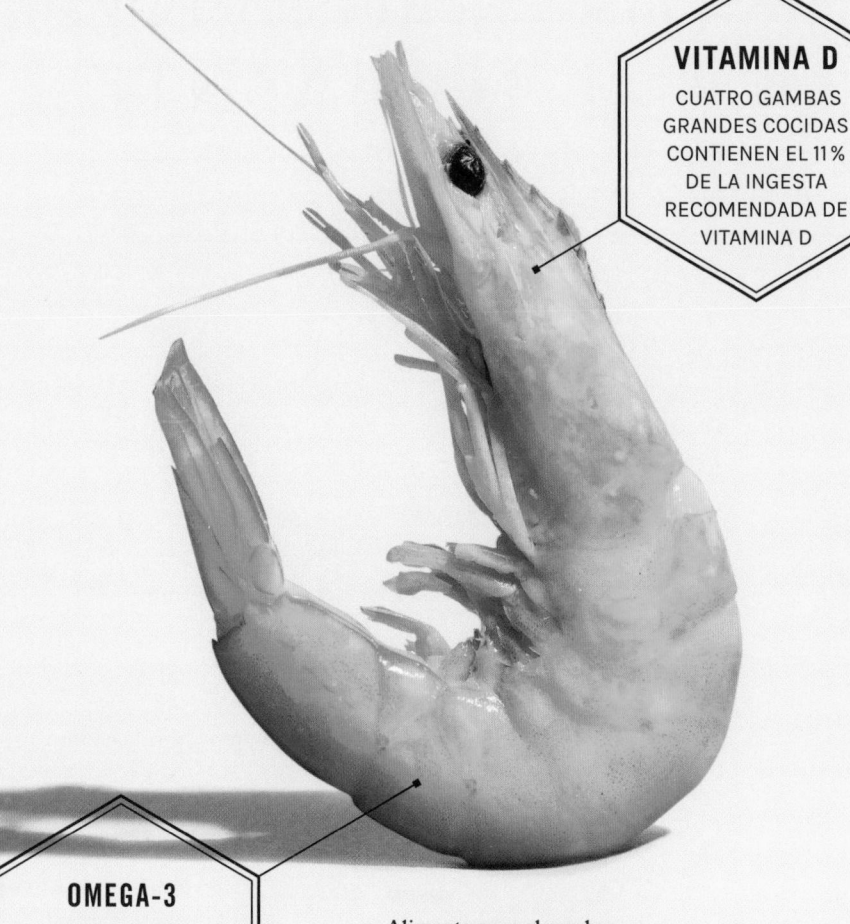

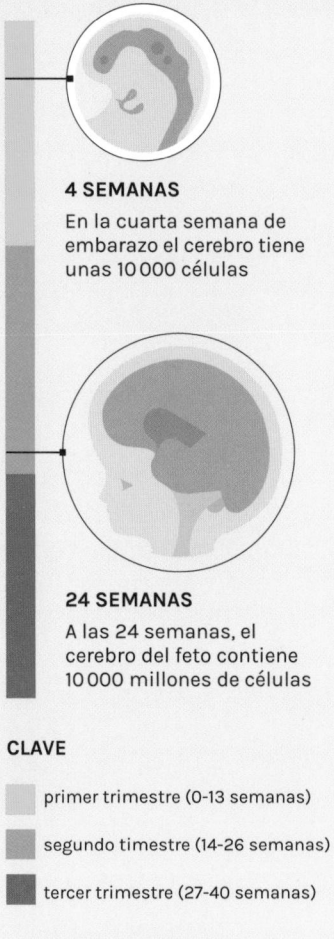

VITAMINA D

CUATRO GAMBAS GRANDES COCIDAS CONTIENEN EL 11 % DE LA INGESTA RECOMENDADA DE VITAMINA D

4 SEMANAS

En la cuarta semana de embarazo el cerebro tiene unas 10 000 células

24 SEMANAS

A las 24 semanas, el cerebro del feto contiene 10 000 millones de células

CLAVE

■ primer trimestre (0-13 semanas)

■ segundo timestre (14-26 semanas)

■ tercer trimestre (27-40 semanas)

OMEGA-3

EL MARISCO Y EL PESCADO AZUL CONTIENEN ÁCIDOS GRASOS EPA Y DHA

Alimento para el cerebro
Los ácidos grasos omega-3 y la vitamina D han sido identificados como algunos de los nutrientes más importantes para el desarrollo del cerebro. El marisco es una fuente alimenticia clave de ambos.

Desarrollo del cerebro
El cerebro empieza a crecer pronto y se desarrolla a gran velocidad. La alimentación que el feto obtiene de su madre es el combustible que impulsa buena parte de esta transformación.

HIERRO

FUENTES ALIMENTICIAS

CRUSTÁCEOS | BRÓCOLI | CARNE ROJA | TOFU
FRUTOS SECOS | ALUBIAS | FRUTA DESECADA

¿DEBO TOMAR SUPLEMENTOS?

A un 50 % de las mujeres embarazadas les falta hierro, lo que puede provocar problemas neurales irreversibles en el feto; las que tienen diabetes gestacional corren un mayor riesgo. En el tercer trimestre el hierro es especialmente importante.

OMEGA-3 DHA

FUENTES ALIMENTICIAS

PESCADO Y MARISCO | ALGAS

¿DEBO TOMAR SUPLEMENTOS?

Las necesidades del feto aumentan drásticamente en el tercer trimestre, ya que el cerebro contiene ácidos grasos. Según algunos estudios, los suplementos de DHA podrían mejorar la memoria, la atención y las habilidades verbales del bebé, y disminuir el riesgo de sufrir algún trastorno neurológico.

¿QUÉ ALIMENTOS DEBO EVITAR DURANTE EL EMBARAZO?

El embarazo es un período tan excitante como agitado para la futura mamá. A través de internet o de otras personas te llegarán miles de consejos, a veces contradictorios, sobre lo que debes y lo que no debes comer. ¿Qué es adecuado y qué no?

La mayoría de los alimentos que no deben comerse en el embarazo es porque pueden estar intoxicados por bacterias dañinas si no se cuecen lo suficiente o se preparan de un modo determinado. Lo mejor es que sigas las recomendaciones siguientes.

COMIDA PREPARADA

● **Platos preparados poco hechos:** Sigue las instrucciones y asegúrate de que esté bien caliente por todos los lados antes de comértelo. Es especialmente importante en el caso de que contenga carne de ave.

● **Ensalada envasada sin lavar:** No pasa nada por comer ensalada envasada prelavada si la guardas en la nevera y la consumes antes de la fecha de caducidad. Si la dejas a temperatura ambiente mucho rato, es mejor no comerla: las bacterias se desarrollan rápidamente.

● **Paté:** Evita el paté, ya que contiene listeria, unas bacterias que pueden provocar una infección llamada listeriosis; puede dañar al feto o al recién nacido.

LÁCTEOS Y HUEVOS

● **Lácteos y leche sin pasteurizar:** La mayor parte de la leche está pasteurizada y se puede beber sin problema; se somete a un tratamiento térmico que destruye las bacterias dañinas. Evita los lácteos y la leche sin pasteurizar (cruda). Si solo dispones de leche sin pasteurizar, hiérvela antes de tomarla.

● **Huevos crudos o poco hechos:** Intenta evitar los alimentos que contengan huevo crudo, como las mayonesas caseras, pues podrían tener la bacteria de la salmonela.

CARNE

● **Carne cruda o poco hecha:** Evita la carne poco hecha, especialmente la de ave, de cerdo, las salchichas y las hamburguesas. La carne siempre debe estar bien hecha y no estar rosada ni sanguinolenta, ya que de lo contrario puede provocar toxoplasmosis, una infección parasitaria que puede ser dañina para ti y para tu bebé.

¿Qué quesos puedo comer?

PUEDES COMERLOS

Estando embarazada puedes comer algunos quesos, pero no todos, ya que algunos contienen lácteos sin pasteurizar y es más fácil que contengan bacterias. Esta clasificación muestra los que son seguros y los que es mejor evitar.

QUESOS DUROS
como el cheddar, el stilton y el parmesano

QUESOS BLANDOS PASTEURIZADOS
como la mozzarella, el feta y la ricota

QUESO DURO DE CABRA
sin la corteza blanca exterior

QUESOS PARA UNTAR
(procesados)

Puedes comer carne envasada fría como el jamón cocido. Es preferible evitar las carnes curadas crudas; de lo contrario, congélalas durante cuatro días o cómelas cocidas. Evita la carne de caza, ya que puede contener munición con plomo.

PESCADO

● **Reduce el pescado:** No comas más de dos raciones a la semana de pescado graso, cazón, corvina, rodaballo, halibut o cangrejo, ya que pueden contener sustancias contaminantes. Limita asimismo la ingesta de atún, pez espada, tiburón y San Pedro, ya que contienen un nivel alto de mercurio.

● **Crustáceos crudos:** Puedes comer crustáceos cocidos, pero el crustáceo crudo puede causar una intoxicación alimentaria.

Vitamina A

UN EXCESO DE VITAMINA A PUEDE PERJUDICAR AL FETO, PUES PODRÍA PROVOCAR ANOMALÍAS CONGÉNITAS E INCLUSO UN ABORTO.
Evita el hígado y los productos que lo lleven, y los complejos vitamínicos con vitamina A o aceites de hígado de pescado. No pasa nada por comer alimentos con una pequeña cantidad de vitamina A, como las zanahorias, pero evita los que lleven vitamina A añadida. Puedes usar sin problema productos cosméticos con vitamina A, como algunas cremas faciales.

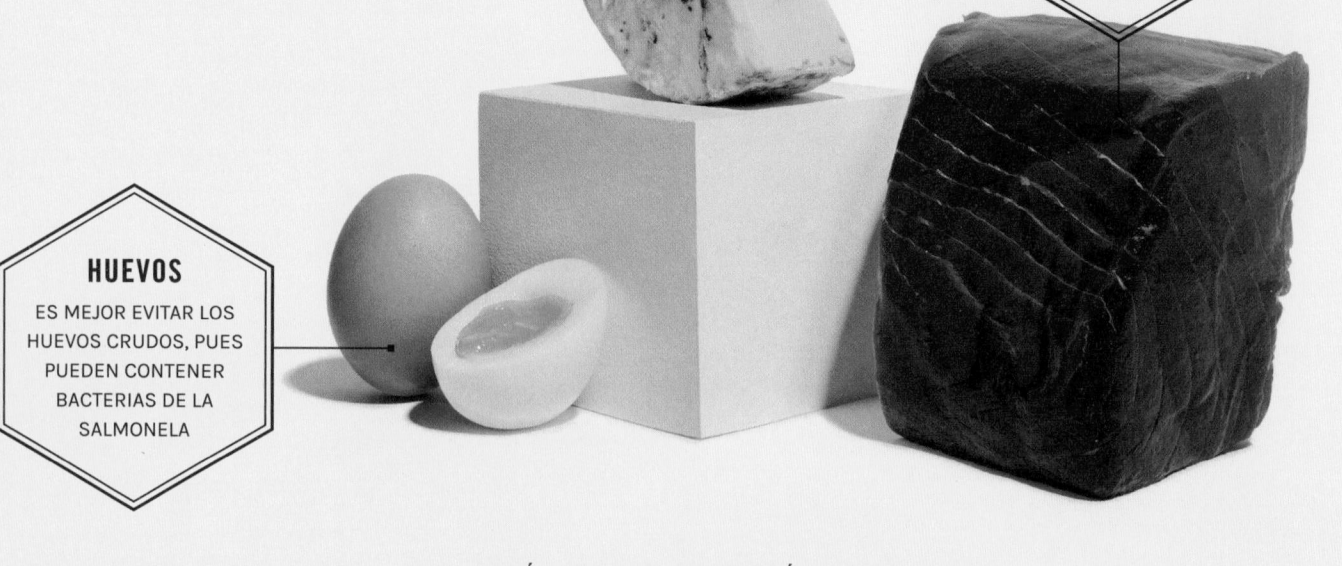

ATÚN
NO COMAS MÁS DE DOS FILETES A LA SEMANA O CUATRO LATAS MEDIANAS, YA QUE PUEDE CONTENER MERCURIO

HUEVOS
ES MEJOR EVITAR LOS HUEVOS CRUDOS, PUES PUEDEN CONTENER BACTERIAS DE LA SALMONELA

EVÍTALOS SI NO ESTÁN COCINADOS

Evita estos quesos salvo que estén cocinados a alta temperatura, pues pueden causar listeriosis.

QUESOS BLANDOS SIN PASTEURIZAR

QUESOS AZULES BLANDOS
como el queso azul danés, el gorgonzola, y el roquefort

QUESO BLANDO DE CABRA

QUESOS BLANDOS CON MOHO
con una corteza blanca, como el brie, el camembert y el de cabra

Estos tienen más humedad, por lo que las bacterias se desarrollan más fácilmente

¿POR QUÉ LAS MUJERES TIENEN ANTOJOS DURANTE EL EMBARAZO?

Todos hemos oído historias sobre alimentos raros que las mujeres desean comer durante el embarazo. En realidad, existen muy pocos estudios sobre el tema, y muchas supersticiones y mitos.

A algunas embarazadas les apetecen productos poco saludables, mientras que a unas pocas afortunadas se les antojan frutas y verduras de lo más sanas. Otras, en cambio, pierden por completo el apetito. No se sabe por qué ocurre, pero los antojos podrían deberse a los cambios hormonales y fisiológicos.

POSIBLES CAUSAS

Las náuseas y los vómitos que experimentan algunas embarazadas son especialmente duros para el cuerpo. A veces los antojos pueden materializarse como una estrategia para lidiar y controlar las fluctuaciones hormonales o los momentos difíciles. También se ha sugerido que las afectadas podrían «necesitar» determinadas vitaminas y minerales, y

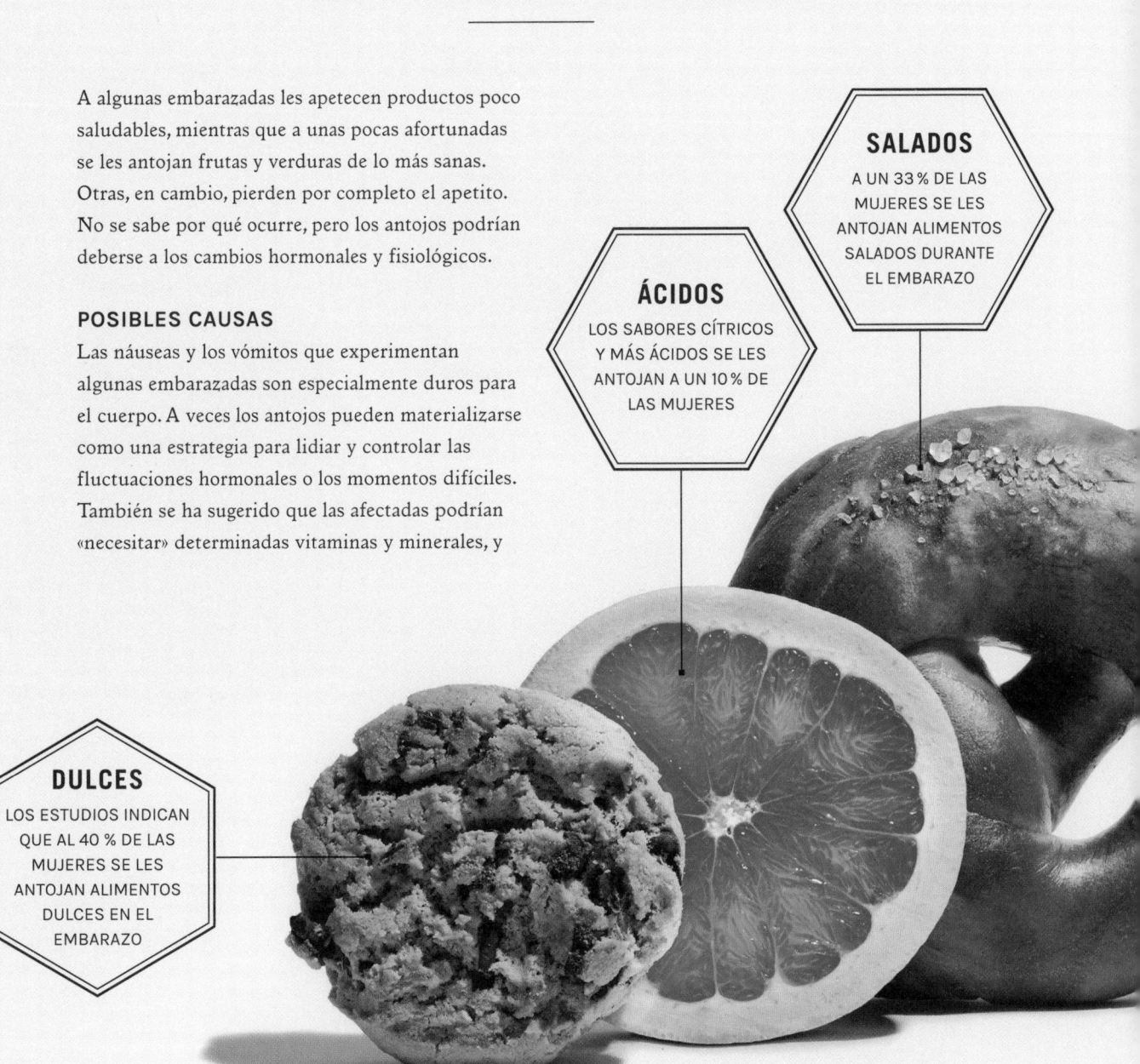

SALADOS
A UN 33 % DE LAS MUJERES SE LES ANTOJAN ALIMENTOS SALADOS DURANTE EL EMBARAZO

ÁCIDOS
LOS SABORES CÍTRICOS Y MÁS ÁCIDOS SE LES ANTOJAN A UN 10 % DE LAS MUJERES

DULCES
LOS ESTUDIOS INDICAN QUE AL 40 % DE LAS MUJERES SE LES ANTOJAN ALIMENTOS DULCES EN EL EMBARAZO

que por eso se les antojan alimentos que los contienen. Si se te antojan productos poco saludables, es poco probable que tenga que ver con alguna necesidad nutricional. Si fuera el caso, se te antojaría pescado, brócoli o cereales integrales, alimentos que no suelen comerse tan a menudo como deberíamos.

BUENA PRÁCTICA

Es bueno escuchar lo que te dice el cuerpo, pero también es importante no ceder siempre a los antojos, ya que durante el embarazo la dieta debe ser variada para aportar al bebé todos los nutrientes que necesita.

PICANTES

ALREDEDOR DEL 17 %
DE LAS EMBARAZADAS
SIENTEN ANTOJOS DE
COSAS PICANTES

¿QUÉ DEBERÍA BEBER DURANTE EL EMBARAZO?

Estar bien hidratada es vital en el embarazo. Debes tomar entre siete y diez vasos de líquido al día, incluso más si llevas una vida activa o hace calor.

———————

Intenta obtener el líquido de distintas fuentes. Recuerda los límites de cada tipo (ver abajo) y evita el exceso de bebidas azucaradas, ya que las preferencias de sabor pueden desarrollarse en el útero (ver pp. 186-187).

LIMITA LA CAFEÍNA

Los médicos advierten de que el exceso de cafeína puede provocar un aborto o bajo peso al nacer en el bebé. Se aconseja a las embarazadas no tomar más de dos tazas de café, o 200 mg de cafeína, al día. Según un estudio realizado por la Universidad de Glasgow, la cantidad de cafeína del café que se sirve en los bares puede variar entre los 50 mg y los más de 300 mg por taza. Además otros alimentos, como el chocolate y ciertos medicamentos, también contienen cafeína, por lo que es fácil pasarse del límite recomendado sin percatarse. Antes de comprar algo, averigua la cafeína que contiene. Si no lo sabes, es mejor evitarlo. Ten en cuenta que el té verde contiene hasta 100 mg de cafeína, y algunas infusiones de hierbas no son del todo aconsejables en grandes cantidades.

EVITA EL ALCOHOL

Durante el embarazo es más seguro evitar por completo el alcohol; se ha asociado con un bajo peso al nacer en el bebé, con los partos prematuros y con los abortos. También puede influir en el desarrollo y la salud a largo plazo del bebé. La ingesta elevada de alcohol durante el embarazo puede hacer que el bebé desarrolle el síndrome del alcoholismo fetal (SAF), una enfermedad grave cuyos síntomas incluyen problemas de crecimiento, de aprendizaje y conductuales. Si te está costando dejar de beber, pide ayuda a tu médico o tu comadrona.

¿SE DESARROLLAN LAS PREFERENCIAS ALIMENTARIAS EN EL ÚTERO?

Se han realizado muchos estudios sobre la alimentación que recibe el bebé de su madre dentro del útero y a través de la leche materna, y los resultados son fascinantes.

———————

Los estudios sugieren que los bebés empiezan a desarrollar sus preferencias por determinados sabores en el útero. Estos sabores les llegan a través del líquido amniótico que les rodea y a través de la leche materna, y sus preferencias pueden tener implicaciones de por vida. Los sabores más investigados, porque son fáciles de obtener del líquido amniótico y la leche materna para el bebé, son el ajo, la zanahoria, el alcohol, el anís y la vainilla.

PREFERENCIAS INNATAS

Unas dieciséis semanas después de la concepción, el feto desarrolla unos poros en sus papilas gustativas que le permiten identificar los sabores básicos; se tragan más líquido amniótico cuando es dulce y menos cuando es amargo. La predilección por el sabor salado y el umami también es innata. Los datos sugieren que los bebés prefieren sabores que implican nutrientes beneficiosos (por ejemplo, los sabores dulces implican calorías) y rechazan los sabores que implican componentes dañinos (por ejemplo, los sabores amargos implican veneno).

PREFERENCIAS APRENDIDAS

La mayoría de nuestras preferencias alimentarias, no obstante, son aprendidas. Cada vez son más los estudios que demuestran que este aprendizaje

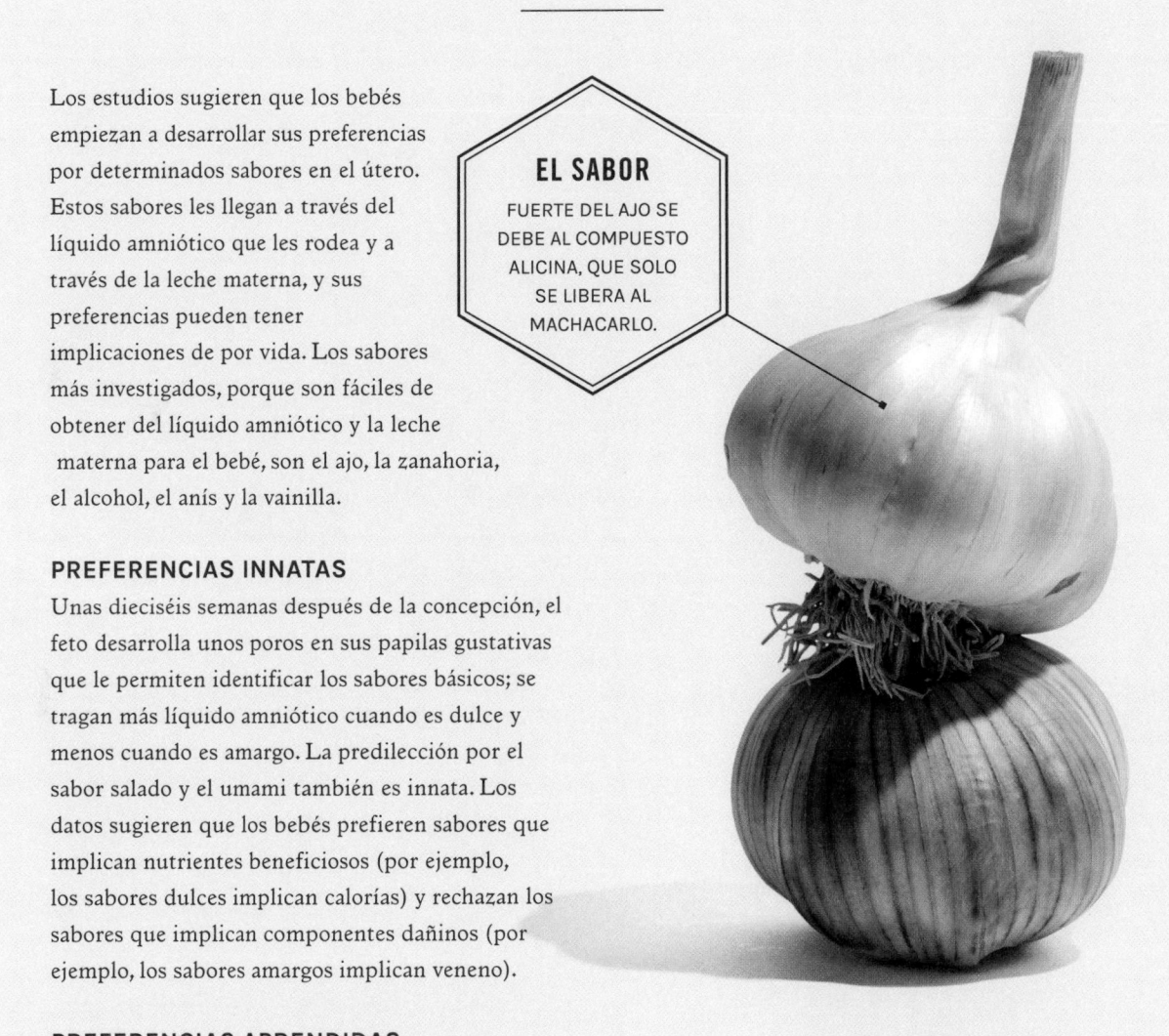

EL SABOR FUERTE DEL AJO SE DEBE AL COMPUESTO ALICINA, QUE SOLO SE LIBERA AL MACHACARLO.

Exposición temprana
Los bebés pueden detectar sabores especialmente fuertes como el del ajo en el líquido amniótico y en la leche materna, y pueden desarrollar las preferencias correspondientes.

empieza antes del nacimiento. A partir de la semana 21, el feto puede detectar sabores complejos, como el del ajo y el de la zanahoria, a las pocas horas de que la madre haya ingerido dichos alimentos. El resultado puede ser una preferencia por dichos sabores al nacer. Por ejemplo, los bebés que saborearon grandes concentraciones de zanahoria en el útero y en la leche de su madre, siguieron comiendo gustosamente la zanahoria durante el destete. Sin embargo, esto también ocurre con productos menos sanos. Cuanto más expuestos están los pequeños a alimentos poco saludables en el útero, más insensibilizados se vuelven a ellos de mayores, lo que se traduce en que comerán más pasteles, chocolate y patatas fritas para que se iluminen los mismos centros de recompensa.

BUENA PRÁCTICA

Es bueno seguir una dieta variada durante el embarazo y la lactancia para aumentar las posibilidades de que tu bebé tome una mayor variedad de alimentos, pero no sufras si ese no ha sido tu caso. Puedes mejorarlo durante la fase del destete (ver pp. 194-195). Si expones a tu bebé a una gran variedad de alimentos nuevos durante la infancia será menos probable que desarrolle una neofobia o aversión a ciertos alimentos más adelante.

Desarrollo del gusto en bebés nonatos

La percepción del olor y del sabor son cruciales para el desarrollo de las preferencias alimentarias. Ambos se inician en el útero gracias a los cambios del sistema gustativo y olfativo, que empiezan en el primer trimestre del embarazo.

El bulbo olfativo y los nervios detectan todos los olores

El olfato ortonasal capta los olores que suben de la cavidad nasal

El olfato retronasal capta los olores que suben desde la cavidad oral

Las células sensoriales de la lengua identifican los sabores

LOS CINCO SABORES BÁSICOS

La sensación gustativa se debe a la activación del sistema gustativo: las células gustativas de la boca, las vías neurales y el córtex gustativo del cerebro. Hay cinco sabores: dulce, amargo, ácido, salado y umami.

INFINIDAD DE OLORES

Miles de olores distintos estimulan el bulbo olfativo y los nervios de la cavidad nasal para producir sensaciones olfativas.

LA SÍNTESIS DEL SABOR

La percepción del sabor es la consecuencia de la integración del olfato y del gusto. Los olores captados orto y retronasalmente se combinan con los sabores detectados en la cavidad oral para crear sensaciones olfativas.

¿TENDRÁ MI HIJO ALGUNA ALERGIA ALIMENTARIA?

Las alergias alimentarias afectan de media solo a un 1-2 % de la población, pero un 6-8 % de los menores de 3 años desarrolla alguna alergia alimentaria.

Que tú tengas una alergia alimentaria no significa que tu bebé vaya a tenerla, pero sí que hay más opciones de que aparezca, ya que puede tener un componente genético. Si un progenitor o un hermano tiene una alergia alimentaria, o un eccema o asma, aumenta el riesgo de que el niño la desarrolle.

DURANTE EL EMBARAZO

No hay pruebas claras de que eliminar determinados alimentos de la dieta durante el embarazo influya en el desarrollo de futuras alergias; incluso podría tener un efecto contraproducente y provocar deficiencias en nutrientes clave tanto en la madre como en el bebé. Los estudios sugieren que el omega-3 podría reducir el riesgo, pero los resultados no son claros.

DURANTE LA INFANCIA

Alimentar al bebé únicamente con leche materna durante los seis primeros meses puede disminuir el riesgo de alergias. Algunas, como a los huevos y a la leche, pueden desaparecer con la edad, pero otras, como a los cacahuetes, pueden durar toda la vida. Si te preocupa algo, habla con algún profesional de la salud antes de empezar el destete.

ALERGIA AL CACAHUETE

Los cacahuetes no se consideran un alimento desaconsejado durante el embarazo. Se considera mejor no dar alimentos que contengan cacahuetes a menores de 3 años, pero según estudios recientes, no hay pruebas claras de que eso disminuya el riesgo; de hecho podría aumentarlo (ver abajo). Así pues, los cacahuetes, molidos o en mantequilla para evitar el riesgo de asfixia, no deben evitarse a menos que el niño tenga diagnosticada una alergia.

¿Debería tomar probióticos?

SEGÚN ALGUNOS ESTUDIOS, UN SUPLEMENTO PROBIÓTICO EN EL EMBARAZO DISMINUYE EL RIESGO DE QUE EL BEBÉ DESARROLLE ALERGIAS.

Sin embargo, hacen falta más estudios. Actualmente no existen reomendaciones sobre qué probióticos deben tomar las embarazadas, así que ten cuidado si tomas algún suplemento.

Estudio LEAP del cacahuete

El estudio LEAP analizó la alergia al cacahuete en los niños, dado el aumento de los casos en los últimos diez años. Seleccionaron a 640 bebés de 4-11 meses con eccema y/o alergia al huevo, unas dolencias que aumentan el riesgo de padecer alergia a los cacahuetes. Los resultados mostraron un riesgo bajo en los bebés que comieron cacahuetes.

COMIERON CACAHUETES	NO COMIERON CACAHUETES
Los bebés que consumieron cacahuetes tenían un	Los bebés que no comieron cacahuetes tenían un
3,2 %	17,2 %
de probabilidad de desarrollar una alergia al cacahuete	de probabilidad de desarrollar una alergia al cacahuete

¿DEBERÍA CAMBIAR MI DIETA DESPUÉS DEL PARTO?

El período que sigue al parto es ideal para que atiendan a la madre y la ayuden a recuperarse. En este proceso es fundamental que reciba una alimentación adecuada.

No es fácil alimentarse mientras te privan del sueño e intentas recuperarte del parto. Muchas mujeres necesitan varios meses para adaptarse. Para ayudarte a reponerte, a llenar de nuevo las reservas de nutrientes y, si das de mamar, favorecer la lactancia, las mamás deberían comer alimentos nutritivos.

ALIMENTACIÓN POSPARTO

Las mamás recientes deben comer y beber con regularidad y seguir una dieta saludable y equilibrada. Esta debe incluir muchas frutas y verduras, así como proteínas que ayuden al cuerpo a recuperarse, hidratos de carbono ricos en fibra para obtener energía, y alimentos ricos en hierro para producir nuevas células sanguíneas. Necesitarán de media entre 1800 y 2200 calorías al día, y 500 calorías más si dan de mamar al bebé.

NUTRIENTES PARA AMAMANTAR

Las mujeres que dan el pecho deben limitar su ingesta de alcohol y cafeína, ya que estos pueden pasar a la leche materna y alterar la digestión, el sueño y la alimentación del bebé. También deben ser conscientes de las siguientes necesidades nutricionales adicionales durante este período:

● **Incremento del calcio:** Se necesitan 550 mg más al día para la producción de leche y para reponer las reservas de calcio. Incluye alimentos ricos en calcio en la dieta, como leche, queso y yogures. Si sigues una dieta a base de plantas (ver pp. 116-133), escoge las opciones enriquecidas con calcio.

● **Incremento del zinc:** Se necesitan 6 mg más al día si das de mamar a un bebé de menos de 4 meses y otros 2,5 mg más al día si el bebé tiene más de 4 meses. El zinc mejora el sistema inmunitario. Se encuentra en la ternera, el pescado, las alubias, el tofu, los frutos secos y las semillas.

● **Omega-3:** Los indicios sugieren que una dieta rica en omega-3 produce una leche materna rica en omega-3, que favorece el desarrollo del cerebro en los bebés. Entre las fuentes están los frutos secos, las semillas y el pescado graso (ver pp. 184-185).

● **Incremento de líquido:** Tendrás que beber más líquido; recuerda hacerlo antes de que empiece a dolerte la cabeza. La cantidad necesaria puede variar, pero la Autoridad Europea de Seguridad Alimentaria recomienda beber entre diez y doce vasos al día.

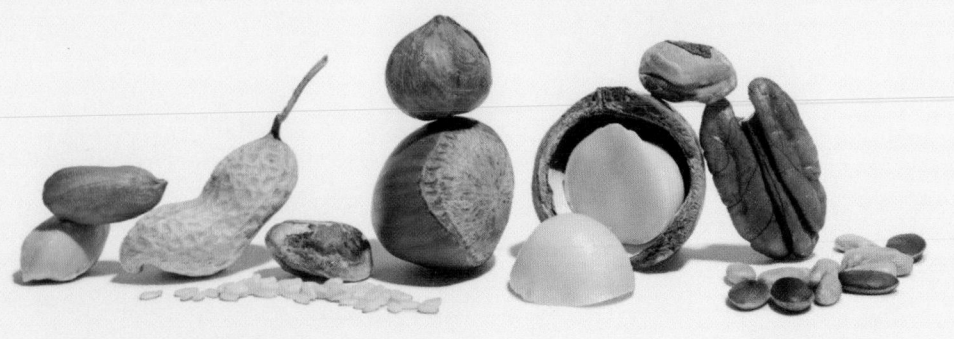

¿CÓMO PUEDO DARLE A MI HIJO EL MEJOR COMIENZO NUTRICIONAL?

Tras nacer, los bebés empiezan a crecer y desarrollarse, pero para que puedan hacerlo es importante proporcionarles una alimentación adecuada desde el primer día.

Se recomienda alimentar al bebé exclusivamente con leche materna durante los seis primeros meses, ya que contiene todos los nutrientes que el bebé necesita. Si eso no es posible debe usarse la leche de fórmula, pero el tipo de leche que le des al bebé es decisión *tuya*.

LECHE MATERNA

La leche materna es la opción más nutritiva y económica, y a menudo más conveniente, para alimentar al bebé. La leche materna contiene una gran variedad de nutrientes y proteínas, así como factores de crecimiento, anticuerpos y hormonas vitales para el desarrollo del bebé que no pueden reproducirse en la leche de fórmula. La leche materna y el proceso de amamantar son fundamentales para la microbiota intestinal del bebé (ver pp. 140-141). La lactancia materna desempeña un importante papel en el fortalecimiento de los circuitos sensoriales y emocionales del bebé, que son fundamentales para el desarrollo cognitivo y socioemocional. Los estudios sugieren que la lactancia materna reduce el riesgo de que la madre desarrolle cáncer de mama, cáncer de ovarios, enfermedades cardiovasculares, osteoporosis y obesidad.

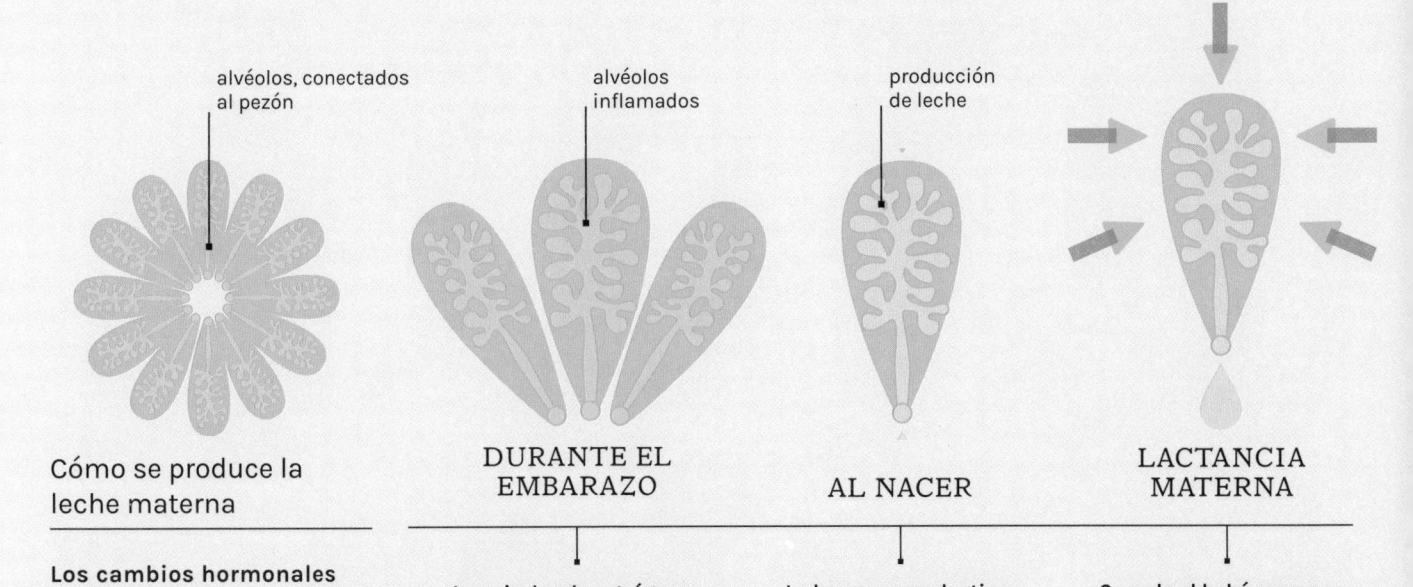

alvéolos, conectados al pezón

alvéolos inflamados

producción de leche

Cómo se produce la leche materna

Los cambios hormonales causados por las distintas fases del embarazo y el parto activan la producción de leche materna.

DURANTE EL EMBARAZO

Los niveles de estrógenos y progesterona aumentan durante el embarazo, estimulando el crecimiento de las células mamarias y los conductos lácteos

AL NACER

La hormona prolactina, que se libera en cuanto el bebé ha nacido, hace que las células mamarias produzcan leche

LACTANCIA MATERNA

Cuando el bebé mama se libera oxitocina, que hace que los músculos que rodean las células mamarias expulsen la leche de los conductos hacia el pezón; es lo que se conoce como reflejo de bajada

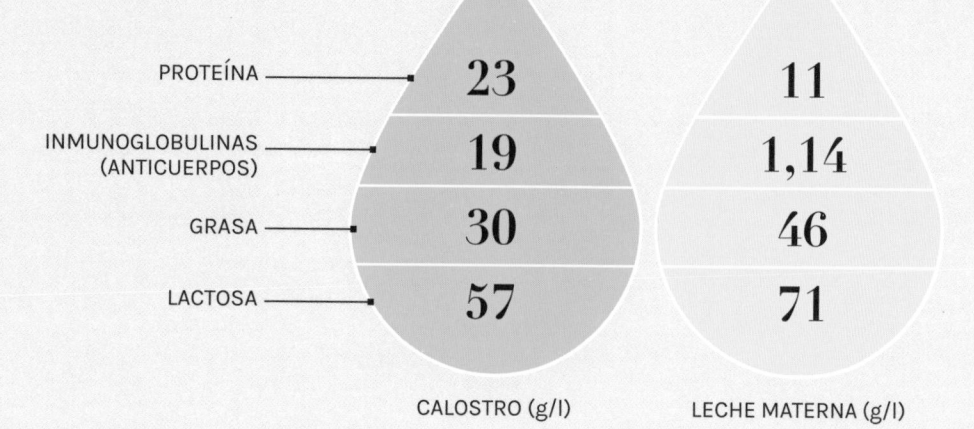

	CALOSTRO (g/l)	LECHE MATERNA (g/l)
PROTEÍNA	23	11
INMUNOGLOBULINAS (ANTICUERPOS)	19	1,14
GRASA	30	46
LACTOSA	57	71

Comparación del calostro y la leche materna El calostro, espeso y amarillo, es rico en proteínas y anticuerpos. La leche materna madura contiene mucha agua, grasa y lactosa.

¿QUÉ ES EL CALOSTRO?

La primera leche que produce la madre después del parto es literalmente dorada. Se llama calostro y es especialmente rica y concentrada para proporcionar al bebé la mejor alimentación inicial posible.

El calostro está repleto de proteínas, anticuerpos y vitaminas A, D y B12, importantes para favorecer el crecimiento y el sistema inmunitario del bebé.

Unos días después, la madre empieza a producir leche «madura», que es menos concentrada y contiene menos proteínas y anticuerpos que el calostro, pero contiene más grasas y más lactosa (ver arriba).

BENEFICIOS DE LA LECHE MATERNA

La leche materna, además de proporcionar una alimentación esencial a base de proteínas, lactosa, grasas, vitaminas y minerales, ofrece otros muchos beneficios para la salud.

La leche materna transfiere anticuerpos vitales de la madre al bebé, que favorecen su sistema inmunitario y disminuyen el riesgo de sufrir enfermedades y el síndrome de muerte súbita del lactante (SMSL), así como obesidad y enfermedades cardiovasculares en la edad adulta.

Muchas de las hormonas del cuerpo, que son vitales para regular las funciones corporales, el crecimiento, el apetito y el peso, se transmiten de la madre al niño con la leche materna. Los estudios han demostrado que la leche materna contiene distintas bacterias intestinales, que se transfieren al bebé con la lactancia materna y el contacto con la piel de las areolas, garantizando una microbiota intestinal saludable.

LECHE DE FÓRMULA

La lactancia materna puede no ser posible por varias razones. No tienes por qué sentirte culpable: no significa que tu bebé vaya a salir perdiendo. Actualmente, las leches de fórmula se diseñan para aportar los nutrientes clave que el bebé necesita. Están enriquecidas con vitaminas esenciales, así que mientras los bebés que maman deben tomar un suplemento de vitamina D (8,5-10 mcg) a diario desde el primer día, los bebés que toman más de 500 ml de leche de fórmula al día no lo necesitan.

CAMBIOS A LOS 6 MESES

A los 6 meses, las reservas del bebé de nutrientes como el hierro empiezan a agotarse, así que se recomienda que el destete (la introducción de alimentos sólidos; ver pp. 192-193) empiece alrededor de esta edad. Se recomienda asimismo que entre los 6 meses y los 5 años, los niños que han mamado tomen suplementos de vitaminas A, C y D. Los bebés que han tomado leche de fórmula no los necesitan, a menos que hayan tomado menos de 500 ml de dicha leche al día.

¿CUÁLES SON LAS MEJORES ESTRATEGIAS PARA EL DESTETE?

Normalmente, el primer alimento que se ofrece a los bebés después de la leche es la papilla de frutas, pero los estudios sugieren que ofrecerles distintos sabores favorece la aceptación de la variedad.

No tiene nada de malo empezar con las papillas de frutas. Los bebés tienen una preferencia innata por los alimentos dulces (ver p. 194). Como nutricionista, sugiero ver el destete como una experimentación caracterizada por la exposición a muchos alimentos, para que tu hijo se acostumbre a la máxima cantidad de sabores. Si empieza el destete con sabores salados, tu hijo aprenderá a aceptarlos y a disfrutarlos antes de que empiece a asociar la alimentación sólida con los sabores dulces (por los que ya tiene predisposición, ya que el sabor de la leche es dulce).

Los estudios sugieren que, entre los 6 y los 12 meses, los bebés están más predispuestos a aceptar alimentos nuevos. Eso te da la oportunidad ideal de introducir una serie de alimentos en su dieta. Esta aportación nutricional favorecerá su desarrollo y el hecho de familiarizarse con distintos sabores le ayudará a tener unos buenos hábitos alimentarios de por vida.

Independientemente del método, la exposición reiterada es vital, así que ten paciencia. Puede llevarte más de diez intentos con el mismo alimento lograr que lo acepte. Sigue ofreciéndoselo y recuerda que los bebés también tienen días malos. Tu bebé no necesita la misma cantidad de comida todos los días. El calor, la dentición, las enfermedades y el cansancio pueden influir en su apetito.

¿PAPILLAS O COMER CON LOS DEDOS?

Los padres que siguen un enfoque centrado en el bebé, se saltan las papillas y pasan directamente a dejar que coma con los dedos desde el principio, animando al bebé a comer él solo (en cuanto es capaz de estar sentado y tiene la coordinación necesaria).

Aunque la introducción conjunta de papillas y comida con los dedos ha recibido reacciones diversas, en realidad puede ayudar al bebé a desarrollar la coordinación y a ser más independiente, y a descubrir lo que prefiere. Algunas personas creen

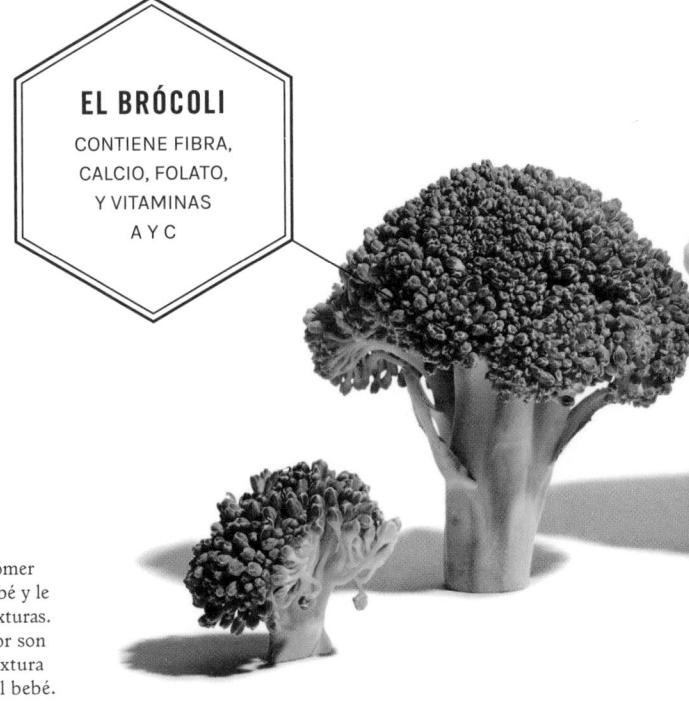

EL BRÓCOLI
CONTIENE FIBRA, CALCIO, FOLATO, Y VITAMINAS A Y C

Comer con los dedos anima a comer solo, mejora la coordinación del bebé y le ayuda a acostumbrarse a nuevas texturas. Los «arbolitos» de brócoli o coliflor son fáciles de agarrar y ofrecen una textura perfecta para estimular la boca del bebé.

erróneamente que ofrecer una cuchara al bebé mientras se le deja comer con los dedos puede confundirle y hacer que se asfixie.

Los alimentos que le ofrezcas deben ser lo bastante blandos para que pueda aplastarlos con las encías y no corra riesgo de ahogarse. Elimina las pieles ásperas y los trozos duros. Si le ofreces crudités de calabacín, retira la piel a menos que esté muy blanda.

Cuando prepares las papillas, cuece las verduras al vapor y luego tritúralas. La textura de las primeras papillas debe ser líquida, como la leche; luego poco a poco ve haciéndolas más espesas, hasta que adquieran una consistencia grumosa. Debe ser un proceso gradual: de semilíquido a triturado, luego picado y finalmente troceado.

RUTINAS DE LAS COMIDAS

A los bebés les encantan las rutinas. Dentro de lo que sea posible, intenta dar de comer al bebé a la misma hora todos los días. Puedes poner música para ayudarle a establecer una relación positiva con las comidas. Una rutina agradable puede resultar reconfortante, lo que te permitirá ofrecerle alimentos nuevos en un entorno agradable.

Sabores amargos

INTRODUCIR ALIMENTOS AMARGOS EN UNA FASE TEMPRANA PUEDE SER MUY RECOMENDABLE PARA LA SALUD FUTURA DEL BEBÉ.
Los estudios sugieren que los fitonutrientes presentes en las verduras amargas pueden ayudar a prevenir el cáncer y las enfermedades cardíacas. Incluye más verduras amargas como el brócoli o las coles de Bruselas, junto a otras de sabor menos intenso como la coliflor, para animar al bebé a aceptarlas y a disfrutar de su sabor y su textura.

Siempre que sea posible, es conveniente comer todos juntos. Tener buenos modelos le animará a comer más y a probar alimentos nuevos. Además aprenderán un montón de cosas observando cómo masticas y te tragas la comida.

Muéstrate positivo y relajado. No dejes que las expresiones faciales del bebé te afecten. Imagínate a ti mismo probando un alimento por primera vez. Es normal que le provoque alguna reacción. ¡Son las maravillas del destete!

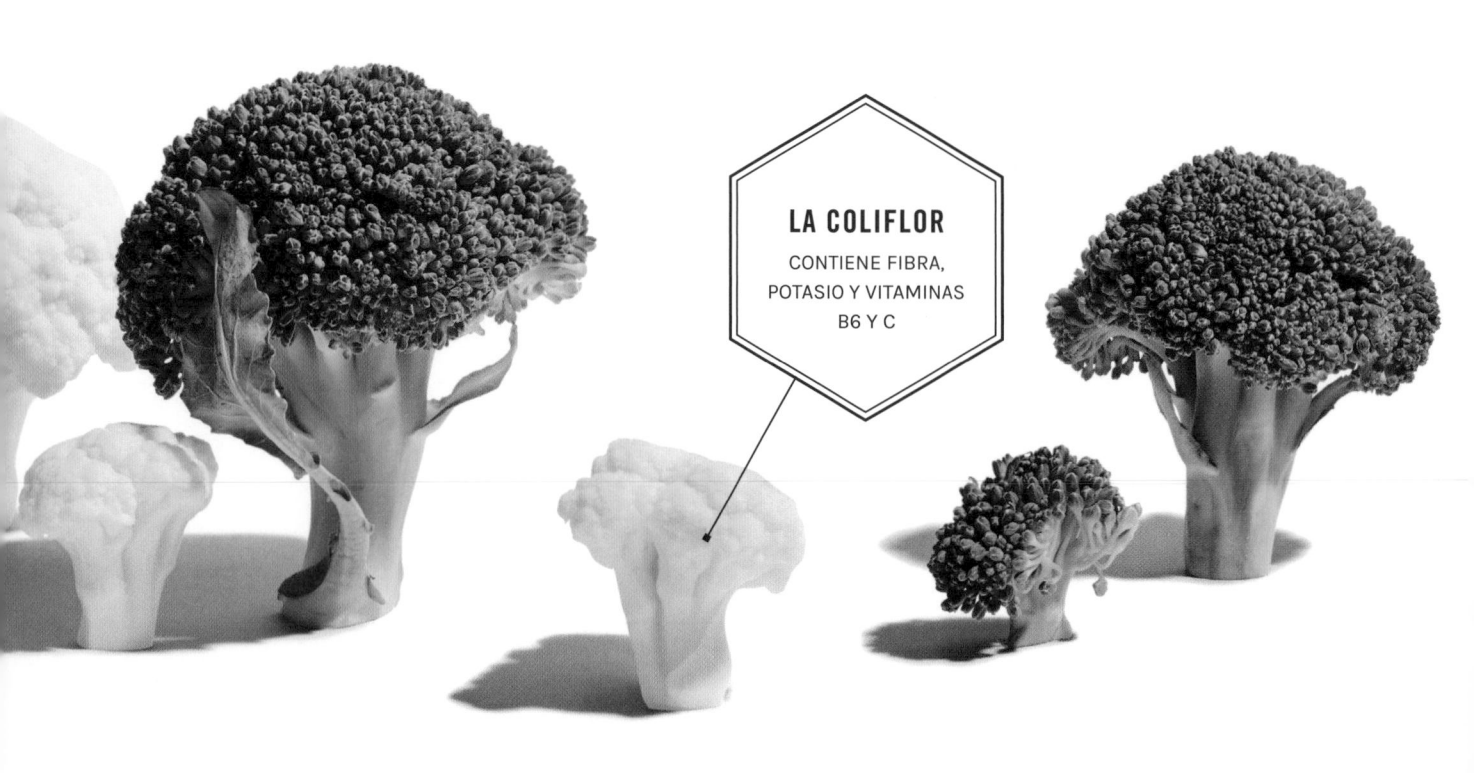

LA COLIFLOR

CONTIENE FIBRA, POTASIO Y VITAMINAS B6 Y C

¿CÓMO PUEDO EVITAR QUE MI HIJO SEA QUISQUILLOSO CON LA COMIDA?

La relación del niño con la comida es importante. Los que son quisquillosos con la comida toman menos proteínas, verduras y frutas. Los niños que no comen bien a los 3 años son más propensos a ser quisquillosos de adultos.

La expresión «quisquilloso con la comida» describe muchos comportamientos distintos, entre ellos el rechazo de uno o más alimentos, una ingesta limitada o poca variedad de alimentos en la dieta, y/o cambios frecuentes en las preferencias alimentarias. Las causas no son fáciles de identificar. Los estudios sugieren que algunos niños tienen una predisposición a ser puntillosos con la comida, del mismo modo que otros lo son a la timidez. Según muchos estudios, los niños imitan a los padres en su relación con la comida, de manera que los progenitores pueden influir en la alimentación de sus hijos.

Goloso por naturaleza

LA PREFERENCIA POR EL SABOR DULCE PUEDE DEBERSE A QUE ALIVIA EL DOLOR Y EL ESTRÉS.
Los bebés de 3-4 meses se sienten más relajados y confiados ante una cara nueva si comen algo dulce. Los dulces activan el centro de recompensa de nuestro cerebro que nos hace sentir bien y nos ofrece una buena reserva de energía. A medida que crecemos, los receptores que nos hacen sentir bien no funcionan con la misma eficacia: dejamos de ser golosos. Dicho esto, es importante establecer unos buenos hábitos alimentarios en una fase temprana. Ofrece a tus hijos una cantidad moderada de dulces, a poder ser después de introducir los alimentos salados en su dieta (ver p. 192). No des azúcares libres (ver p. 64) a niños menores de 2 años.

COSAS QUE PUEDES HACER

Sigue las pautas de destete de las pp. 192-193 para establecer unos buenos hábitos alimentarios de forma temprana. Siempre que sea posible, procurad comer todos juntos. Dale a tu hijo la misma comida que al resto de la familia (menos la sal).

La mejor manera para que aprenda a comer y disfrutar de los alimentos nuevos es imitándote. Ponle raciones pequeñas y elógiale mucho cuando se lo coma, aunque se coma solo un poco. Si rechaza un alimento, no le fuerces a comerlo. Limítate a retirarlo sin decir nada y vuelve a intentarlo otro día. La forma de servir el alimento puede hacer que resulte más apetecible. Por ejemplo, el niño puede rechazar la zanahoria cocida, pero disfrutar con la zanahoria cruda rallada.

Es posible que tu hijo sea lento comiendo, así que ten paciencia. Intenta que la hora de la comida sea agradable, en vez de limitaros a comer. Charlar de otras cosas para que pueda terminar de comer a su ritmo.

No le ofrezcas demasiados aperitivos: con dos tentempiés saludables al día es suficiente. Y no esperes a que el niño tenga mucha hambre o esté muy cansado para comer.

Si conoces a niños que sean buenos comedores, invítalos a merendar para que den ejemplo, pero no los compares abiertamente con tu hijo. Si hay algún adulto al que el niño admire especialmente, invítale a comer a menudo. A veces los niños comen mejor delante de los abuelos, por ejemplo.

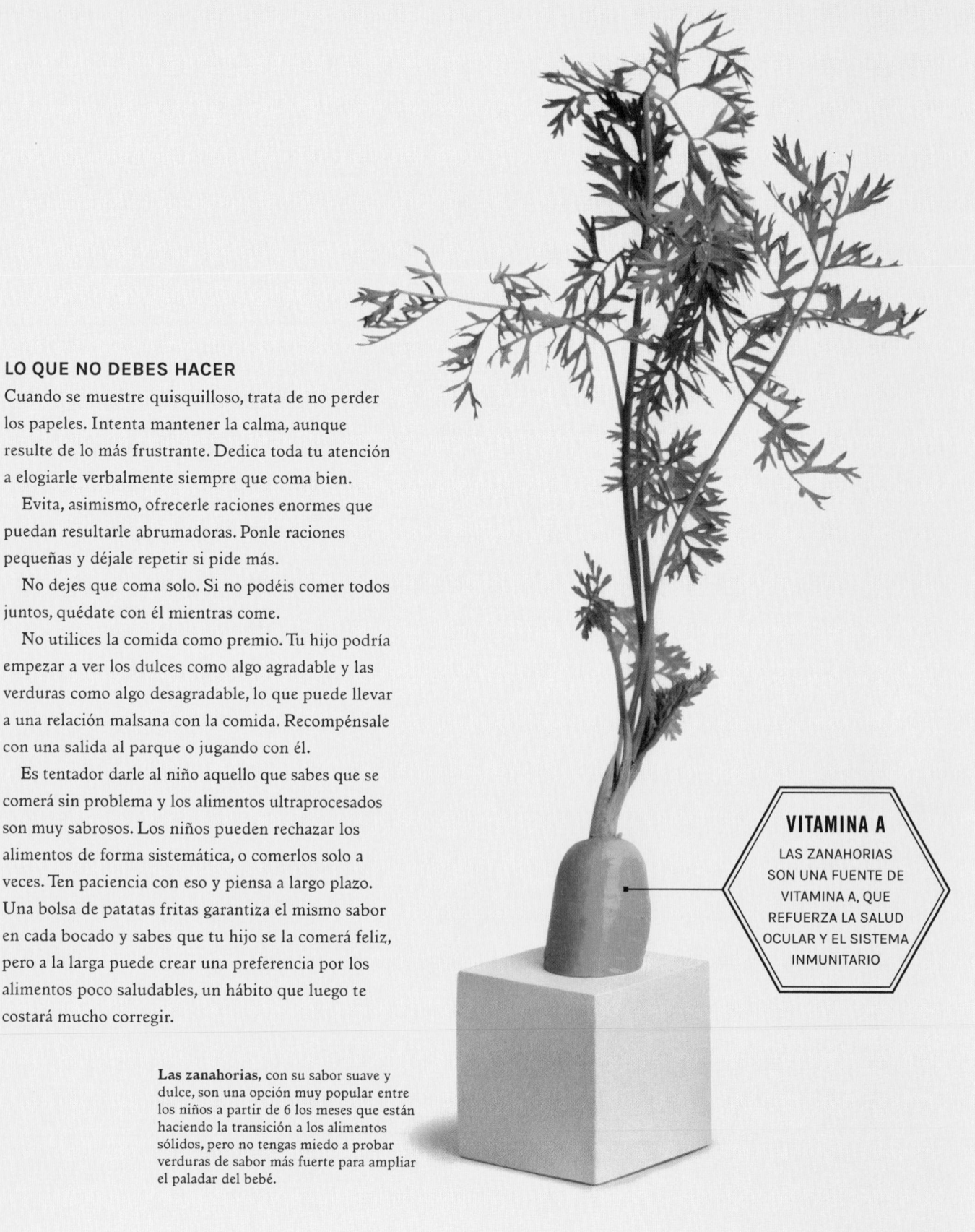

LO QUE NO DEBES HACER

Cuando se muestre quisquilloso, trata de no perder los papeles. Intenta mantener la calma, aunque resulte de lo más frustrante. Dedica toda tu atención a elogiarle verbalmente siempre que coma bien.

Evita, asimismo, ofrecerle raciones enormes que puedan resultarle abrumadoras. Ponle raciones pequeñas y déjale repetir si pide más.

No dejes que coma solo. Si no podéis comer todos juntos, quédate con él mientras come.

No utilices la comida como premio. Tu hijo podría empezar a ver los dulces como algo agradable y las verduras como algo desagradable, lo que puede llevar a una relación malsana con la comida. Recompénsale con una salida al parque o jugando con él.

Es tentador darle al niño aquello que sabes que se comerá sin problema y los alimentos ultraprocesados son muy sabrosos. Los niños pueden rechazar los alimentos de forma sistemática, o comerlos solo a veces. Ten paciencia con eso y piensa a largo plazo. Una bolsa de patatas fritas garantiza el mismo sabor en cada bocado y sabes que tu hijo se la comerá feliz, pero a la larga puede crear una preferencia por los alimentos poco saludables, un hábito que luego te costará mucho corregir.

VITAMINA A

LAS ZANAHORIAS SON UNA FUENTE DE VITAMINA A, QUE REFUERZA LA SALUD OCULAR Y EL SISTEMA INMUNITARIO

Las zanahorias, con su sabor suave y dulce, son una opción muy popular entre los niños a partir de 6 los meses que están haciendo la transición a los alimentos sólidos, pero no tengas miedo a probar verduras de sabor más fuerte para ampliar el paladar del bebé.

¿CÓMO PUEDO AYUDAR A MI BEBÉ A COMER BIEN?

Es sabido que los bebés tienen altibajos con la comida; es algo completamente normal. Debes apoyar y guiar a tu bebé para que haga las elecciones nutricionales adecuadas, ya que pueden influir en su crecimiento, su desarrollo y su salud futura.

Los niños de entre 1 y 3 años aprenden a comer con las manos y con los cubiertos, en distintas situaciones, y a controlar la ingesta de energía de acuerdo con su crecimiento y su actividad física. Unos niños comen más que otros. La dentición, las enfermedades, los niveles de actividad y el sueño influyen en su apetito.

ESTABLECER BUENOS HÁBITOS

Crear un entorno positivo a la hora de comer es clave para potenciar los buenos hábitos alimentarios. Deja que tu hijo participe mientras cocinas, para que vea el proceso de principio a fin; canta canciones y sé creativo para que la experiencia resulte más divertida.

Deja que tu hijo se familiarice con muchos alimentos distintos. Cuando introduzcas un alimento nuevo, no te rindas a la primera: puede tardar entre cinco y quince veces en aceptarlo. Intenta permanecer relajado antes y durante las comidas, y sé un modelo

que seguir comiendo una gran variedad de alimentos y mostrando una relación saludable con la comida. Cuanto más presiones a tu hijo, más reticente se mostrará a probar alimentos nuevos o a comer su comida. Limita los sobornos, ya que eso a la larga solo empeorará las cosas. Por ejemplo, no digas cosas como, «si te comes las verduras, podrás tomar postre», ni le hagas sentir culpable por no comer algo diciéndole que hay muchos niños en el mundo que no pueden comerlo.

Asegúrate de que tu cocina y tu casa estén llenas de alimentos saludables. Utiliza el congelador y prueba a cocinar una gran cantidad de su plato favorito con muchas verduras. Por ejemplo, prepara coliflor gratinada con queso; mete la coliflor con el tallo y las hojas, y pon también brócoli, guisantes y zanahorias; congela lo que sobre en raciones individuales para las semanas siguientes.

Guía de necesidades nutricionales

Los niños de 1 a 3 años deben hacer tres comidas al día y algunos tentempiés que incluyan los cuatro grupos de alimentos básicos, en la proporción adecuada para ellos. En la mayoría de los casos no necesitan la opción baja en calorías o baja en grasas, ya que los niños de estas edades necesitan mucha energía para crecer y para su actividad física.

5+
Piezas de
FRUTA Y VERDURA

5
Raciones de
CARBOHIDRATOS FECULENTOS

3
Raciones de
LÁCTEOS Y ALTERNATIVAS

LECHE

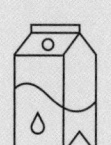

¿Cantidad?
Como mínimo 350 ml de leche al día o 2 raciones de productos lácteos como queso, yogur o queso fresco.

¿Cuánto tiempo?
La OMS recomienda dar el pecho hasta los 2 años; a partir de los 12 meses, dale leche de vaca o alguna leche alternativa.

Veganos
Comprueba que las alternativas lácteas están enriquecidas y que obtiene los nutrientes necesarios de otras fuentes. No le des leche de arroz: contiene demasiado arsénico.

SAL

¿Cantidad?
Los niños de entre 1 y 3 años no deben tomar más de 2 g de sal (0,8 g de sodio) al día.

¿Sí o no?
No tienes por qué añadir sal a la dieta de tu hijo a ninguna edad, a menos que algún profesional de la salud te lo indique.

AZÚCAR

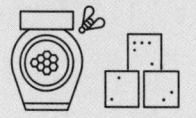

¿Cantidad?
Evita el azúcar añadido, excepto ocasionalmente a partir de los 2 años.

Postres
Inclúyelos para optimizar la nutrición, pero opta por la fruta y el yogur o por algo menos dulce.

Bebidas
Las mejores son el agua y la leche, que no tienen azúcares añadidos.

Aperitivos
No le des mucha fruta desecada porque se le puede quedar pegada a los dientes y provocar caries.

GRASAS Y PROTEÍNAS

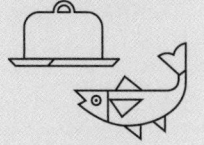

¿Cantidad?
Hasta los 2 años, los niños necesitan mucha energía procedente de las grasas.

Grasas saturadas
Limita las grasas saturadas a menos del 10 % de la ingesta calórica diaria total.

Proteínas
Sustituye las carnes procesadas y con mucha grasa por alubias, guisantes y lentejas, pero ten en cuenta que los alimentos ricos en fibra llenan enseguida sus pequeños estómagos.

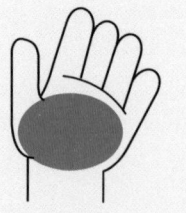

2+
Raciones de

PROTEÍNAS
(3 EN VEGETARIANOS)

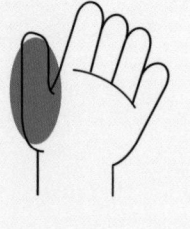

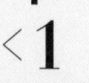

‹1
Una pequeña cantidad de

GRASA

¿Debería darle algún suplemento a mi bebé?

SE RECOMIENDA DAR UN SUPLEMENTO DIARIO DE VITAMINAS A, C Y D A LOS NIÑOS ENTRE 6 MESES Y 5 AÑOS
si consumen menos de 500 ml de leche de fórmula. Recientemente, no obstante, se ha sabido que ha aumentado el número de niños que obtienen suficientes vitaminas a través de la alimentación. Si tu hijo sigue una dieta equilibrada con mucha variedad y alimentos de distintos colores, seguro que obtiene las vitaminas que necesita, con excepción de la vitamina D. Si hay algo que te preocupe, pide a tu médico que te derive a un dietista pediátrico.

¿PUEDE MI HIJO SEGUIR UNA DIETA VEGANA O VEGETARIANA?

Las cosas han cambiado mucho en los últimos veinte años y cada vez son más los que optan por dietas a base de plantas. Pero ¿qué implica eso en el caso de los niños? ¿Es posible darles todos los nutrientes que necesitan con una dieta a base de plantas?

———————

La respuesta corta es «sí». Sin embargo, hay que planificarlo bien y en el caso de los veganos es muy posible que haya que dar algún suplemento.

DENSIDAD NUTRITIVA PARA VEGANOS

Las dietas veganas pueden resultar copiosas y ricas en fibra, lo que puede hacer que el niño se sienta lleno antes de haber obtenido las calorías suficientes. Evítalo con alimentos muy densos en nutrientes y energía, como los aguacates, los aceites vegetales, las semillas, las mantequillas de frutos secos, los frutos secos molidos (nada de frutos secos enteros hasta los 5 años, por el riesgo de asfixia), el tofu, las legumbres y las leguminosas.

CONSIDERACIONES SOBRE LAS PROTEÍNAS

Existen muchas opciones para los veganos y los que comen a base de plantas, desde yogures no lácteos hasta alubias, guisantes y lentejas, pasando por cereales como la quinoa y el trigo sarraceno, o el tofu y otros productos a base de soja. Además de los aminoácidos esenciales que todos deberíamos consumir (ver pp. 14-15 y 128-129), hay algunos más que son «condicionalmente» esenciales para los niños, dado que su cuerpo no puede producir suficientes: la arginina, la histidina, la cisteína, la glicina, la tirosina, la glutamina y la prolina. Siempre que proporciones a tu hijo distintas fuentes proteicas a lo largo del día, incluidos los cereales integrales y las verduras, no debería tener problemas para obtener tanto los aminoácidos esenciales como los condicionales.

VITAMINAS Y MINERALES

Dale a tu hijo un suplemento dietético siempre que te lo recomiende el médico o un nutricionista o dietista colegiado, en forma de gotas o espray:

● **Hierro** Se recomienda dar a los bebés que toman exclusivamente leche materna 1 mg por kilo de peso corporal al día entre los 4 y los 6 meses.

● **Vitamina D** Se recomienda dar un suplemento desde el nacimiento de 8,5-10 mcg, a menos que el bebé tome más de 500 ml de leche de fórmula al día, que está enriquecida con dicha vitamina.

● **Yodo** Tanto la leche materna como la de fórmula aportan la cantidad necesaria. Después puede ser bueno dar un suplemento o incluir alimentos eniquecidos, ya que el yodo solo se encuentra en pequeñas cantidades en los alimentos vegetales.

● **Vitamina B12** No hay formas de B12 de calidad en una dieta basada en plantas. Es vital para el sistema nervioso, el metabolismo y la formación de glóbulos rojos. La leche materna solo es suficiente si la madre consume B12; la de fórmula está enriquecida.

● **Colina** Es importante para el crecimiento del cerebro del bebé. Las principales fuentes son los huevos, la soja y las verduras crucíferas.

● **Omega-3** El ácido graso DHA es básico para el cerebro, pero las algas, los huevos y los alimentos enriquecidos no proporcionan el suficiente. Considera un suplemento durante el embarazo y la lactancia.

● **Calcio** El calcio es insuficiente en las dietas veganas. Incluye una gran variedad de alimentos enriquecidos con calcio.

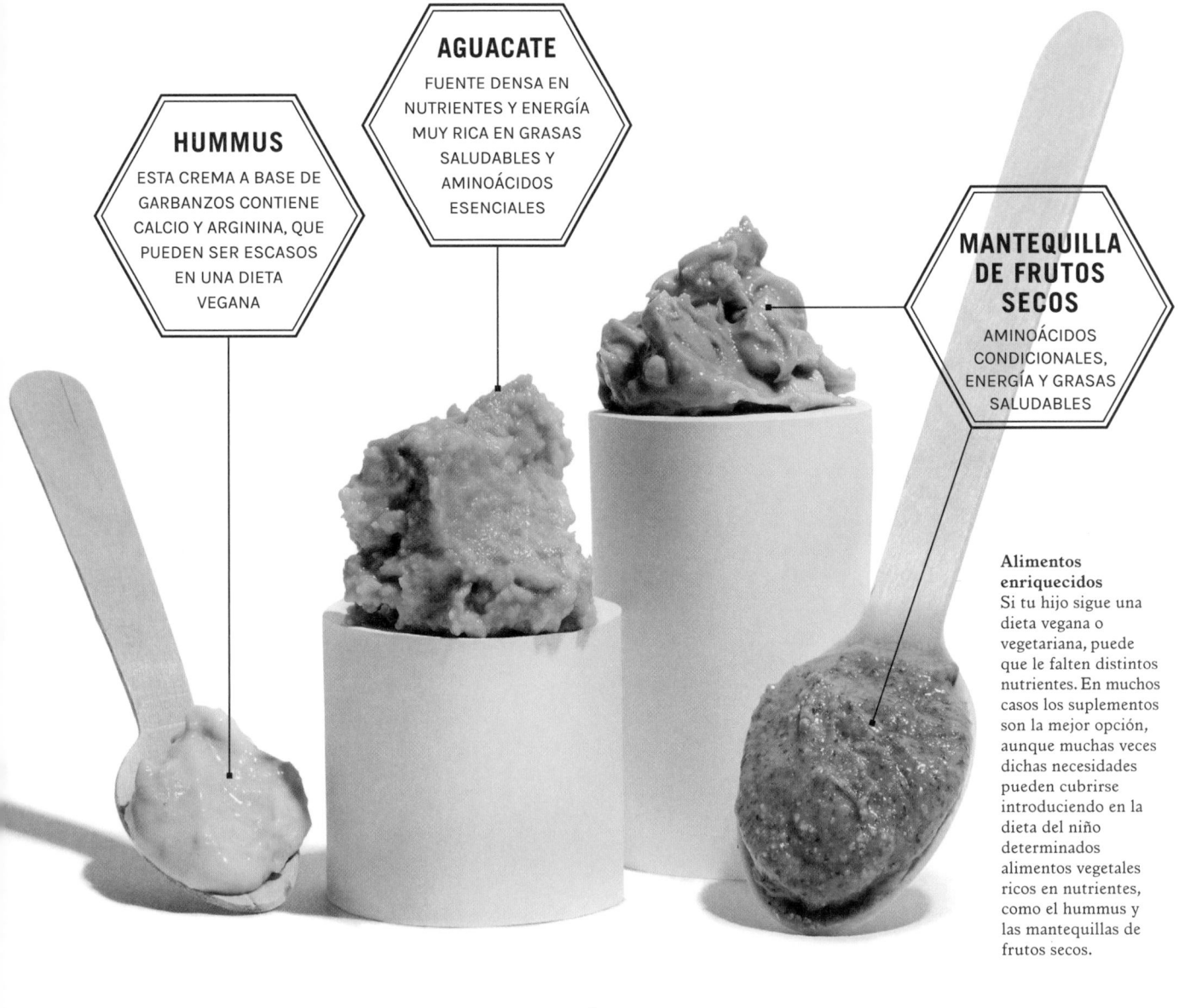

HUMMUS
ESTA CREMA A BASE DE GARBANZOS CONTIENE CALCIO Y ARGININA, QUE PUEDEN SER ESCASOS EN UNA DIETA VEGANA

AGUACATE
FUENTE DENSA EN NUTRIENTES Y ENERGÍA MUY RICA EN GRASAS SALUDABLES Y AMINOÁCIDOS ESENCIALES

MANTEQUILLA DE FRUTOS SECOS
AMINOÁCIDOS CONDICIONALES, ENERGÍA Y GRASAS SALUDABLES

Alimentos enriquecidos
Si tu hijo sigue una dieta vegana o vegetariana, puede que le falten distintos nutrientes. En muchos casos los suplementos son la mejor opción, aunque muchas veces dichas necesidades pueden cubrirse introduciendo en la dieta del niño determinados alimentos vegetales ricos en nutrientes, como el hummus y las mantequillas de frutos secos.

FUENTES DE AMINOÁCIDOS CONDICIONALES

ARGININA	HISTIDINA	CISTEÍNA	TIROSINA	GLUTAMINA	PROLINA
SEMILLAS DE CALABAZA	TOFU	SEMILLAS DE GIRASOL	LECHE	SOJA	ALUBIAS
SOJA	SEMILLAS DE CALABAZA	LENTEJAS	LENTEJAS	COL LOMBARDA	FRUTOS SECOS
CACAHUETES	PASTA INTEGRAL	AVENA	SEMILLAS DE CALABAZA	FRUTOS SECOS	SEMILLAS
GARBANZOS	ALUBIAS BLANCAS	ZANAHORIAS	ARROZ SALVAJE	ALUBIAS	
LENTEJAS					

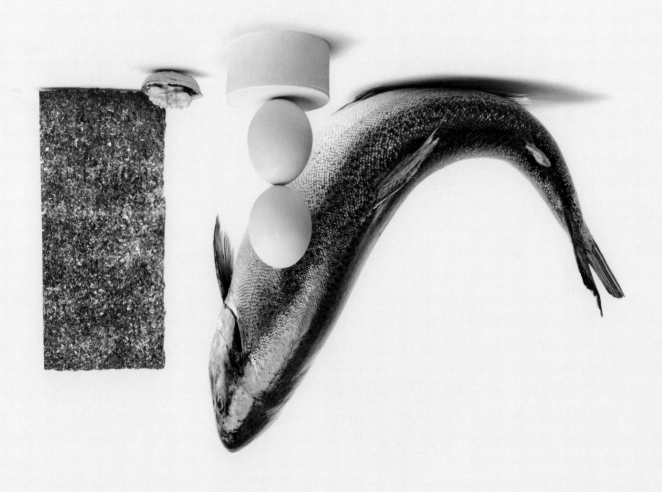

¿PUEDO COMER PARA TENER UNA MENTE MÁS SANA?

¿INFLUYE LA DIETA EN MI ESTADO DE ÁNIMO?

Una dieta saludable puede hacer mucho por levantarte el ánimo y hacerte sentir bien. De hecho, mejorar la alimentación puede hacer que tengas unos sentimientos más positivos, las ideas más claras, así como más energía y tranquilidad.

La dieta influye en la inflamación del cerebro, ya que los ácidos grasos de cadena corta producidos en el intestino tienen propiedades antiinflamatorias, y la diversidad de bacterias intestinales favorece la producción de estos ácidos grasos (ver pp. 48-53). Como consecuencia de una mala alimentación que incluya mucha sal, grasas saturadas y azúcares, el hipocampo del cerebro disminuye de volumen y las neuronas pueden sufrir daños. Esto a su vez puede aumentar el riesgo de sufrir depresión, estados de ánimo bajos, falta de memoria y dificultades de aprendizaje. Según varios estudios clínicos, la dieta mediterránea (ver pp. 36-41) ayuda a evitar la depresión, y suele resultar más efectiva que los tratamientos tradicionales.

LA «HORMONA DE LA FELICIDAD»

La serotonina es un neurotransmisor que ayuda a transmitir mensajes desde una zona del cerebro a otra. Se cree que influye en distintas funciones psicológicas; se conoce como la «hormona de la felicidad» por su capacidad de estabilizar el estado

Subidas y bajadas del azúcar en sangre

Cuando comes muchos hidratos de carbono refinados, tu páncreas detecta un máximo en el nivel de glucosa en sangre y libera insulina lo más rápido que puede para intentar estar a la altura. Como consecuencia se elimina un exceso de glucosa de la sangre, lo que provoca una bajada del azúcar en sangre que puede hacer que te sientas cansado, irritable, deprimido, ansioso y nervioso.

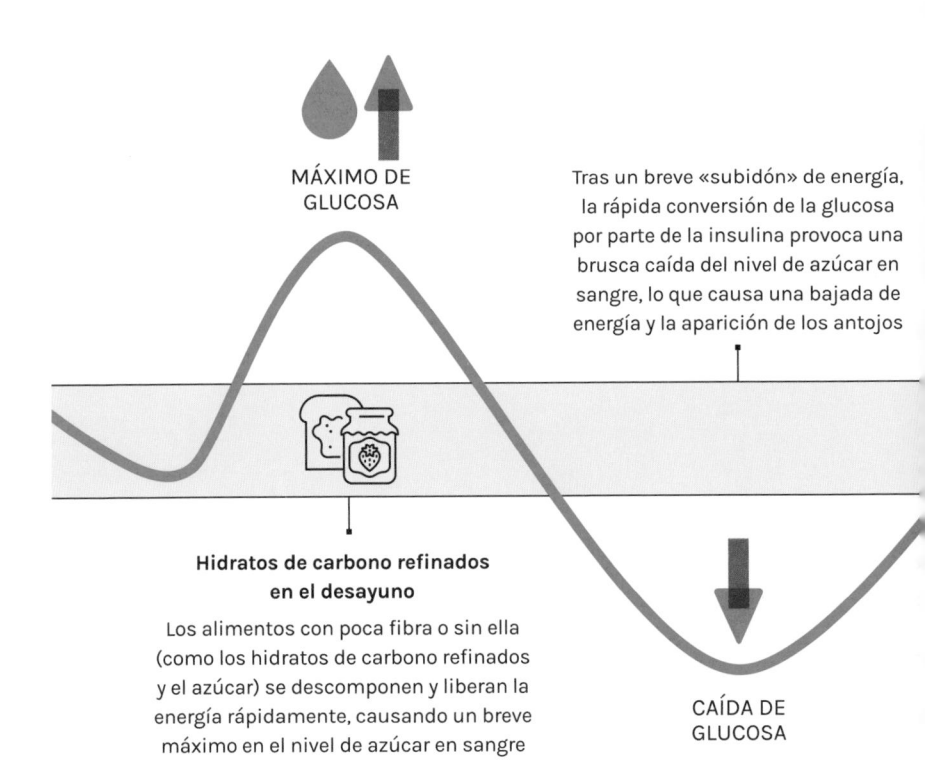

MÁXIMO DE GLUCOSA

Tras un breve «subidón» de energía, la rápida conversión de la glucosa por parte de la insulina provoca una brusca caída del nivel de azúcar en sangre, lo que causa una bajada de energía y la aparición de los antojos

Hidratos de carbono refinados en el desayuno

Los alimentos con poca fibra o sin ella (como los hidratos de carbono refinados y el azúcar) se descomponen y liberan la energía rápidamente, causando un breve máximo en el nivel de azúcar en sangre

CAÍDA DE GLUCOSA

de ánimo. Las bacterias intestinales fabrican un 95 % de las reservas de serotonina del cuerpo. La interacción entre el eje intestino-cerebro (ver pp. 48-49) y las bacterias intestinales nos ayuda en muchas funciones esenciales, no solo en la digestión de los nutrientes, sino también en nuestra respuesta inmune (ver pp. 140-141) y puede influir en nuestra salud mental.

Aquellos de nosotros que tenemos un nivel bajo de serotonina solemos sentirnos mejor tras ingerir azúcar, que obviamente no es la forma más saludable de levantar los ánimos, y a menudo puede traducirse en atracones. Puedes potenciar la producción de serotonina consumiendo muchos hidratos de carbono de calidad y proteínas que contengan el aminoácido triptófano, como la leche o el atún. Los estudios todavía no han conseguido determinar si dichos cambios dietéticos mejoran el estado de ánimo, pero podría pasar que el hecho de no comer suficientes hidratos de carbono, por ejemplo con una dieta rica en proteínas y en grasas, empeorara el estado de ánimo.

ENERGÍA Y ESTADO DE ÁNIMO

El estado de ánimo y la concentración pueden verse muy alterados por cómo los cambios dietéticos afectan al nivel de azúcar en sangre. Cuando comes hidratos de carbono, tu cuerpo los digiere, los convierte en glucosa (azúcar) y envía la glucosa a la sangre. Entonces el páncreas produce insulina para transformar la glucosa en energía (ver también pp. 30-31 y 170-171). El nivel de azúcar en sangre viene determinado por el tipo de hidratos de carbono que comes. El tipo «incorrecto» (como los refinados y el azúcar) te da un aporte inmediato de energía, seguido de una caída que te hará sentir con poca energía, falta de concentración y con ganas de tomar más alimentos densos en energía. Es cuando decides comer unas galletas para que te aporten otro subidón de energía a base de azúcar. En cambio, si comes el tipo correcto de hidratos de carbono, de los que liberan poco a poco la energía, como verduras, frutas y cereales integrales, te sentirás más feliz, más centrado y con más energía durante más tiempo (ver abajo).

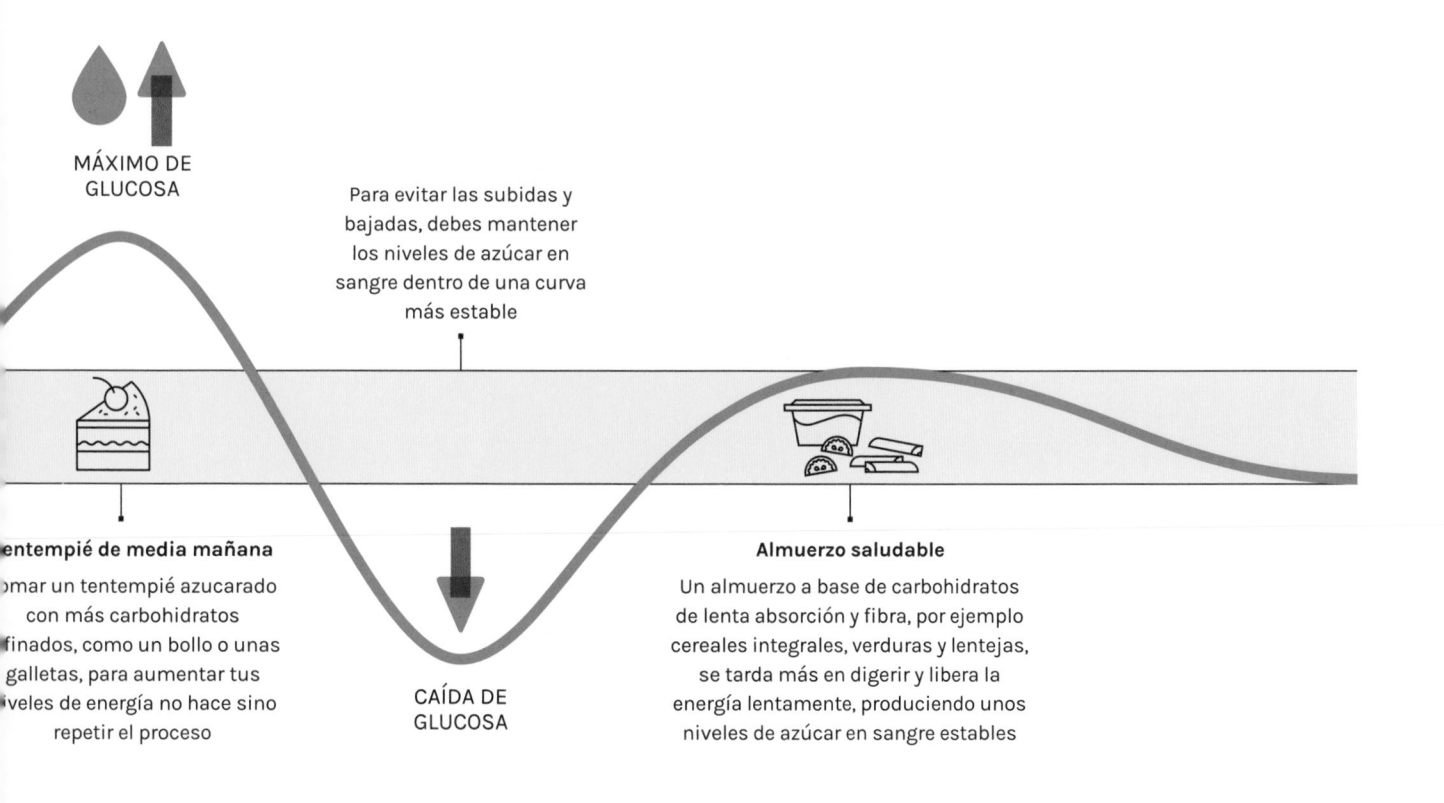

MÁXIMO DE GLUCOSA

Para evitar las subidas y bajadas, debes mantener los niveles de azúcar en sangre dentro de una curva más estable

Tentempié de media mañana

Tomar un tentempié azucarado con más carbohidratos refinados, como un bollo o unas galletas, para aumentar tus niveles de energía no hace sino repetir el proceso

CAÍDA DE GLUCOSA

Almuerzo saludable

Un almuerzo a base de carbohidratos de lenta absorción y fibra, por ejemplo cereales integrales, verduras y lentejas, se tarda más en digerir y libera la energía lentamente, produciendo unos niveles de azúcar en sangre estables

¿PUEDE AYUDARME LA DIETA INTUITIVA?

La dieta intuitiva puede ayudarte a reconectar con tus señales internas,
a escuchar tu cuerpo y a estar pendiente de la salud, y no del peso.

Mucha gente piensa que la dieta intuitiva (DI) sigue un planteamiento del tipo todo o nada (como un régimen), pero en realidad no tiene nada que ver con hacer régimen; de hecho ayuda a las personas a salir de las dietas reincidentes. Te anima a saltarte las restricciones alimentarias, a respetar tu cuerpo y a volver a disfrutar de la comida.

QUÉDATE CON EL CHOCOLATE

Si te pasas la vida haciendo régimen, los alimentos que comes no suelen resultar demasiado placenteros o generan cierto sentimiento de culpa. Sueles escoger lo que crees que deberías comer, pero eso puede ser contraproducente. Por ejemplo, te apetece un poco de chocolate, pero piensas: «no es sano», así que acabas tomándote un tentempié bajo en calorías. Tras comértelo te sientes insatisfecho, de modo que te comes algo más, y el patrón se repite. Si hubieras escuchado a tu cuerpo y te hubieras comido el chocolate, probablemente tu estómago se habría quedado satisfecho y no habrías acabado comiendo en exceso.

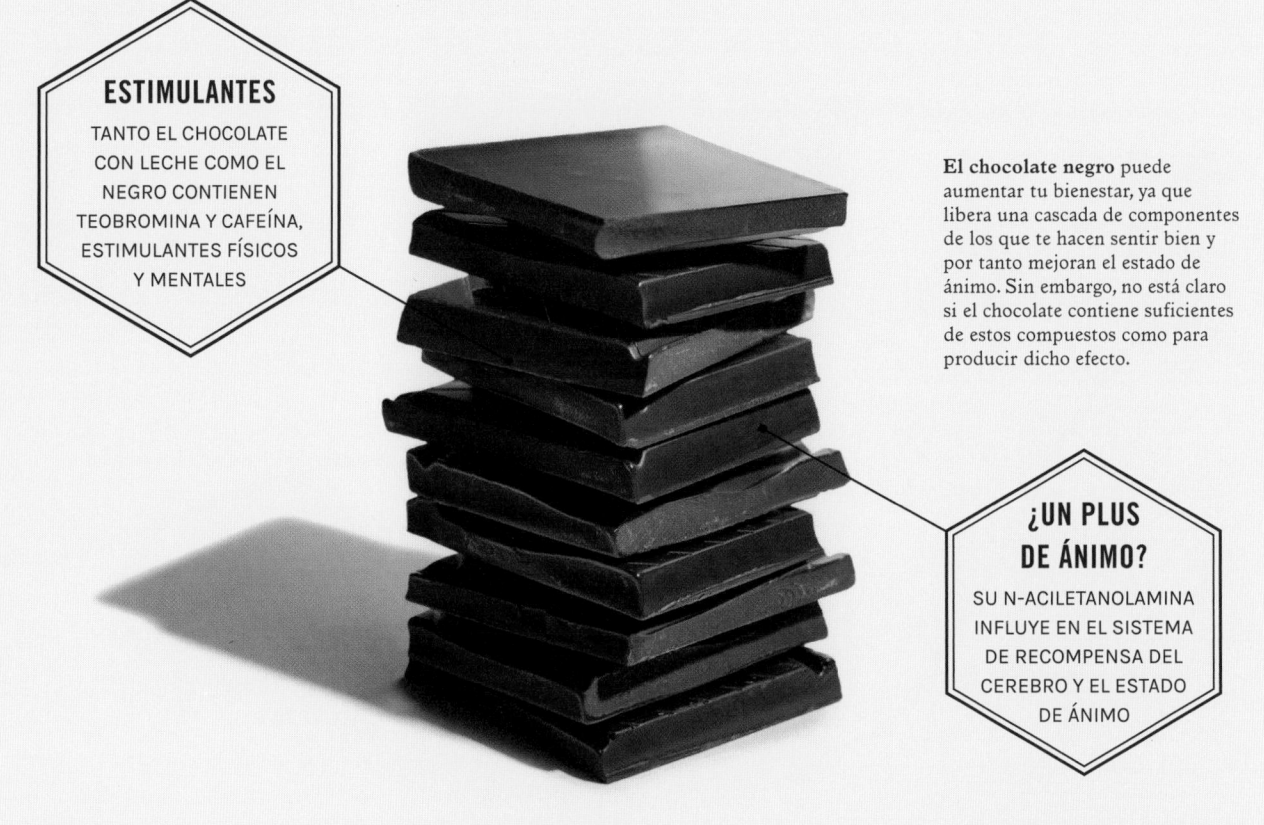

ESTIMULANTES

TANTO EL CHOCOLATE CON LECHE COMO EL NEGRO CONTIENEN TEOBROMINA Y CAFEÍNA, ESTIMULANTES FÍSICOS Y MENTALES

El chocolate negro puede aumentar tu bienestar, ya que libera una cascada de componentes de los que te hacen sentir bien y por tanto mejoran el estado de ánimo. Sin embargo, no está claro si el chocolate contiene suficientes de estos compuestos como para producir dicho efecto.

¿UN PLUS DE ÁNIMO?

SU N-ACILETANOLAMINA INFLUYE EN EL SISTEMA DE RECOMPENSA DEL CEREBRO Y EL ESTADO DE ÁNIMO

LA DIETA INTUITIVA SE BASA EN 10 PRINCIPIOS:

1.
EVITA MENTALIDAD DE RÉGIMEN

Revisa tus pautas alimentarias: pueden estar influidas por factores externos como las dietas y las interacciones con las redes sociales.

2.
ACEPTA EL HAMBRE

Está permitido sentir hambre. Eso es que el cuerpo nos manda señales; el problema es que las dietas suelen obligarnos a ignorarlas. Entre estas están la sensación de mareo, la irritabilidad o la falta de energía.

3.
HAZ LAS PACES CON LA COMIDA

Date permiso para comer. Eso no significa atracarte de cosas poco saludables: si no hay nada prohibido te será más fácil lograr cierto equilibrio.

4.
DESAFÍA LAS NORMAS ALIMENTARIAS

Desafía a la vocecita interior que te impone alimentos por sus calorías o lo saludables que son. Cuando pienses en comer, hazlo de un modo más racional.

5.
RECONOCE LA SENSACIÓN DE SACIEDAD

Mientras comes, piensa en cómo te sientes: ¿satisfecho o lleno? Comer de forma consciente puede serte muy útil (ver pp. 206-207).

6.
DESCUBRE EL PLACER DE COMER

Toma alimentos que te apetezcan de verdad y te satisfarán. Dedica varias comidas a la semana a pensar en una alimentación positiva, para empezar.

7.
SEPARA COMIDA DE SENTIMIENTOS

Usar la comida como mecanismo cuando te sientes mal es un problema. Busca otras formas de reconfortarte: date un baño, lee un libro o vete a dar un paseo.

8.
ACEPTA TU CUERPO

Hay todo tipo de cuerpos y no debemos sacrificar nuestra salud tratando de cambiar el nuestro. Busca ayuda psicológica si tienes problemas con tu imagen corporal.

9.
HAZ EJERCICIO, NOTA LA DIFERENCIA

Es bueno para la salud física y para la mental. Prueba distintas actividades que te hagan sentir lleno de energía y olvídate de los dispositivos de seguimiento.

10.
TÓMATE LA DIETA CON CALMA

Primero debes analizar tu relación con la comida y luego considerar los principios básicos de la dieta. Es importante comer pensando en el bienestar y en el placer.

¿PUEDE AYUDARME COMER DE FORMA CONSCIENTE?

Con demasiada fecuencia engullimos rápidamente mientras hacemos otras cosas. Si dedicamos tiempo a comer de forma consciente, nuestra relación con la comida puede mejorar drásticamente.

Al comer o beber deberíamos centrarnos en ese momento, pero muchos de nosotros no lo hacemos; comemos mientras trabajamos o hablamos por teléfono, sin apenas ser conscientes del sabor o la cantidad de comida que ingerimos. Comer de forma consciente implica centrarnos por completo en las sensaciones, los pensamientos y las emociones que experimentamos mientras comemos. Advertimos los colores, las formas, las fragancias, los sabores, las texturas e incluso los sonidos de los alimentos.

¿COMO DE FORMA CONSCIENTE?

¿Sientes que tienes el control de las decisiones que tomas a diario en relación con la comida? ¿Cuando vas al cine, eres consciente de la cantidad de palomitas que comes o estás tan concentrado en la película que te las zampas todas sin saborearlas? La clave está en ser consciente de cómo comes. Solo entonces podrás establecer una nueva relación con la comida. Nuestras papilas gustativas están para algo y la sensación de saciedad es una sensación natural, así que permítete disfrutar de la comida. Ese es el primer paso para poder comer de forma consciente.

CAMBIOS NECESARIOS

Para poder comer de forma consciente, primero debes reconocer cuándo comes de forma inconsciente, algo que todos hacemos en algún momento u otro. Mira la lista de la página opuesta, identifica los hábitos en los que sueles caer y desarrolla estrategias para cambiarlos. Sé consciente de qué, cuándo y cómo comes, y siempre que puedas dedica tiempo a apreciar la comida y disfrutar de la experiencia.

NO CONTROLAR LAS RACIONES

Evita llenar del todo el plato

Intenta pesar los ingredientes antes de cocinar y come raciones razonables.

RETORTIJONES NOCTURNOS

No te saltes comidas

Come lo suficiente durante el día para no tener retortijones que interrumpan tu sueño.

EL USO DE LA TECNOLOGÍA

Durante las comidas

Ver la televisión o mirar el móvil mientras comes distrae la atención de la comida. Intenta dejar el móvil en otra habitación y apaga el televisor mientras comes.

COMER POR CAPRICHO

Cuando estás enfadado, aburrido, cansado o estresado

Casi todo el mundo come para reconfortarse de vez en cuando, pero si lo haces a menudo, intenta encontrar otras formas de animarte, como hacer ejercicio, darte un baño o escribir un diario.

PICAR

Durante todo el día

Si te pasas el día picando, tendrás momentos breves de energía seguidos de descensos bruscos de azúcar en sangre (ver pp. 202-203). Come platos sustanciosos con hidratos de carbono complejos y obtén energía de absorción lenta.

COMER EN EL SOFÁ

En vez de en la mesa

El sofá es un lugar para recostarse y descansar. Si comes en la mesa adoptarás una mejor postura para comer y prestarás más atención a la comida.

COMER DE CAMINO

¿Comes mientras vas corriendo de un lado a otro?

Comer deja entonces de ser una prioridad. Intenta parar aunque sean solamente 5 minutos para poder saborear la comida.

COMER LO QUE SEA

En la mesa de la oficina

A veces la comodidad se impone, pero intenta escoger alimentos que quieras comer, y aléjate siempre de la mesa y de cualquier otra distracción para poder disfrutar de ellos.

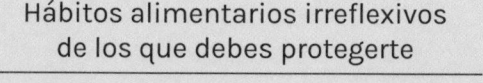

Hábitos alimentarios irreflexivos de los que debes protegerte

Pregúntate con qué frecuencia adoptas alguno de estos hábitos irreflexivos y si puedes cambiarlos. Quizá no puedas evitarlos todos todo el tiempo, pero si eres consciente de ellos, podrás intentar cambiar aquello que consideres oportuno.

COMIDA PREPARADA

Alimentos procesados y envasados

Llevan muchos ingredientes ocultos, a menudo poco saludables. Intenta cocinar desde cero siempre que puedas, para que sepas lo que lleva tu comida.

FINES DE SEMANA

Te cuidas día a día y lo estropeas el fin de semana

Date permiso para comer con menos restricciones todo el tiempo, en vez de controlarte durante la semana y descontrolarte el fin de semana.

NO MASTICAR BIEN

Te tragas la comida

Si no masticas bien, te costará más digerir. Te sentirás insatisfecho y es más probable que acabes comiendo de más. Intenta dedicarle el tiempo suficiente para poder disfrutar de la comida o el tentempié, y come despacio.

SALTARSE EL DESAYUNO

No caigas en la tentación

Parece lo más fácil cuando tienes prisa o quieres comer menos, pero si tomas un desayuno saludable, afrontarás el día lleno de energía y evitarás comer en exceso al mediodía.

Ciclo restricción-atracón

Restringir los alimentos poco saludables puede parecer lo correcto, pero puede propiciar los atracones.

RESTRINGIMOS LOS ALIMENTOS QUE CONSIDERAMOS MALOS O QUE ASOCIAMOS CON LA VERGÜENZA Y LA CULPA

Eliminar el elemento restrictivo puede romper el ciclo restricción-atracón. Los estudios sugieren que si nos permitimos comer alimentos con los que disfrutamos, no nos hace falta darnos un atracón de estos alimentos.

RESTRICCIÓN

SENTIMOS VERGÜENZA ANTE LA FALTA DE AUTOCONTROL Y RESTRINGIMOS LA INGESTA. ASÍ QUE EL CICLO CONTINÚA

VERGÜENZA

OBSESIÓN

NOS OBSESIONAMOS CON LOS ALIMENTOS RESTRINGIDOS PORQUE ESTÁN PROHIBIDOS

CULPA

ATRACÓN

NOS SENTIMOS CULPABLES POR HABER HECHO ALGO MALO

NOS DAMOS UN ATRACÓN DEL ALIMENTO CON EL QUE NOS HEMOS OBSESIONADO

Cómo romper el ciclo

Cualquiera puede experimentar un ciclo restricción-atracón, no solo las personas con trastornos alimentarios. Si alguna vez te sientes atrapado en este ciclo, piensa en lo siguiente:

1
AUTOESTIMA

Debes estar dispuesto a trabajar contigo mismo.

Analiza tus expectativas y tus valores, y aprende a potenciar tu autoestima y tu autoconfianza. Si fuera necesario, pide ayuda a un terapeuta profesional!

2
DIARIO

Escribe un diario sobre comida-estado de ánimo.

Ver pp. 96–97. Haz tres comidas al día y toma dos o tres tentempiés; suficiente para mantener tu peso. Antes de perder peso debes salir del ciclo restricción-atracón.

3
SENTIMIENTOS

Comprende lo que sientes.

¿Qué tipo de alimentación sigues? ¿Incluye muchas reglas? ¿Sentimientos de culpa o pena? ¿Cómo te sientes si rompes alguna de las reglas y cómo reaccionas?

¿CÓMO PUEDO DEJAR DE DARME ATRACONES?

Un atracón consiste en ingerir comida sin tener hambre o comer en exceso para distraernos de algo doloroso, pero la relación entre la comida y el estado de ánimo va mucho más allá de ese momento específico.

Las personas que comen por motivos emocionales suelen hacerlo porque les cuesta afrontar los problemas. En algunos casos, este comportamiento puede convertirse en compulsivo. Es importante señalar que este trastorno es una enfermedad mental grave: los afectados ingieren grandes cantidades de alimentos y sienten que han perdido el control, lo que puede ser muy angustioso. Los atracones pueden hacer que el individuo acabe sintiéndose desconectado de lo que hace mientras se da el atracón. Pueden llegar a olvidarse incluso de lo que han comido.

¿ME DOY ATRACONES?

Todos comemos por motivos emocionales en un momento u otro. El estrés, el aburrimiento, la ansiedad o la falta de sueño pueden llevarnos a querer comer más cantidad de determinados alimentos (o a no comer). El problema surge cuando nuestras emociones determinan nuestra forma de comer. Si comemos en exceso para enfrentarnos a algo difícil o doloroso, podemos acabar atrapados en el ciclo restricción-atracón (ver izquierda). Tras el atracón nos sentimos culpables, incluso avergonzados e incómodos, lo que puede llevarnos a restringir la ingesta de alimentos para compensar. La restricción a su vez nos lleva a pensar obsesivamente en la comida, de manera que el ciclo vuelve a empezar. Si estás tratando de desarrollar nuevas estrategias para afrontar los problemas emocionales, intenta llegar al meollo de la cuestión para acabar con el ciclo restricción-atracón.

Si crees que sufres algún trastorno alimentario, acude a un profesional lo antes posible. Contacta con tu médico, ya que podrá derivarte a un profesional de la salud. O visita a algún terapeuta privado colegiado.

4
DETONANTES

Identifica los detonantes.

Mira si puedes reconocerte en algunos de los detonantes típicos que aparecen más abajo y piensa cómo te afectan dichos estados a lo largo del día:

IRA | ANSIEDAD | PREOCUPACIÓN
MIEDO | DEPRESIÓN | NEGATIVIDAD |
ABURRIMIENTO | CULPA | VERGÜENZA

5
PENSAMIENTOS NEGATIVOS

Cuestiona los pensamientos negativos.

Trata de poner nombre a las críticas internas que se repiten en tu cabeza. Te sorprenderá ver que te estás autointimidando, lo que significa que necesitas calmarte un poco.

6
AMABILIDAD

Trátate bien.

Recuerda que tu cuerpo necesita la comida para funcionar. Si recibe los nutrientes que necesita, es posible que tengas menos problemas de salud. Te mereces comer y disfrutar de la comida.

¿TENGO ALGÚN TRASTORNO ALIMENTARIO?

Los trastornos alimentarios son enfermedades mentales complejas fáciles de malinterpretar. Cualquier persona, independientemente de su género, edad, etnia, constitución y tamaño, puede desarrollarlos: no discriminan a nadie.

Tener una relación saludable con la comida te permite comer una gran variedad de alimentos de manera flexible y espontánea, y significa básicamente que la comida no interfiere en tu vida y que no tienes que ceñirte a determinadas reglas dietéticas, como comer solo hidratos de carbono si haces mucho ejercicio.

¿QUÉ ES UN TRASTORNO ALIMENTARIO?

Las personas con trastornos alimentarios usan comportamientos alimentarios alterados para enfrentarse a sentimientos o situaciones difíciles: ingesta limitada de alimentos, ingesta de grandes cantidades de comida en muy poco tiempo, deshacerse de los alimentos ingeridos por medios poco saludables (por ejemplo, vomitando, abusando de los laxantes, ayunando o haciendo ejercicio de forma compulsiva), o una combinación. No hay una sola causa y quienes los padecen pueden no tener todos los síntomas de un trastorno alimentario concreto. Quizá el más reconocible sea la anorexia nerviosa, pero puedes tener anorexia sin estar por debajo de tu peso. Y puedes tener síntomas de un trastorno alimentario y que con el tiempo cambien y se transformen en los de otro. Así, los síntomas de la anorexia pueden transformarse en los de la bulimia. Muchos estereotipos hacen que sean más difíciles de detectar entre la gente mayor, los hombres y los niños varones y grupos culturales y étnicos minoritarios. A mucha gente le diagnostican un «trastorno de la conducta alimentaria no especificado» (TCANE), lo que significa que sus síntomas no encajan del todo con un diagnóstico de trastorno por atracón, anorexia o bulimia, aunque eso no significa que no sea grave.

Reconocer los síntomas

LOS TRASTORNOS ALIMENTARIOS se manifiestan de forma distinta en cada persona, y no son fáciles de detectar. Estos son signos que debes observar:

SIGNOS CONDUCTUALES

- Pasar mucho tiempo preocupándote por tu peso y tu figura
- No querer socializar cuando piensas que habrá comida de por medio
- Comer muy poca comida
- Provocarte el vómito o tomar laxantes después de comer
- Hacer ejercicio físico de forma compulsiva
- Tener unos hábitos o rutinas muy estrictos con respecto a la comida
- Cambios de humor, tales como mostrarse retraído, ansioso o deprimido

SIGNOS FÍSICOS

- Tener frío o sentir cansancio o mareo
- Dolor, hormigueo o entumecimiento en brazos y piernas (mala circulación)
- Ritmo cardíaco acelerado, desfallecimiento o sensación de desmayo
- Problemas digestivos, como hinchazón, estreñimiento o diarrea
- Pesar mucho o muy poco para una persona de tu edad y altura
- No tener el período o mostrar un retraso en otros rasgos propios de la pubertad

EL ÍNDICE DE PREVALENCIA DE LOS TRASTORNOS ALIMENTARIOS SE DESGLOSA DEL SIGUIENTE MODO:

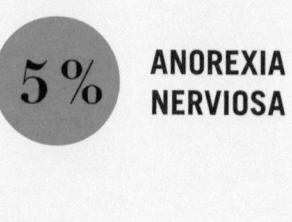

5 % **ANOREXIA NERVIOSA**

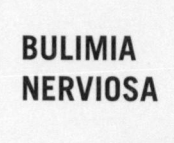

8 % **BULIMIA NERVIOSA**

TRASTORNO POR ATRACÓN

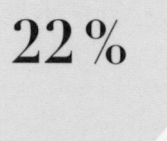

22 %

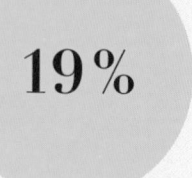

19 %

TERIA TRASTORNO DE EVITACIÓN/ RESTRICCIÓN DE INGESTA DE ALIMENTOS

47 %

TCANE TRASTORNOS DE LA CONDUCTA ALIMENTARIA NO ESPECIFICADOS

CASI EL
2 %
DE LAS PERSONAS SUFREN ALGÚN TRASTORNO ALIMENTARIO

ALREDEDOR DE
1,25 millones
DE PERSONAS

DE LAS QUE EL
25 %
SON HOMBRES

ALREDEDOR DEL
9 %
DE LA POBLACIÓN DE ESTADOS UNIDOS TENDRÁ UN TRASTORNO ALIMENTARIO A LO LARGO DE SU VIDA

UNOS
28,8 millones
DE PERSONAS

DE LAS QUE EL
33 %
SERÁN HOMBRES

MENOS DE UN
6 %
DE LA GENTE DIAGNOSTICADA ESTÁ MÉDICAMENTE POR DEBAJO DE SU PESO

¿QUÉ TIPO DE AYUDA PUEDO RECIBIR?

Si sospechas que tienes un trastorno alimentario, pide cita con tu médico de cabecera: cuanto antes te lo traten, mejor. Puedes pedirle a alguien que te acompañe, aunque es posible que el médico quiera hablar a solas contigo durante parte de la consulta. Dale al médico toda la información que puedas; lleva anotados los síntomas y las cosas que te preocupan. Lo normal es que tu médico te derive a un especialista para evaluar tus necesidades y te ponga un tratamiento. A veces los afectados piensan que su trastorno no es grave y no quieren hacer perder el tiempo a su médico; o se sienten culpables, avergonzados o incómodos. Los médicos de cabecera no están especializados en trastornos alimentarios y pueden formarse una idea errónea. Si es tu caso, los grupos de apoyo de trastornos alimentarios pueden ofrecerte ayuda y consejo. Si tu médico no te deriva a un especialista, puedes pedir cita con otro médico. No te dejes intimidar y no tires la toalla: estos trastornos se pueden superar a cualquier edad.

ÍNDICE

Q-R

AGRADECIMIENTOS

BIBLIOGRAFÍA

La lista de las fuentes, estudios e investigaciones que respaldan la información de este libro se encuentra en: **www.dk.com/science-of-nutrition-biblio**

AGRADECIMIENTOS DE LA AUTORA

Para empezar quiero dar las gracias a todos en DK por dejarme participar en un proyecto tan inspirador. Es un honor trabajar con una editorial que comparte mi pasión por el asesoramiento basado en las pruebas científicas. Ha sido un verdadero placer trabajar con vosotros, Alastair, Katie y Dawn. La extraordinaria contribución de los editores Andrea, Salima, Holly y Megan a la hora de pulir mi trabajo se merece mi más sincero agradecimiento. Debo mencionar la magnífica calidad del diseño del libro, y dar las gracias especialmente a Alison por ser tan innovadora.

Agradezco a mis primeros maestros, que me inculcaron el respeto y la pasión por la ciencia, y sin los cuales no sería quien soy ni me dedicaría a lo que me dedico. Me gustaría dar las gracias sobre todo a Sue Reeves, Kirsty Cotton y a la Universidad de Roehampton, que han sido fundamentales en mi carrera como nutricionista.

Mi agradecimiento a todos aquellos que han sacado tiempo de sus apretadas agendas para leer y revisar con ojo crítico cada página; a mi mentora Jennifer Low, a mi increíble dietista especializada en salud intestinal Kaitlin Colucci, a mi nutricionista deportiva Faye Townsend; a la dietista especializada en alimentación intuitiva Sophie Bertrand; y al Dr. P. por su revisión médica; tu aprobación significa muchísimo, especialmente teniendo en cuenta la estrecha amistad que nos une.

A mi extraordinario equipo de Rhitrition: Bea, Jen, Kaitlin, Faye, Sophie, Sarah, Caff, Hala, Katie y Victoria.

Lo único que me hace sentir más orgullosa que todo el bien que hemos hecho juntos es pensar en todas las cosas maravillosas que vais a conseguir en adelante.

Quiero dar las gracias a mi marido y a mi hijo, por el amor y la alegría infinitos que me dais. Habéis estado a mi lado en los momentos más duros de la pandemia. Compaginar la maternidad y la profesión estando confinados parecía imposible, pero me ayudasteis a creer que puedo conseguir cualquier cosa y me habéis hecho una persona mucho mejor.

Y, por último, me gustaría dar las gracias a todos los que estáis ahí, siguiéndome en @Rhitrition, comprando alguno de mis libros o acudiendo a mi clínica, me demostráis lo mucho que valoráis la ciencia. En un momento postpandémico lleno de confusión y desconcierto, eso me parece más importante que nunca. Sé que todos habéis pasado por momentos difíciles. Esa es la razón por la que al terminar de escribir este libro me siento más optimista acerca de nuestra salud que cuando lo empecé. Porque sé que este libro no solo ayudará a muchas personas, sino que servirá de inspiración para que otras piensen que pueden mejorar su salud.

AGRADECIMIENTOS DEL EDITOR

Dorling Kindersley quiere agradecer a Megan Lea por el asesoramiento editorial, a Mandy Earey por el diseño, a Marie Lorimer por el índice, a Pankaj Sharma y Vikram Singh por el trabajo de reprografía, a Hayley Dodd por el estilismo de los alimentos y a Steve Crozier por el retoque de las imágenes.

SOBRE LA AUTORA

Rhiannon Lambert es una de las nutricionistas más destacadas del Reino Unido, autora de varios libros muy vendidos y presentadora de un pódcast de éxito.

En 2016 fundó Rhitrition, su prestigiosa clínica de Harley Street, especializada en control del peso, nutrición deportiva, trastornos alimentarios, y alimentación pre y postparto. Su equipo especializado está formado por nutricionistas, dietistas y psicólogos colegiados que trabajan conjuntamente con los pacientes para ayudarles a transformar sus vidas.

Rhiannon, como facultativa que se basa en las pruebas científicas, aborda la nutrición y sus posibles beneficios desde un planteamiento científico.

Ha trabajado como asesora de muchas marcas de la industria alimentaria, entre ellas Deliveroo, Wagamama, Alpro, Yeo Valley y Little Freddie, en las que ha perfeccionado menús, líneas de productos y técnicas culinarias. Rhiannon ha trabajado también en temas de nutrición y bienestar en Six Senses, Four Seasons Hotels & Resorts, Amazon, Microsoft, Samsung y Coty.

En 2017, Rhiannon publicó el primero de sus libros, *Re-Nourish: A Simple Way To Eat Well*. El libro, que era en parte una guía y en parte un libro de cocina, fue un éxito de ventas. En él comparte su filosofía y sienta las bases para establecer una relación positiva y saludable con la comida. A este libro le siguió otro, *Top Of Your Game: Eating For Mind & Body*, que escribió conjuntamente con Ronnie O'Sullivan, campeón del mundo de billar francés.

Rhiannon presenta el popular pódcast «Food for Thought» en el que ofrece a los oyentes consejos prácticos y contrastados para llevar un estilo de vida más saludable. Con más de cinco millones de descargas desde 2018, es un pódcast sólidamente consolidado y uno de los más populares del Reino Unido en temas de salud.

Rhiannon, que está inscrita en la Association for Nutrition, se licenció en Salud y Nutrición, tiene un máster en Obesidad, Riesgos y Prevención, y varios títulos en nutrición deportiva, y en alimentación preparto y posparto. Es asimismo experta en trastornos alimentarios reconocida por la British Psychological Society, y entrenadora personal de nivel 3.

Puedes seguir a Rhiannon en Instagram, Twitter, Facebook y YouTube en @Rhitrition y en su web Rhitrition.com